《补救性心理教育丛书》编委会名单

补救性心理教育丛书

教育部基础教育课程教材发展中心推荐图书

自闭症儿童
的教育与干预

ZIBIZHENG ERTONG
DE JIAOYU YU GANYU

主编◎ 刘学兰　　副主编◎ 李艳月

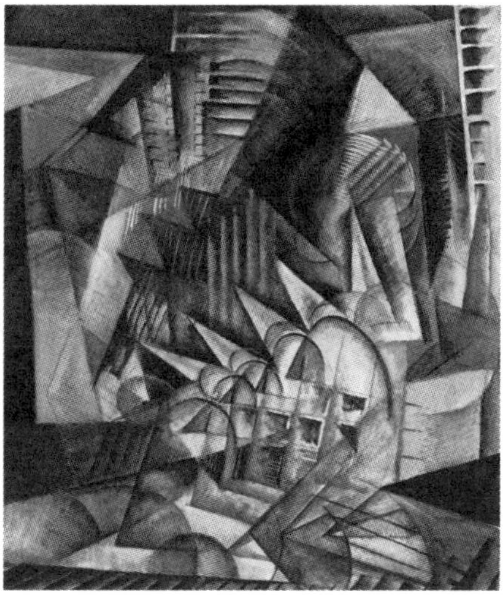

暨南大学出版社
JINAN UNIVERSITY PRESS

中国·广州

图书在版编目（CIP）数据

自闭症儿童的教育与干预/刘学兰主编；李艳月副主编．—广州：暨南大学出版社，2012.4（2023.8 重印）
（补救性心理教育丛书）
ISBN 978-7-5668-0085-5

Ⅰ.①自… Ⅱ.①刘… ②李… Ⅲ.①小儿疾病：缄默症—研究 Ⅳ.①B749.94

中国版本图书馆 CIP 数据核字(2011)第 268294 号

自闭症儿童的教育与干预
ZIBIZHENG ERTONG DE JIAOYU YU GANYU
主　编：刘学兰　副主编：李艳月

出 版 人：张晋升
责任编辑：张仲玲　罗明艳
责任校对：曹　瑞　黄　颖
责任印制：周一丹　郑玉婷

出版发行：暨南大学出版社（511443）
电　　话：总编室（8620）37332601
营销部（8620）37332680　37332681　37332682　37332683
传　　真：（8620）37332660（办公室）　37332684（营销部）
网　　址：http://www.jnupress.com
排　　版：广州市新晨文化发展有限公司
印　　刷：湛江日报社印刷厂
开　　本：787mm×960mm　1/16
印　　张：14.5
字　　数：261 千
版　　次：2012 年 4 月第 1 版
印　　次：2023 年 8 月第 12 次
定　　价：33.00 元

目 录

第一章

自闭症概述

美国著名导演巴瑞·莱文森 1988 年导演了一部以自闭症为题材的电影《雨人》(*Rain Man*)。影片讲述了一个叫雷蒙的自闭症患者，他特别怕下雨，总把自己的名字念成雷曼——“雨人”。其弟查理是一位生活陷入困境的汽车商，父亲是百万富翁，但由于查理少年时代的反叛，与父亲断绝了关系。在父亲死后，查理只获得了一辆老式轿车，而他从未见过面的哥哥雷蒙却获得了 300 万美元的遗产。愤愤不平的查理立即前去寻找哥哥。为了得到这笔遗产，查理从精神疗养院带走了雷蒙，开始了一个星期的旅行。在这段时间内，雷蒙表现出许多怪异的行为，如不愿乘飞机，不愿上高速公路，每天要在固定时间看一个固定的电视节目，每餐吃固定食品，只穿一种品牌的内裤等。有一次，他们在饭店里打翻了牙签盒，雷蒙脱口说出了牙签的数目，查理发现他哥哥具有超人的心算能力和记忆能力。于是他们去赌城，靠着雷蒙惊人的记牌能力，赢了一大笔钱……经过现实之旅的雷蒙依然如故，然而对于查理来说，这次旅行却让他发生了很大改变。能否分享 300 万美元已经不再重要，他懂得了人生中还有更珍贵的东西，例如手足之情。

《雨人》获得了奥斯卡四项大奖，也引起了公众对自闭症的关注。这个以前大家很陌生的概念，近些年来已逐渐进入公众的视野。那么，什么是自闭症？它有哪些特征？在本章中，我们将对自闭症的概念及其演变，成因及其特征进行分析。

第一节　自闭症的概念及成因

近年来，人们对自闭症的关注逐渐增多，对自闭症这一概念也逐渐熟悉，但究竟什么是自闭症，公众却有着很多误解。有的父母一看到自己的孩子不爱说话、不爱出门就马上怀疑是否患有自闭症；而有的父母发现孩子患有自闭症之后，会产生自责和负疚感，觉得是自己和孩子交流太少才造成了孩子的自闭。在本节中，我们将对这些误解予以澄清，分析究竟什么是自闭症。

一、自闭症的概念及其演变

（一）什么是自闭症

自闭症又称孤独症，英文是 autism，是一种发生在儿童早期的广泛性发育障碍性疾病，基本临床特征为三联征，即社会交往障碍、言语发育障碍、兴趣范围狭窄以及刻板、同一的行为方式，主要在 3 岁前起病。① 2～5 岁是自闭症行为最为明显的阶段。因为患者缺乏社会交往的能力和兴趣，沉浸在自我封闭的世界里，故称之为“自闭症”。自闭症是儿童发展障碍中最常见也是最严重的一种。

理解这一概念要注意：自闭症是一种终身发展性障碍疾病，而不是一种生理疾病。疾病可以治疗、身体可以康复，而发展障碍则要通过心理矫治和教育训练，症状可能好转，也可能加重，症状的发展过程有其社会性。

和自闭症相关的还有其他一些病症，包括阿斯伯格综合征、雷特综合征、儿童瓦解性精神障碍等，这一类病症也被统称为自闭症谱系障碍（Autism Spectrum Disorders，ASD），是一组有神经基础的广泛性发展障碍。其共同特征是普遍存在社会交往障碍、言语和非言语交流障碍、兴趣狭窄和行为刻板等临床表现。在这些自闭症谱系障碍中，从症状的严重程度来说，从轻到重的连续谱上，自闭症处于最严重的一端。关于自闭症谱系障碍中的其他类型，我们将在第二章中详细阐述。

（二）自闭症概念的由来及演变

研究自闭症，不能不提到两位先驱性的人物：利奥·凯纳（Leo Kanner）和汉斯·阿斯伯格（Hans Asperger）。

1. 凯纳的开创性工作

1943 年，美国约翰·霍布金斯大学的儿童精神病医生凯纳发表了论文《情感交流的自闭性障碍》，明确提出了“自闭症”这一概念，即 autism。autism 一词源于希腊语 autor，原意为“自我”，用来描述自闭症患者的突出特征——自我兴趣。autism 这个词，是从当时精神病学界对精神分裂症的描述中所借用的词汇，原意是指病人试图从外部的真实世界中脱身出来，以便能回到他们内心的想象世界中去。

---

① 王梅，张俊芝．孤独症儿童的教育与康复训练．北京：华夏出版社，2007.5.

凯纳根据对他收治的11名有各种问题行为的儿童的长期观察，总结了这些孩子所共有的症状，如这些孩子有着正常的甚至是吸引人的外表、与他人没有情感接触、拒绝交往、不说话或以自己的方式喃喃自语、对周围环境有极端固定的要求、发病期通常在幼儿期。凯纳敏锐地意识到这是一种以往没有确定的特殊的疾病，于是命名为“婴幼儿自闭症”。

在凯纳报告的11个案例中，男孩8人，女孩3人，全部出生于高级知识分子家庭。他们行为表现各异，但都具有共同的本质特征，即在人际关系或社会关系上的自闭或孤立。11个孩子中，3个孩子没有语言能力，而能说话的8个孩子，则不能清楚地向他人表达自己的意思，文法怪异。大多数孩子的父母在孩子的早年发现其有很强的记忆力，例如对歌曲、宗教祈祷文、动物名称、历代美国总统的名字、诗歌及交响乐曲等具有卓越的记忆能力。

这些孩子的自闭还表现在抵抗外界事物对他们的“入侵”，例如，摄食问题，有好几个孩子在年幼时拒绝进食，出现严重的进食障碍。另一个使他们感到恐惧的是声音的“入侵”，例如，一些孩子对汽车、电梯、水流、搅拌机、电扇等声音会产生巨大的情绪恐慌。他们的动作被描述为刻板的、固定的和机械的，像“同一张照片”一样重复。

凯纳对这11个案例的详细描述，为我们了解和研究自闭症留下了极其珍贵的资料。更难能可贵的是，凯纳教授在1971年对这11名自闭症儿童进行了追踪调查。时隔30年，这些孩子发展如何呢？凯纳的调查结果表明：11个案例中，2例发展和适应良好，1例青年时代死亡，1例去向不明，1例状况有所改善，余下6例全部预后不良，有的状况还更加恶化。其中有2例出现癫痫发作，要不断服用精神安定剂来维持，而且还出现智商测试结果退化的状况。[①] 30年之后的追踪调查，让我们对自闭症有了更深入的认识。

2. 阿斯伯格的开创性工作

在凯纳提出自闭症概念的时候，几乎在同一时期，德国的儿科医生阿斯伯格也独立地观察记载了有古怪问题行为的儿童的症状，并且也命名为“自闭症”。1944年，阿斯伯格出版的《自闭的精神病质儿童》也是自闭症研究中具有里程碑式意义的经典著作。凯纳和阿斯伯格从未见面，但他们几乎在同时，发现了同样的儿童发展障碍问题，并不约而同都以“自闭症”来命名，这不能不说是惊人的巧合。

当然，我们今天已经知道，阿斯伯格所报告的案例和凯纳所报告的案例

① 徐光兴．孤独的世界——解读自闭症之谜．合肥：安徽人民出版社，2010. 314.

还是有所不同的。阿斯伯格所报告的案例一般智商较高，具有独特的思考力和特异的能力，普遍存在各种各样的不适应问题，现在一般称之为“阿斯伯格综合征”。关于自闭症和阿斯伯格综合征的区别，我们在第二章会有阐述。

3. 孤独症的概念

在英文中，只有 autism 这个概念，但在中文中，经常使用的有两个概念：自闭症和孤独症。这两个概念的内涵是完全一样的，只是翻译不同而已。海外华人、港台地区以及我国南方地区普遍使用“自闭症”一词，我国北方地区使用“孤独症”一词比较多。

扩展阅读 1-1

凯纳报告的案例之一：案例（6）冷漠

患儿维妮安·S，女孩。1931 年 9 月 13 日出生，初诊时 4 岁。

1936 年以来，在美国某州立弱智儿童训练学校就读。1938 年在聋哑学校中训练过 1 个月，曾在理查斯博士处门诊过好几次，诊断结果既不是弱智也不是聋哑儿。1941 年 5 月，理查斯博士的临床观察报告这样记述：“维妮安在儿童中显得非常孤立和冷漠，她不与其他儿童一起玩；她能够听得见，却不说话；对于拼图游戏非常热衷，能很快将混合的两幅图区分开来。根据临床观察所见，我认为她是先天人格异常。”

维妮安的父亲是精神科医生，母亲是护士。父亲自述自己并不是特别喜欢孩子，也许是孩子比较吵闹；对妻子的评价是她绝对不是贤妻良母，她把孩子当做玩具一样对待，宠爱孩子，但不知道如何教育。但母亲认为不是如此，她说她生下第一个儿子以后，就一直生活在一种“冷漠的气氛”中。哥哥比妹妹大 5 岁，有严重的口吃，在被问及家庭状况时会突然哭泣。哥哥意志较薄弱，对医生说他很害怕父亲责怪他。家庭生活中兄妹关系一般。

1938 年 8 月，弱智儿童训练学校的心理老师承认，维妮安对各种声音和呼唤她的名字能够作出反应。她不注意周围的人跟她说了什么，但她能够知道别人说的话。从她的动作中，可以反映她理解的正确性和认知能力。比纳智力测验的结果：“非言语项目”智商得分 94。

心理医师这样评价她：“也许，她的智商要更高一些。她安静、冷漠，没有见她微笑过一次。她封闭在自己的壳中，住在与他人隔绝的世界中。她自我满足，不依存于任何人。别人进入她的领域，她也是一脸漠不关心的态度，根本不理睬他人对她的关心和爱护。她有独特想象力，但从不表示特殊的情感。”

1939年10月，心理医师在观察记录中这样描述：“维妮安能够安静地待在咨询室里，她能完全记住1年前进行游戏疗法时所使用过的玩具。想给她做智力测试，但她不感兴趣。她动作敏捷，能很快识别错误，游戏没有多余的动作。”

1941年1月，维妮安在学校表现为总是喜欢一个人独自玩，既没有反抗行为，也不和班级其他儿童一起玩。她一个人唱歌，能有效地记住音乐的节奏；有其他儿童侵入时她会尖叫、大哭。维妮安很喜欢吃糖，经常自言自语“巧克力”、“糖果”和“妈妈”等词语。

1942年10月11日，维妮安再次来心理门诊。她已经长成一个11岁的少女了。叫她的名字，她会听得见，但不理睬任何人，即使回答也是喃喃自语；她对其他孩子进行的钢琴表演完全不感兴趣；她给人的印象是很聪明，可是态度冷漠。她仍然没有表达的语言，完全生活在自我封闭的世界里，但对周围人的行为却能很快识别。

该案例的追踪调查结果：

成人后，她（维妮安）进入一家州立医院。1970年11月2日，在维妮安将近40岁的时候，医院来信报告说：“她现在接受发展障碍治疗的教育课程。她能倾听，也能服从命令和指导，能辨别色彩和知道时刻表。她基本上能够自己照顾自己，但如果不指示的话她就不做。维妮安非常喜欢拼图玩具，她玩起来很上手，而且喜欢一个人玩。她还能使用熨斗熨衣服。她不能使用语言交流，发音时需要伴以肢体姿势，但她能理解别人对她说的话。她希望一个人生活，不要和其他患者有交往关系。”

——徐光兴．孤独的世界——解读自闭症之谜．合肥：安徽人民出版社，2010. 51~52，311.

二、自闭症的成因

自闭症儿童的特异行为令人费解，那么，这种疾病产生的原因是什么呢？自从凯纳提出这一病症以来，很多学者致力于解开自闭症成因之谜，但遗憾的是，60多年过去了，我们对自闭症的成因依然没有定论，距解开谜底还有遥远的距离。

在20世纪40年代至60年代中期，很多专家认为自闭症是父母养育方式不当造成的。例如，母亲疏远孩子，父母工作太忙无暇照顾孩子等，这使自闭症孩子的父母既要承受孩子患自闭症的痛苦，又要忍受舆论的指责和内心的负罪感。后来的研究发现，父母的教养方式和孩子的自闭症之间没有必然的联系，父母不必为孩子患自闭症而自责。

尽管自闭症的成因仍然扑朔迷离，但现在形成的共识是，自闭症的病因主要是脑生物学原因，而造成脑生物学改变的原因主要有遗传学因素、免疫生化因素、围产期因素等。

（一）遗传因素

自闭症与遗传及基因有着密切的联系。对有自闭症患者的家族的研究发现，儿童自闭症的同胞患病率为2%～8%，是一般人群发病率的50～100倍。这说明遗传因素是儿童自闭症发病的重要原因。从基因的水平看，多数研究认为，自闭症是由于多基因遗传和环境因素及其他非遗传因素共同作用的结果。所谓多基因遗传是指该疾病受两对以上等位基因的控制，但候选基因的数目和定位仍不清楚，迄今为止，没有取得公认的研究结果。目前受到关注的有5号染色体和15号染色体上的多个基因。

（二）免疫生化因素

有研究发现，免疫功能障碍可能与自闭症的发生存在关联。有学者提出了病毒感染学说，认为免疫功能缺乏的个体在胎儿期或新生儿期增加了病毒感染的机会，这些易感病毒引起胎儿或新生儿中枢神经系统的永久性损害，从而导致了自闭症。也有研究发现自闭症的发生与神经系统中神经递质的代谢失常有关。当前学界认为五羟色胺、多巴胺等神经递质与自闭症关系密切。

（三）围产期因素

与自闭症有关的孕产期高危因素包括精神抑郁、吸烟史、病毒感染、高烧、服药史、剖宫产、患儿早产、出生体重低、有产伤、呼吸窘迫综合征及先天畸形等。早期研究认为自闭症与围产期因素有密切关联，但现在研究者普遍认为，围产期的危险因素并非自闭症的直接原因，它只是加强了已存在的遗传易感性，增加了发病的危险性。

图1－1[①] 可以帮助我们理解自闭症的成因以及自闭症与其他相关病症的关系，但图中所描述的原因及其影响途径还只是一种可能性。

---

① 徐光兴．孤独的世界——解读自闭症之谜．合肥：安徽人民出版社，2010. 337.

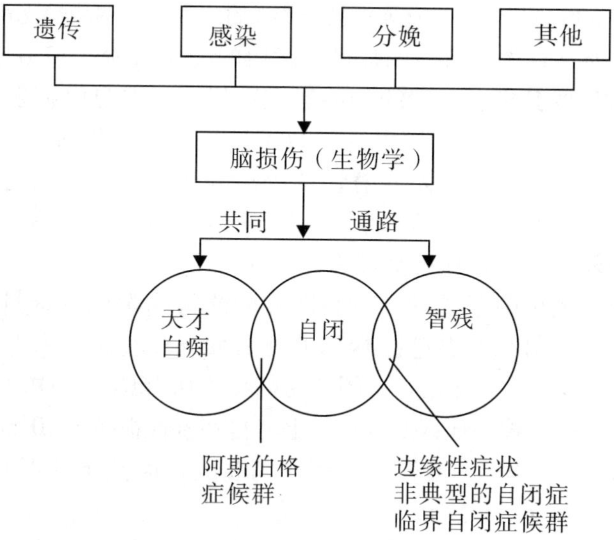

图 1－1　自闭症产生的可能原因

三、自闭症的流行病学调查

自闭症的发病率究竟有多高？有专家认为，如果用严格意义上的自闭症为标准来做自闭症的流行病学调查，那么自闭症的患病率大约为 0. 5‰（每 2 000人中有 1 名自闭症患者）；而如果用自闭系列症为标准来做这种调查，那么典型意义上的自闭症加上非典型意义上的自闭系列症的患病率大约为 1‰（每 1 000 人中有 1 名自闭系列症患者）[①]。所谓非典型意义的自闭系列症即自闭症谱系障碍，包括阿斯伯格综合征、脆性 X 综合征等。

但最近的研究发现，世界上自闭症发病率有上升的趋势。例如，根据 1994 年美国《精神疾病诊断与统计手册（第四版）》的数据，自闭症在当时的患病率为 0. 2‰～0. 5‰，男女比例为 3～4∶1。新近的一些研究估计，自闭症的发病率为 1‰～2‰，而自闭症谱系障碍的发病率为 6‰左右。2002 年，对美国 14 个州的调查显示，8 岁儿童自闭症谱系障碍的发病率在 3. 3‰～10. 6‰之间，总平均值为 6. 6‰，其中典型的自闭症占 2‰。而 2006 年英国南泰晤士的流行病学资料显示，自闭症谱系障碍的发病率达到 11. 61‰，其中自

① 转引自：黄伟合. 儿童自闭症及其他发展性障碍的行为干预. 上海：华东师范大学出版社，2003. 9.

闭症儿童占 3.89‰；2009 年在英国剑桥郡的一项基于特殊教育需要的调查，采用不同方法所估计的所有自闭症谱系障碍的发病率为 15.7‰。[①]

患病率的升高引起了人们的一些恐慌和忧虑，但自闭症发病率是否真的在逐步上升还有待证实。患病率统计数字的提高，可能和诊断标准的变化、诊断技术的提高、父母对自闭症意识的提高等因素有关，我们还不能断言自闭症的患病率真的在不断提高。例如，以前对自闭症认识不清楚，很多自闭症患者被归于弱智，而现在被确诊为自闭症。

我国目前尚无全国范围的关于自闭症的流行病学调查资料。某些省市报告了流行病学的资料，如福建省 14 岁以下儿童自闭症患病率为 0.28‰（罗维武等，2000）；遵义市学龄儿童自闭症患病率为 0.56‰（杨曙光，胡月璋，韩允，2007）；2008 年香港地区 0～4 岁儿童自闭症发病率为 0.549‰，15 岁以下儿童患病率为 1.68‰（接近澳大利亚和北美，但低于欧洲），男女比例为 6.58∶1。

2007 年 11 月 18 日，联合国大会决议通过将每年的 4 月 2 日定为世界儿童自闭症宣传日。据估计，目前全球约有 3 500 万人患有自闭症，在中国约有 150 万自闭症儿童。

第二节　自闭症的主要症状

凯纳当年重点描述的那些自闭症儿童在社交和情感方面的共同特征是：一种极端的自闭，在生命初期不能通过正常方式与他人和周围环境建立联系，只要有可能，他们就不理会、忽略或阻隔外界的影响。社会交往能力的缺失被认为是自闭症最核心的症状。具体来说，自闭症儿童的主要症状表现在社会交往障碍、语言交流障碍、兴趣和行为异常三个方面。除此之外，认知缺陷及感知觉障碍也经常被提及。当然，并非所有的自闭症儿童都存在上述所有问题，在具备核心症状的同时，不同的自闭症儿童可能具有不同的表现。在本节中，我们会对上述症状进行具体分析。

一、社会交往障碍

自闭症儿童在社会交往方面主要存在下列问题：

① 陈顺森，白学军，张日昇．自闭症谱系障碍的症状、诊断与干预．心理科学进展，2011，19（1）：60～72.

（一）不能进行社会交往

自闭症儿童缺乏对社会的兴趣，对熟人或者陌生人往往不加区别地表现出冷漠，当其他人似乎根本不存在。从幼儿时期起，自闭症儿童便可能表现出不理人、不看人、对人缺少反应、不容易和亲人建立亲情关系等症状。招呼他们时，他们不过来；跟他们说话，他们不会作出反应；抚摸他们，他们会挣脱开；拥抱他们，他们不会伸出双臂来拥抱你。如果他们想要够不着的东西，他们会抓着你的手背或者胳膊，牵着你的手去够他们想要的东西，或者去为他们执行一个动作，一旦他们得到了自己想要的东西，就不会再理睬你了。

自闭症儿童非常被动。他们能够接受社交性的亲近，但是他们不会主动开始这种社会互动。他们不会主动与他人进行视线的接触，但如果提醒他们看着对方的眼睛，他们也可能会迎接他人的目光。

有少部分自闭症儿童也会采取主动的行动，但表现得很怪异。他们会去接近别人，通常接近的是一些负责照料他们的人，而不是他们的同龄人。不过他们在接近他人的时候，会以一种奇特的、单方面的形式提出要求，或者一而再、再而三地谈到他们自己所关心的事情。他们对与之交谈的那些人的感情与需要一点也不会注意。他们对同龄的孩子，可能不予理睬，或者表现出攻击性行为。

（二）不能建立伙伴关系

正常的孩子在满周岁前，会对其他孩子产生明显的兴趣。而患有自闭症的孩子，他们对同龄人没有任何兴趣，对自己的兄弟姐妹也不例外。在集体游戏中，或者在幼儿园里，自闭症儿童对他们的同伴都漠不关心。他们缺少一般儿童的模仿学习能力，无法和小朋友一起玩耍，很少有自己的朋友。等他们成年以后，这种状况会持续，甚至会变得更糟。但如果他们想要什么东西，他们会走近掌管这个东西的人，也就是说，尽管他们存在社会交往障碍，他们仍然能准确无误地识别出那个“管事”的人。

（三）缺乏依恋关系

正常儿童到了 6 个月之后会逐渐建立起对父母和其他亲人的依恋感，例如会黏着父母，喜欢父母的拥抱，喜欢听到父母的声音，喜欢看父母的眼睛，在害怕或受委屈时会寻求亲人的安慰。但自闭症儿童缺乏对父母或其他亲人的依恋感。父母叫他们，他们往往充耳不闻；父母看着他们，他们却不与父母目光接触；父母抱他们的时候，他们可能会抗拒；当感到害怕或难受时，他们宁愿独处而不愿寻求大人的安慰和帮助。但与此同时，自闭症儿童却往往发展出对某些物品的依恋，例如某个玩具或者一些奇怪的东西。

（四）感情和社会互动困难

自闭症儿童对感情互动表现出极大的困难，他们不容易理解他人的面部表情，不会“察言观色”，也不能恰当地表达自己的感情。在他人疼痛或者苦恼的时候，他们不会表现出任何兴趣或同情，似乎完全隔绝在自己的世界里，专心致志于他们自己的、毫无目的的活动。

这些特征反映了自闭症儿童解读他人心理的能力有严重的缺陷，他们不明白自己的想法、要求和愿望与别人是不同的。这种障碍就是所谓的心理理论缺损。有的学者认为这种缺损不是一般的心理迟滞，而是涉及对心理状态进行归因时特定的缺陷。在理解包含某种心理状态的社会情景时，需要考虑某人知道什么和有什么预期，这对自闭症儿童来说是非常困难的。

二、语言交流障碍

自闭症儿童的语言能力各不相同，约有 50% 的自闭症儿童没有沟通性的语言，有语言的也常表现出鹦鹉学舌、答非所问、声调缺乏变化的特征。他们中大多数人有语言缺损情况，主要表现在以下几个方面。

（一）语言发展迟缓

语言发展迟缓是自闭症的核心症状之一。大概有 1/4 ~ 1/5 的自闭症儿童从来没有言语能力，一辈子都不会说话。能够发展言语能力的孩子在时间上也会比正常的孩子晚很多，并且其言语能力也非常有限。

在会话中，自闭症儿童所使用的词汇很少，不能有效使用学过的词汇；使用人称代词经常出现错位现象，如把“你”说成“我”等；从一个话题向另一个话题转变时，很难改变自己的注意焦点；同两个以上的人交流时，很难保持同一个交流话题；会话时抓不住交谈的重点，喜欢拘泥于某些细节；与交谈者很难保持视线接触；会话中，会对某一话题作无数次的重复；常一个人独占话题，随意打断或改变对方的话题。

（二）重复性语言

重复性语言是指持续反复地说着所听到的他人的部分语言。在所有呀呀学语的婴儿身上几乎都可以见到这种现象。但正常儿童 3 岁左右就不会再有这种现象，而在自闭症儿童身上这种现象可能会持续终生。

能够发展起言语能力的自闭症儿童，他们往往从重复别人说过的词语开始，尤其是重复一个句子的最后一个词，或者最后几个词。可能只是原样模仿其语音和音调。这种词语的重复对自闭症儿童而言根本没有什么意义。这种空洞的、鹦鹉学舌式的随声附和，叫做“模仿言语”。重复性语言既有即时性的，也有延迟性的。即时性的重复语言是重复刚听到的；延迟性的重复语言包含了自闭症儿童重复以前某个时间所听到的言语。

有时一个自闭症儿童可能总是使用同一短语或句子，因为这正是他们第一次在这个情景中听到的。短语与该情景的联系可能完全是任意的。例如：有个男孩，每当他看到任何看上去像带盖长柄锅的东西时，总是说“彼得，吃的人（Peter，eater）”。因为他的母亲在锅偶尔掉到地上时，曾反复吟诵“彼得，彼得，吃南瓜的人（Peter，Peter，pumpkin eater）”。虽然做父母的通常能够明白孩子重复该短语的原因，但对陌生人来说，听上去就非常古怪。

有一些自闭症儿童能够与他人进行交谈，但他们的言语内容是重复的，而非交谈式的。他们可能反复询问同一个问题，尽管已经有了答案；或者不顾听众的反应，对自己特别感兴趣的内容进行独白。一些成年自闭症患者了解到这种重复的谈论在社会上是不被接受的，他们试图不这样做，但是，只要稍不注意，他们就会不由自主地回到自己喜爱的话题上来。

（三）语言的语调、重音、速度及节律等方面的异常

自闭症儿童说话时的语调、速度等往往存在问题，而且问题各异。最为常见的是说话时表现出的语调单一，有的用高尖的声音说话，有的在说的句子与句子之间没有间隙而显得很快；有的在说话时不能控制音量，音量太高或太低等。绝大多数自闭症儿童的语调古怪，可能是独白式的，或者在抑扬顿挫方面不恰当。他们的声音可能带有一种古怪的、机械的、机器人式的特性。这些异常在自发言语方面要比在模仿言语方面更加明显。

（四）非言语沟通方面的障碍

在正常情况下，人们除了言语沟通外，还有许多非言语沟通。伴随着言语，人们会使用手势、面部表情以及躯体动作来进行沟通。自闭症儿童在理解和使用这些非言语符号方面存在障碍。很多自闭症儿童在表达需要时，是通过用手抓住某个人，拉着他们的手放在他们希望得到的东西上来表达的。可能要过好多年，他们才会开始指东西。但是，他们不会使用一个手指，而是用整只手来指东西。

自闭症儿童也会一些简单的肢体语言，如用点头或摇头来表示是或不是，但是极少运用复杂的姿势。有时他们在说话时也会运用大量的肢体语言，但这些动作常常与说话内容没有什么联系。

三、兴趣和行为异常

大多数自闭症儿童兴趣和行为异常，主要表现在以下几个方面。

（一）兴趣异常狭窄

自闭症儿童往往不愿与其他儿童玩，对玩具也不像正常儿童那样表现出强烈的兴趣。他们的兴趣不仅狭窄，而且异常。他们可能对某些物品产生依恋。这些物品可能是普通的玩具，如洋娃娃，也可能是一些稀奇古怪的东西，如一小段绳子、一片树叶、一块石头等。一些儿童会收藏一些看上去没有用处的东西，如空瓶子、空纸盒等。例如，有一个患有自闭症的小男孩喜欢收藏洗洁精空瓶子，为了达到目的，他总是把满满一瓶洗洁精倒掉。还有不少自闭症儿童迷恋音乐，他们可能用 CD、MP3 或其他电子产品反复播放同一曲调。一些能力较高的自闭症儿童，往往迷恋一些特殊的对象，例如，铁路时刻表、天气预报、科幻小说中的人物等。

（二）重复刻板行为

由于自闭症儿童想象力存在障碍，他们不喜欢参与创造性思考的活动，不喜欢与他人交换想法，不能够在已有经验的基础上计划未来。他们能做的，就是重复刻板的行为。在自闭症儿童身上可以见到一种复杂的重复的常规。有些常规是他们自己发明的，例如，坐下去之前要敲一敲椅子，吃饭过程中要站起来转三圈，或者进行一系列复杂的躯体动作。有些常规源自家长们做过的某种活动，一旦这种活动以某一种方式进行过，就必须继续这样进行，不能有任何改变。例如，有些孩子要求每天散步都要走同一条路线，每次吃饭全家人都要坐在固定的位置上。通常，这种常规一旦被打乱，孩子就会尖叫或大哭大闹，要把这套行为从头开始，再来一遍。

（三）攻击行为

这里的攻击行为包括两个方面，一个是自伤行为，一个是攻击他人的行为。有些自闭症儿童有自伤行为，如反复地自虐身体，咬、抓或戳自己，撞头等。这些行为可以持续到成人期，需要来自家庭和陪护者的照料。自伤行为是对痛苦、愤怒或者挫折的一种反应，但是也可能是在无事可做时的一种重复的习惯性动作。另一种攻击行为是指向他人的。

（四）动作模仿

对于正常人来说，模仿他人的动作是与生俱来的一种能力。但自闭症儿童在动作模仿方面，通常都是滞后的，那些病情最为严重的人，他们一辈子也不会模仿。家长们常常发现，他们在教自闭症子女学习挥手、玩游戏以及边唱边做动作时，必须把着孩子的四肢来完成。有一些自闭症儿童可以模仿他人的动作，但是对这一动作的意义却毫不理解。

（五）自我刺激行为

这是一种重复性的、刻板性的行为，这些行为似乎并无目的，只是提供感官刺激，如旋转物体、拍打脸颊、摆手、凝视、上下跳跃、转头、挥舞手臂、站起来的时候摇晃、前后旋转以及扮鬼脸等。有一些自闭症儿童走路时踮着脚尖，带有一种古怪的弹跳步态。

除了上述行为之外，自闭症儿童往往缺乏照顾自己的能力，有明显的自理障碍，如穿衣、吃饭、如厕等行为能力缺乏。

四、认知缺陷

（一）注意能力的问题

在注意能力特征上，自闭症儿童经常出现注意力过于分散，或极其专注而不能有效转移注意力等问题；对某些刺激过于敏感，对其他刺激则又反应迟钝，表现出“视而不见，听而不闻”；在听觉和视觉信息之间转移注意力比一般人需要更多的时间；在持续与切换注意上有困难，对新刺激的定向和分类也存在问题。

（二）记忆能力的问题

自闭症儿童的优势记忆与劣势记忆并存。他们的机械记忆和视觉记忆都具有很强的优势，如记忆列车时刻表、家中物体的位置等，但理解记忆和意义记忆的效果很差；他们的短期记忆较强，而对以前记忆的材料进行重组编码时，就显得非常困难；他们的情景记忆很差，情景与语义的联合记忆更是十分薄弱。

（三）想象力缺乏

患有自闭症的儿童不能像其他儿童一样进行角色扮演游戏以及各种想象性活动。他们摆弄玩具和其他东西，仅仅是为了躯体的感觉。许多自闭症儿童喜欢看电视和录像，最受他们喜爱的录像和电视节目的类型是动画片以及带有大量掌声、机械声响和闪烁着灯光的竞赛类节目等。有一些成年自闭症患者喜欢看肥皂剧，因为其中有着他们熟悉的众多角色。那些喜欢别人给他讲故事或从录音带上听故事的自闭症儿童，他们喜欢一遍又一遍地听同样的内容，漏掉了任何一个词，他们都会知道。虽然他们能够逐字整段地复述故事情节，但是他们对故事情节却没有富有想象力的理解。对于自闭症儿童来说，他们感受不到儿童期由创造性的想象力所带来的愉快。

（四）语言认知障碍

大多数自闭症儿童能理解一些言语，但仅限于他们熟悉的物品名称，或者上下文中的简单指令，如“把书给我”或者“过来坐下”等。同时，自闭症儿童对词义的理解缺乏灵活性，对于同音异形词的理解也存在障碍。如一位母亲对她患有自闭症的儿子说“你要对小狗轻柔”，她的儿子可能听到的是“你要对小狗轻揉”，然后就会开始揉弄小狗。

自闭症儿童对语言的理解都是从字面上来进行解释的。例如，有人告诉一个小男孩：“把茶壶外面擦干了，不是里面。”他立刻拿着茶壶出去，到屋外把它擦干了。因此，人们必须避免使用类似“九死一生”、“坐立难安”、“七上八下”等这样的成语，因为自闭症儿童对于这些成语可能是按照字面的意思去理解的，这样可能会引起他们的痛苦，甚至恐惧。患有自闭症的儿童对玩笑和幽默不能理解，他们往往会将对方的玩笑话当真。他们可能会试图说笑话，但并不知道这些笑话可笑的原因；即使他们知道人们是在讲有趣的故事，他们也不理解为什么有趣。

（五）情感认知障碍

自闭症儿童缺乏对他人情绪注意的能力。自闭症儿童虽然能模仿别人的表情，但很难遵照他人的指示，做出相应的表情。自闭症儿童大都能理解“喜”、“悲”等基本面部表情，但很难理解“惊讶”这类面部表情。他们普遍缺乏对他人情感的认知。他们的情感认知障碍是双向的，既不太关心他人的表情，也不太受他人表情的影响。

五、感知觉障碍

许多自闭症儿童有明显的感知觉障碍，有些对感觉刺激如光、噪音、触觉或痛觉等反应过度迟钝，有些则反应过度敏感。自闭症儿童也存在运动性障碍。这些运动性障碍包括体态的异常，脸部、头部、身体、四肢的运动异常，眼睛的运动异常，重复性的手势和动作以及笨拙的走路姿态等。

（一）不正常的步态与姿势

有些自闭症儿童攀爬的动作非常敏捷，能够在狭窄的窗台上行走，保持良好的平衡；有些自闭症儿童则显得笨拙，害怕攀爬。几乎所有的自闭症儿童在走路方式上都不正常，他们在行走时，可能不会恰当地摆动双臂，而是头和双肩向前弯曲。他们在奔跑时姿势笨拙，双臂前伸。当他们长大到应该会双脚交替上下楼梯时，仍然只会一个台阶、一个台阶地挪动。许多这样的儿童姿势古怪，他们可能保持双臂、双手和手指伸出或者以奇特的角度弯曲。这种不正常的步态和姿势随着年龄的增长会变得更加引人注目。

大多数患有自闭症的儿童在运动方面都存在显著的问题。他们中的许多人会掌握一些个人独立从事的运动技能，如游泳、跑步等，但在团队运动项目方面，几乎所有的自闭症儿童都无法掌握。

（二）对声音的反应

自闭症儿童对很多声音都不予理会，别人对他们说话时，他们往往没有反应，对非常响亮的声音也可能充耳不闻，但他们其实是能够听见的。一位心理学家曾这样描述一位患自闭症的儿童：“在他所有的感觉中，耳朵似乎是最不敏感的。然而，人们发现，夹碎核桃的声音，或者他所喜爱的其他可吃的东西发出的声音都会使他转过身来……可是，同一器官对最响亮的声响，如鞭炮的爆炸声却没有感觉。”

自闭症儿童也可能会迷恋某些声音，如由摩擦力驱动的玩具发出的声响或者钟声等。虽然他们对自己发出的噪声从来不会敏感，但是他们可能会对某些声音感到强烈的痛苦，因而会捂上耳朵，畏缩不前，例如摩托车的吼叫声，或者狗的狂吠声。不去理会某些声音，迷恋于某些声音，对另外一些声音感到苦恼，这三种情况都可能在同一个孩子身上出现。

（三）对视觉刺激的反应

自闭症儿童往往具有视觉方面的优势，但也会产生一些问题。和对声音的反应相似，自闭症儿童可能沉迷于某些视觉刺激，可能对一些视觉刺激不予理会，也可能对一些视觉刺激感到苦恼。从总体上来说，迷恋明亮的灯光是最为常见的，但也有一些人可能会对摄影闪光灯感到非常难受。

（四）对各种近端感觉的反应

这里的“对各种近端感觉的反应”是指触觉、味觉、嗅觉，以及对振动、疼痛和温度的感觉，所有这些近端感觉都涉及躯体的直接接触，区别于“有间隔”的听觉和视觉。与听觉、视觉一样，自闭症儿童对各种近端感觉的反应可能呈现出迷恋、苦恼或漠不关心三种形式。

很多自闭症儿童不喜欢被抚摸，有些则对气味过度敏感。他们似乎对冷和热漠不关心，在夏天可能会继续穿着冬天的衣服，或者在寒冷的天气里穿得很少就跑出去。他们对疼痛也不像正常儿童那么敏感，当他们在医院打针或不小心摔伤，甚至骨折了，也不会抱怨或哭泣，表现得就像什么事也没有发生一样。

一些自闭症儿童不喜欢穿衣服的感觉，尤其是鞋子和袜子。美国的天宝·葛兰汀（Temple Grandin）是一个高功能的自闭症患者，一生都在同自闭症作斗争，后来成为科罗拉多州立大学的动物学教授。她回忆说，当她还是孩子的时候，一条硬挺的衬裙，她摸上去就像带刺的铁丝网；某些纤维碰在她身上，就像是砂纸摩擦她的皮肤一样。直到现在，她都回避穿新的内衣，因为穿新内衣后，要3~4天才能适应过来。这种对衣物的过度敏感，很可能就是为什么一些自闭症儿童只要有可能就要脱掉衣服的原因。

扩展阅读1-2

找不同

蔡春猪：知名媒体人，儿子喜禾两岁时被确诊为自闭症。他细心观察喜禾的生活点滴，创作了几百条微博。我们可以看到，一个乐观的父亲面对自闭症儿子并没有怨天尤人。

爸爸爱喜禾：北京有一家报纸有个固定栏目叫《找不同》，两幅基本一样的图，细微处略有不同，把它找出来。看到很多人热衷“找不同”，于是我萌生一个计划，推出一个真人秀的“找不同”，找出喜禾跟其他孩子身上的不同来。我太有才了。

爸爸爱喜禾：摔倒之类的，我儿子从来都不哭，每次都自己爬起来，顶多是摸摸摔到的地方，很快就若无其事了……医生说他们疼痛感弱，所以不会觉得疼。但我觉得疼。

爸爸爱喜禾：头上摔了一个大包他哭了。他哭了不是因为疼，是因为大人太烦了——“让爸爸看看!”“给妈妈看看!”“疼吗?”“不疼吗?”“跟妈妈说这疼吗?”“跟爸爸说这里还疼不疼?”他终于受不了，哭了。

爸爸爱喜禾：据说海豚辅助治疗自闭症儿童很有效，最传奇的说法是一个从不说话的自闭症儿童，把他扔进水里跟海豚玩，之后就会开口说话了。他说什么了?“爸爸，救我?!”

爸爸爱喜禾：喜禾第一次看到孔雀开屏，我说：“孔雀漂亮吧，你看它转过身后，屁股有多难看……”别人也说喜禾看上去聪明伶俐，他会不会认为我在影射他?

爸爸爱喜禾：儿子走路喜欢踮脚尖。有个家长一直留意喜禾，今天终于问我：“你儿子上的是哪个艺术幼儿园?”说明一下，她女儿5岁，练了两年芭蕾踮脚尖走路还是不行。我说：“我儿子还没上呢，那是天赋。”终于能让别的家长嫉妒我一次了。

爸爸爱喜禾：一个老太太看到喜禾嘴里叽里咕噜说个不停，问我喜禾在说什么。我说他在讲我老家的话。老太太转身就羡慕地跟别人说，你看那小孩多好，这么小就会两种语言了。本来我想解释他其实还是只会一种语言——再让我小小地骄傲一次吧!

爸爸爱喜禾：一个朋友上我家看喜禾，之后跟我说，喜禾看上去很正常，跟别的孩子没什么不同，除了……她一口气说了五个“除了”。一个“除了”就够了。

爸爸爱喜禾：她认为我夸大了喜禾的情况——他走路不是挺好的吗？笑得多灿烂，还能吃！我有跟她说过喜禾是木乃伊吗？

——节选自：蔡春猪．找不同．青年文摘，2011（19）：55.

六、自闭症的早期表现与判别依据

（一）早期表现

大多数自闭症儿童从婴儿早期就显现出社会交往和沟通障碍。但是，由于他们不能自如地行动，也不会说话，障碍的迹象并不明显，容易被家长忽略。因此，临床上很少能作出在2岁之前儿童的自闭症诊断。但是，如果经过细心观察，即使在出生的第一年，也会发现他们身上存在的一些异常表现。

大致有三类患有自闭症障碍的婴儿：第一类婴儿往往安安静静，并不闹人，整天满足于静静地躺在婴儿车内。有时，家长们不知道这类孩子什么时候是饿了，因为他们不会由于饥饿而哭闹要奶吃。在婴儿期，他们被说成是“天使般的婴儿”。但是随着时间的推移，这些婴儿并没有变得更加活跃起来，或者说没有变得更加喜欢交往，家长们往往由此才开始关注。第二类婴儿会没日没夜地不断尖叫，无法哄好或者无法使之平静下来。这类婴儿数量较少。第三类婴儿不同于前两种描述，对于他们的行为模式，家长回忆的时候也没有发现有任何的异常现象。

患有自闭症障碍的婴儿可能不喜欢任何干扰，如为其换尿布、穿衣服和洗澡等。他们可能不会抬起胳膊或者做好让别人抱起来的准备。在抱的时候，他们不会舒舒服服地依偎在妈妈的怀抱里。一些婴儿会对灯光，或者其他任何闪烁的东西产生强烈的兴趣。他们会对电视机上的视觉刺激产生强烈兴趣，就像迷恋音乐一样，这种情况可能很早就出现了。

另一方面，这些婴儿在成长、发育的过程中，似乎对能够吸引其他婴儿的事物并不感兴趣。例如，他们不会从童车上探出身子，好奇地注视人群或者周围的景色，也不会借助手指指点或者视线接触来引起他们的母亲对这些事物的注意。西蒙·巴龙－科恩（Simon Baron－Cohen）和他的同事们的一项最新研究已经证明，如果到了18个月，还没有这种行为，这个孩子非常有可能是自闭症儿童。有一些婴儿会指点一种或少数几种引起他们兴趣的特殊事物，但是却不关心别人是否能分享这种喜悦。他们在被挠痒痒、拥抱或者上下荡悠时，会发出笑声；但在注视某个人的脸部时，是不会发出笑声的。

对于大部分自闭症儿童来说，家长是逐渐意识到孩子有问题的。特别是当他们的孩子到了 1 岁还不会说话，或者他们的行为模式与同龄的其他儿童不一样时，家长才开始担心起来。要是那个孩子在某些领域具有某种高超的技能，家长可能要等到 3 岁或者更晚一些才开始担心。少数的孩子会发育得超过同龄的小孩，但在几周或者几个月之后，他们的行为却发生了显著的变化，还可能会伴随着某些技能的退化，尤其是言语上的倒退。

（二）判别依据

下面是我们对自闭症儿童进行早期判别的一些依据：

当发现孩子有如下症状时应引起家长的警觉：①叫孩子名字时他没有反应；②孩子见人不笑；③孩子老喜欢独处；④孩子在某些方面显得特别“早熟”；⑤孩子不喜欢玩具；⑥孩子常常踮着脚走路；⑦孩子对某些声音或物体出奇地感兴趣等。

自闭症的最初迹象包括：①出生 6 个月以上仍然没有大笑或其他温馨、快乐的表情；②出生 9 个月以上仍然没有交互性分享的声音、微笑，或其他面部表情；③出生 12 个月仍然没有牙牙学语；④出生 12 个月仍然没有交互的手势，如用手指展示，伸手或挥手等；⑤出生 16 个月仍然没有只言片语；⑥出生 24 个月仍然没有表达两个字的有意义的短语（不包括仿说或重复）。

自闭症早期社会交际、语言的困难可能包括：①避免眼睛接触（正常孩子会盯着母亲的脸看）；②对父母的呼唤声像聋子一样充耳不闻（正常孩子很容易受声音刺激，且能辨认声音）；③对面部表情缺乏敏感，没有社交性微笑（正常孩子会对愉快的社交刺激作出反应）；④语言开始发展却突然停止（正常孩子的词汇和语法会持续地发展）；⑤无法对感兴趣的东西提出请求（正常孩子可以指出或请求要他感兴趣的东西）；⑥无法进行假装游戏（正常孩子会拿一个玩具杯子和茶壶来回倒水）。

以下的 18 种行为中，如果发现孩子同时具备 7 种行为，就应该怀疑他有自闭症倾向了：①对声音没有反应；②难以介入同龄人；③拒绝接受变化；④对环境冷漠；⑤鹦鹉学舌；⑥喜欢旋转物品；⑦莫名其妙地发笑；⑧抵抗正常学习方法；⑨奇怪的玩耍方式；⑩动作发展不平衡；⑪对疼痛不敏感；⑫缺乏目光对视；⑬特别依赖某一物品；⑭不明原因地哭闹；⑮特别好动或经常不动；⑯拒绝拥抱；⑰对真正的危险不惧怕；⑱用动作表达需求。

第三节 自闭症的常用干预方法

由于自闭症成因尚不明确，而且个体差异很大，所以没有特效药物可以治疗。在医学领域，人们试图寻找一种有效而安全的生物医学治疗方法，但迄今为止仍未找到。目前用于治疗自闭症的药物主要包括抗精神病药、中枢神经兴奋剂等，但这些药物只能减轻一些症状，如减少自闭症患者的攻击性、自伤、发脾气等行为，或者减少多动或重复行为，改善睡眠状态等，但并不能改善自闭症的核心缺陷——社会交往障碍和沟通障碍。同时，这类药物都存在一些副作用，使用时要非常慎重。在中国，也有人尝试对自闭症进行中医治疗，但都还处于探索之中。

由于医学领域缺乏有效的治疗方法，目前治疗自闭症仍以特殊教育训练和行为干预为主。通过训练和干预，可以使自闭症患者的症状得到缓解和改善，例如，可以提高患者的生活自理能力、认知能力及社会交往能力。但要完全治愈和康复，人类目前还没有找到有效的方法。

目前常用的干预方法有应用行为分析法、结构化教学法、人际关系发展干预法、音乐治疗、游戏治疗、图片交换沟通法、感觉统合训练等。下面我们重点介绍应用行为分析法、结构化教学法、人际关系发展干预法和感觉统合训练。

一、应用行为分析法

（一）应用行为分析法的含义与特点

应用行为分析（Applied Behavior Analysis，ABA）是20世纪60年代由美国加州大学洛杉矶分校的伊瓦·洛瓦斯（Ivar Lovaas）教授系统研究并运用于自闭症的治疗，是目前最为流行的自闭症干预方法之一。在目前所用的各种自闭症干预方法中，应用行为分析法获得的实验支持是最多的，其早期高密度的训练效果也相当明显。洛瓦斯教授在1987年和1993年发表的两个追踪研究表明①，19个接受行为治疗的孩子，有9个能成功地完成常规教育课程，并在智力测验、适应技能和情绪功能方面，看不出他们和其他同伴有什

---

①［美］罗恩·里夫，约翰·麦克伊钦．孤独症儿童行为管理策略及行为治疗课程．蔡飞译．北京：华夏出版社，2008.7.

么差别。即便那些没有获得最佳结果的孩子，也在语言、社交、自理和游戏技能方面有重大收获。除了两个人以外，其他孩子都发展形成了功能性的语言。

应用行为分析是指人们在尝试理解、解释、描述和预测行为的基础上，运用行为改变的原理和方法对行为进行干预，使其具有一定社会意义的过程。其基本的原理就是行为主义的刺激—反应和强化过程。应用行为分析法以分解目标、强化与辅助为原则，强调将每一项要教的技能分解为小单元进行处理，然后一步步地反复练习，使用提示帮助孩子作出正确的反应，并给予适当及时的强化。每周进行 30 ~ 40 小时的密集训练，以一对一的形式进行，内容包括注意、基本识别、语言交流、日常生活、社会化、游戏、精细动作和大运动控制，训练自闭症儿童的社交技能，如目光接触、提简单要求、对话等。

应用行为分析法的特点表现为：①将动作分解为小的单元；②针对不同的个体、不同的时期、不同的动作恰当地使用强化程序；③尽早实施干预，一般认为 3 岁以前为宜；④长时间实施干预。与传统的行为疗法相比，应用行为分析法非常强调个体化，即针对不同的患者采用不同的刺激和强化策略。

（二）应用行为分析法的指导思想

洛瓦斯对应用行为分析法的指导思想概括如下：

第一，干预的地点最好是自闭症儿童自然生活的地方，如家庭和社区。对于自闭症儿童来说，一个重要的目标是能适应其自然环境。所以，尽管对自闭症儿童进行教育治疗应有一定的条件和结构，但这些条件和结构应尽可能与自然环境接近。

第二，干预的重点应从治疗转为教育。至今为止没有有效的医疗手段可以对自闭症进行治疗，但如果使用恰当的教育方法进行早期干预，能提高自闭症儿童各方面的功能。

第三，教育和干预的主要执行者是家长和教师，而不是专家或医生。每一个与自闭症儿童接触的大人最好都熟悉并能使用所推荐的教育方法。

第四，诊断是为了实施干预。干预人员不要过多地停留在自闭症或弱智的诊断上，而要将这些诊断性名称分解为具体的容易干预的行为单元，如语言状况、自理能力和社交技能等，在此基础上对其一一加以训练。

（三）应用行为分析法的具体操作方法

回合式操作教学法（Discrete Trials Teaching，DTT）是应用行为分析法的具体操作法，又称分解式操作法、离散教学法。回合式操作教学法包括指令、个体反应、结果（强化或辅助）、停顿四个基本元素。指令发出后，孩子出现正确反应马上强化，然后停顿几秒钟，这表示一个回合的结束。如果在指令发出后出现错误反应，停顿，进入下一个回合，即重新发指令—辅助—强化—停顿。如果孩子在指令发出后 1 ~ 3 秒没反应就认为是无反应，立刻重复指令。若仍失败，第三次发指令后立即辅助。具体流程见图 1 – 2①。

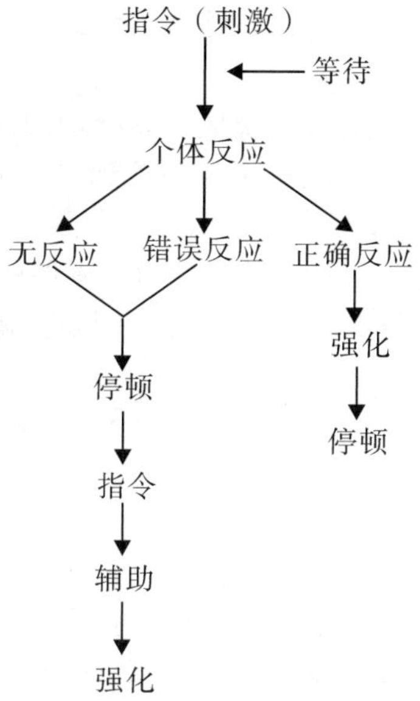

图 1 – 2　回合式操作教学法流程图

下面我们以目光接触的训练来说明这一方法的具体操作过程②：

（1）教师与孩子面对面地坐在小椅子上。教师要准备一些孩子非常喜欢的奖励物品。

（2）在每 5 秒（或 10 秒）的单元中，教师叫该孩子的名字并说“看着我”。只要孩子刚刚看到教师的眼睛，教师立即说“看得很好”，同时给予适当的奖励。

（3）如果孩子两次对指令没有反应，教师可停顿 5 秒钟，如扭头旁顾。然后再给指令。

---

①　王梅，张俊芝．孤独症儿童的教育与康复训练．北京：华夏出版社，2007. 144.

②　黄伟合．儿童自闭症及其他发展性障碍的行为干预．上海：华东师范大学出版社，2003. 74 ~ 75.

（4）如果孩子一再没有反应，教师就要给予辅助。教师可在说“看着我”的同时举起一小块糖，慢慢移到教师与孩子眼睛的中间。只要孩子的目光随着糖块转移而刚刚看到教师的眼睛，教师就给以奖励。如果这时孩子还不看教师的话，教师也可采取用手轻轻地把孩子的脸抬起来看教师的方法给以辅助。

（5）在孩子能连续十次左右按指令看教师后，教师要慢慢地减少辅助。比如逐渐将糖块藏在教师的手中，或延迟给辅助的时机，或只奖励没有辅助的眼光接触等。

（6）为了增加眼光接触的时间长度，逐渐增加从孩子开始看教师到教师给奖励的时间长度。教师可在心里先从一数到二，再到三，再到四，然后才给奖励。

（7）教师然后可在进行上述训练的同时，慢慢地增加自己与孩子的距离。教师也可将这种方法扩大到其他各种场合。例如在玩的过程中教孩子增加眼光接触。

二、结构化教学法

（一）结构化教学法的含义与特点

结构化教学法是于20世纪70年代由美国北卡罗来纳大学的一个专门进行自闭症儿童教育的部门在一个教育计划中提出来的，这个教育计划是“自闭症及有关交流障碍儿童教育训练项目”（Treatment and Education of Autistic and related Communication - handicapped Children，TEACCH）。TEACCH是以自闭症儿童的生活自立为目标，发展出的一套综合性的教育治疗计划。

结构化教学法是根据儿童的学习特点，有组织、有系统地安排学习环境、学习材料和学习程序，让儿童按照设计好的结构学习的一种教学方法。其核心概念是结构化和个别化。结构化的基本思想是把教学空间、教学设备、时间安排、交往方式、教学手段等方面进行系统安排，使教学的各种因素有机整合在一起，全方位地帮助自闭症儿童进行学习。自闭症儿童对外界感觉输入高度敏感，因此，他们往往对环境或所接触事物的变化不能适应。通过结构化，使周围的环境和事件都更具有可预测性，从而增强自闭症儿童的适应性，达到教学目标。个别化是指要根据每个自闭症儿童的能力和特点，为他们设计一套适合个别需要的教育计划。在教育之前，要进行相关量表的筛选和测评，以测评结果作为个别化教育的依据。

（二）结构化教学法的组成部分

结构化教学法通常包括以下五个部分。

1. 视觉结构

视觉结构是把学习环境、学习材料及工作程序作适当的安排，使自闭症儿童无需用语言，只用视觉的辨别便能明白和理解学习要求。要充分利用自闭症儿童的视觉优势，利用视觉提示引导儿童的活动。常用的视觉提示包括：作息表、提示卡、社会性剧本、社会性故事、示范用的录影带、社会行为说明、视觉图卡、放松提示卡等。一般来说，自闭症儿童的发展程度越低，则用以提示活动的视觉材料就要越具体。例如，用实物和图片来提示活动就较为具体，用文字和数字提示活动就较为抽象。

2. 环境结构

要用清晰的界限为自闭症儿童划定不同的活动和学习空间，如教学区、游戏区、生活区等，系统地利用视觉材料把学习、生活和玩耍的区域加以明确化和区分化，以便儿童了解活动、学习和环境之间的关系，使他们清楚地知道此时的任务是什么，下一步的任务要去哪里做。

3. 常规

要帮助自闭症儿童建立学习与工作常规，形成秩序感。例如，建立有事一定要告知老师的常规，建立按照一定顺序完成任务的常规，建立活动之前先看个人时间表的常规等。

4. 程序时间表

常见的程序时间表有全日流程时间表和个人工作时使用的工作程序表。时间表的形式可以用图片、相片、物品和文字表述。例如，用一张孩子看书的照片、一张代表点心的照片和一张孩子看电视的照片来表示下午的作息安排，即先学习，然后吃点心，接着可以看电视。

5. 个人工作系统

要根据每个自闭症儿童的需要建立一个独立的工作系统，内容包括视觉结构、环境结构、常规、程序时间表以及特定的教学材料安排。个人工作系统以任务单的形式呈现，可用图片、文字、影像等表达，任务的开始、结束、具体内容等都要标注清楚。

例如，为了教孩子学写数字，任务单可以包括如下四张图片。第一张图片上写着“准备纸张”，并在其下附上一张代表格子纸的图画。第二张图片写着“拿起铅笔”的字样，并在其下附上一张代表铅笔的图画。第三张图片上写着“写 10 个数字”，并在其下附上 1 ~ 10 的阿拉伯数字。第四张图片上写着“放好纸笔”，并在其下附上一张代表文具盘的图画。这四张图片可以由上到下地挂在孩子学习时面对的墙上，以指导孩子完成学习任务。[①]

结构化教学法具有视觉提示作用强、个人工作系统的针对性强、有利于自闭症儿童独立完成学习任务等优点，但也具有忽视社交技能的训练、有可能造成自闭症儿童新的刻板行为等不足，在运用时要根据患儿的实际情况加以调整，并配合其他方法一起使用。

三、人际关系发展干预法

人际关系发展干预法（Relational Development Intervention，RDI）是美国临床心理学家葛斯汀（Gutstein）根据自己多年的研究和临床经验提出的一种训练自闭症儿童人际互动和社会交往技能的方法。和应用行为分析法与结构化教学法相比，这种方法相对较新。人际关系发展干预法的主要目的是培养自闭症儿童的社会交往能力，激发自闭症儿童社会交往动机，通过设计系统的训练课程，帮助自闭症儿童学习社会交往技能，并促进其将学到的社会交往技能扩展到日常生活之中。该课程的核心是"分享"感觉与体验，以训练自闭症儿童对他人感觉、情感、体验的认识作为重点。

人际关系发展干预法以游戏为主要训练方式，通过各种精心设计的游戏，让自闭症儿童主动参与，感受到与他人的连结与互动，增加积极的情绪体验，进而发展表达和交往的能力。在游戏中，儿童是主体，家长和教师只是"助玩者"和"互动对象"。但是家长和教师要成为积极的引导者，在训练中引导互动过程；要学会运用夸张的表情和语调获得儿童最大的注意和回应；在游戏最初尽量少使用语言，让儿童注意到家长或教师的表情并将它们作为互动的信息。例如，"我失声了"这个游戏，就是让儿童通过看引导者的眼神去拿指定的物体，或者通过眼神告诉孩子他喜欢的东西在哪里。

当自闭症儿童经过训练掌握了基本的人际交往能力，并且能够进行人际互动之后，可以将成人—儿童的交往模式逐步向同伴的交往模式发展，通过小组训练培养儿童的团体合作能力。RDI 的主要目标之一是让儿童重视小组实践，与同年龄的儿童一起玩耍，以培养友谊。通过团体游戏，让儿童在游戏中发展与同伴分享的能力。儿童之间进行更多的共同调控才能获得共同经验，这对提高自闭症儿童的交往能力具有较好的作用。

和传统的自闭症训练方法相比，人际关系发展干预法具有自己的优势。传统的自闭症训练方法，如应用行为分析法、结构化教学法，都以塑造正确

① 黄伟合．儿童自闭症及其他发展性障碍的行为干预．上海：华东师范大学出版社，2003. 136.

的行为为主要目标，训练自闭症儿童在各种状况下作出适当的回应。例如，见到人应该怎样打招呼，想要东西时要说什么，如何接触他人目光等。这些都是生存的基本技能，在人际关系发展干预中也需要以这些技能作为基础。但是RDI最显著的特征是经验分享，要儿童感受到人际互动中最真实的情绪体验。引导者要设计适宜的情景和行为来引导儿童分享他们的情绪反应。这种方法产生的效果是其他训练方法无法达到的。关于这一方法的详细运用，我们将在第六章中阐述。

四、感觉统合训练

感觉统合的概念是美国南加州大学的爱尔丝博士（Dr. Jean Aryes）在1969年提出的，是指进入大脑的感觉刺激信息，在中枢神经形成有效率的组合，以使大脑协调身体对外界作出适当的反应，爱尔丝比喻为“交通指挥者”。感觉统合训练就是促使儿童的感觉神经的交通不致中断，达成各种目的的协调行动，以使他们的学习和动作顺利进行。

研究发现，自闭症儿童存在感觉统合失常问题，他们的人际关系障碍、言语发展迟缓、不能适应环境等问题，可能与触觉敏感度、本体感不佳有关，因此，通过感觉统合训练，可以改善他们的症状。经过感觉统合训练，自闭症儿童在触觉防御、身体协调等方面会有较大改善，但对于其核心症状即社会交往方面的障碍并没有太大作用。虽然这种方法未被神经生理学实验证实，对其理论基础也有很大争议，但是，作为一种自闭症治疗的辅助方法，它在实践中已被普遍使用。

感觉统合训练的重点包括触觉训练、本体感觉训练和前庭感觉训练。

（一）触觉训练

触觉刺激对于神经系统整体感觉的统合以及感觉认知、感觉运动意义重大。如果没有大量的触觉刺激提供给大脑，神经系统的发展就会变得缓慢而不平衡。临床观察发现，摩擦口腔周围的皮肤对自闭症儿童语言的发展起着重要作用。儿童的触觉训练，应该在没有其他感觉帮助的情况下进行，因此，最好蒙上儿童的眼睛，选择安静的环境，也不要给予语言提示。可给儿童提供各种不同质地、不同重量、不同温度、不同大小和形状的物品，让儿童通过触摸确定是何物品，并进行分类。也可以用各种质地的物品，如软毛刷、干毛巾、丝绸等，轻擦儿童身体各个部位的皮肤，让他们体味其中的感觉。还可以用手指在儿童的皮肤上写字、画图，让他们猜。另外，可以让儿童进行皮肤刺激的游戏，如球池游戏、水中游戏、黏土游戏，沙场、草坪上的裸足游戏等。

（二）本体感觉训练

本体感觉是指肌肉的收缩、伸展、弯曲、推拉，以及骨骼之间关节的压缩所引起的感觉信息。因为有本体感觉，我们能清楚地知道自身的姿势和运动状态如何。如果本体感觉有障碍，身体的动作就会比较迟缓、笨拙、吃力，就不能很好地完成解纽扣、取物、抓物、拧瓶盖等动作，不能根据对象的性质，掌握用力的轻重，常常将东西弄坏。游泳、摔跤、拔河、搬运货物、踩童车、荡秋千、蹦蹦床以及其他使肌肉紧张、收缩的运动，都有助于自闭症儿童本体感觉的提高。

（三）前庭感觉训练

前庭感觉是指综合判断头部位置和身体变化的感觉，其感受器在人的内耳中。前庭感觉与触觉、本体觉、视觉、听觉等信息交互作用，使我们准确地知道自己的位置、运动的快慢、空间和方向。前庭感觉障碍与多动症、学习障碍等都有密切关系。可以通过以下运动训练儿童的前庭感觉：①旋转运动：如旋转木马、旋转椅子、旋转木桶、转圈游戏等。②摇晃运动：采取俯卧式、仰卧式、侧卧式等体位进行秋千、吊床等游戏。③平衡运动：走平衡木、平衡板、用脚尖走路等。④跳跃运动：如蹦蹦床等。⑤速度感、位置感、距离感的体验：如各种滑板游戏等。

除了上述几种方法之外，音乐疗法、游戏疗法、图片交换沟通法等也都是常用的方法。这些方法我们会在后面的章节中阐述。需要注意的是，仅靠一种方法对自闭症儿童进行干预是不够的，我们需要多种方法的综合使用。

扩展阅读 1–3

音乐疗法

音乐治疗是一个系统的干预过程，治疗师利用音乐体验的各种形式，以及在治疗过程中发展起来的、作为治疗的动力的治疗关系来帮助被治疗者达到健康的目的。目前最为核心的治疗手段有自由即兴法和结构性即兴法，包括歌谣式以及听音乐式。音乐疗法对自闭症儿童的影响主要表现在以下几个方面。

1. 促进自闭症儿童认知功能的发展

音乐可以有效地吸引自闭症儿童注意力，从而促进注意力的发展。音乐活动可以使儿童将心思集中到目标活动上，使目标行为可以有效地完成。

2. 促进自闭症儿童有效控制情绪

研究报告均指出，在音乐环境下，自闭症儿童多呈现愉快或稳定情绪。研究者通过对比患儿音乐治疗前后负性情绪发生的频次和自伤行为频次，发现两项都呈现下降趋势。

3. 促进自闭症儿童的社会交流

认知功能得到发展和情绪稳定性得到提高，自闭症儿童的社会交流技能也因此会得到一定的促进。首先，注意力的发展使患儿更多并且更长时间地与人和事物“目光”交接；其次，情绪的稳定使患儿容易接近，这都为其社会交流技能发展奠定了基础。

4. 促进自闭症儿童语言的发展

音乐治疗中治疗师把要求自闭症儿童掌握的语言编入歌词中，反复吟唱。患儿在音乐情境下，更容易记忆并且复述歌词，从而达到诱发相应语言的目的。

5. 促进动作协调性的发展

音乐治疗提倡自闭症儿童与治疗师互动，通过各种形式，包括乐器的使用和肢体语言。患儿在音乐节奏中自由活动，包括简单地跟随音乐节奏拍手、跺脚、点头等；音乐干预时间长，患儿主动活动的时间也相应增加，活动的绝对时间为提高肌肉运动能力带来了可能，也为动作记忆打下了基础，从而提高动作的协调性。

——杨伶，兰继军．自闭症儿童音乐治疗的研究进展．广西教育学院学报，2010（2）.

第二章

自闭症的诊断

在第一章中，我们详细介绍了自闭症的各种症状，但确认儿童是否患有自闭症并非简单对照有无相应症状即可，而是需要通过科学的方法和步骤进行诊断。本章将介绍自闭症的诊断流程、诊断标准及常用的诊断工具，并分析自闭症与其他发展性障碍的关系。

第一节　自闭症的诊断流程与诊断标准

儿童自闭症主要通过询问病史、精神检查、体格检查、心理评估和其他辅助检查，并依据诊断标准作出诊断。了解自闭症的诊断流程与标准有利于家长、教师、医生对儿童自闭症症状有更清楚的认识，避免误诊或延诊。

一、自闭症的诊断流程

（一）询问病史

首先要详细了解患儿的生长发育过程，包括运动、言语、认知能力等的发育。然后针对发育落后的领域和让家长感到异常的行为进行询问，注意行为出现的年龄、持续时间、频率及对日常生活的影响程度。同时，也要收集孕产史、家庭史、既往疾病史和就诊史等资料。问诊要点如下：

（1）目前患儿最主要的问题是什么？何时开始的？

（2）言语发育史：何时对叫他/她的名字有反应？何时开始牙牙学语，如发单音“dada”、“mama”？何时能听懂简单的指令？何时能讲词组？何时能讲句子？有无言语功能的倒退？有无语音语调上的异常？

（3）言语交流能力：是否会回答他人提出的问题？是否会与他人主动交流？交流是否存在困难？有无自言自语、重复模仿性言语？有无叽叽咕咕等无意义的发音？

（4）非言语交流能力：是否会用手势、姿势表达自己的需要？何时会用手指指物品、图片？是否有用非言语交流替代言语交流的倾向？面部表情是否与同龄儿童一样丰富？

（5）社会交往能力：何时能区分亲人和陌生人？何时开始怕生？对主要抚养人是否产生依恋？何时会用手指点东西以引起他人关注？是否对呼唤有反应？是否回避与他人目光对视？会不会玩过家家等想象性游戏？能不能与别的小朋友一起玩及如何与小朋友玩？会不会安慰别人或主动寻求别人的帮助？

（6）认知能力：有无认知能力的倒退？有无超常的能力？生活自理能力如何？有无生活自理能力的倒退？

（7）兴趣行为：游戏能力如何？是否与年龄相当？是否有特殊的兴趣或怪癖？是否有活动过多或过少？有无重复怪异的手势动作或身体动作？有无反复旋转物体？有无对某种物品的特殊依恋？

（8）运动能力：何时能抬头、独坐、爬、走路？运动协调性如何？有无运动技能的退化或共济失调？

（9）家庭史：父母或其他亲属中有无性格怪僻、冷淡、刻板、敏感、焦虑、固执、缺乏言语交流、社会交往障碍或言语发育障碍者？有无精神疾病史？

（10）其他：家庭养育环境如何？是否有过重大心理创伤或惊吓？是否上学或上幼儿园？在校适应情况？是否有过严重身体疾病？是否有因身体疾病导致营养不良、住院或与亲人分离的经历？有无癫痫发病史？有无使用特殊药物？是否偏食？睡眠如何？

（二）精神检查

主要采用观察法，有言语能力的患儿应结合交谈法。检查要点如下：

（1）患儿面对陌生环境、陌生人和父母离开时是什么反应？

（2）患儿的言语理解及表达的发育水平是否与年龄相当？有无刻板重复言语、即时或延迟模仿性言语以及自我刺激式言语？是否能围绕一个话题进行交谈？遵从指令情况如何？

（3）患儿是否回避与人目光对视？是否会利用手势动作、点摇头或其他动作、姿势及面部表情进行交流？

（4）患儿是否有同理心？如父母或检查者假装受伤痛苦时患儿是否有反应？是什么反应？

（5）患儿是否对玩具及周围物品感兴趣？玩具使用的方式以及游戏能力

如何？

（6）患儿是否有刻板动作、强迫性仪式性行为以及自伤行为？

（7）患儿智能发育的水平是否与年龄相当？是否有相对较好或特殊的能力？

（三）体格检查

主要检查躯体发育情况，如头围、面部特征、身高、体重、有无先天畸形、视听觉有无障碍、神经系统是否有阳性体征等。

（四）心理评估

心理评估主要从筛查和诊断两个角度进行。

主要的筛查量表有“孤独症行为量表（ABC）”、“克氏孤独症行为量表（CABS）”等，当筛查量表结果异常时，应及时将儿童转介到专业机构作进一步确诊。在使用筛查量表时，要充分考虑到可能出现的假阳性或假阴性结果。

主要的诊断量表有“儿童孤独症评定量表（CARS）”等。诊断量表的评定结果也仅作为儿童孤独症诊断的参考依据，不能替代临床医师综合病史、精神检查并依据诊断标准作出的诊断。

同时还要进行发育评估以及智力测验。可用于发育评估的量表有丹佛发育筛查测验（DDST）、盖泽尔发育诊断量表（GDDS）、波特奇早期发育核查表和心理教育量表（PEP）。常用智力测验量表有韦氏儿童智力量表（WISC）、韦氏学前儿童智力量表（WPPSI）、斯坦福—比内智力量表、Peabody 图片词汇测验、瑞文渐进模型测验（RPM）等。

关于量表将在第二节进行详细阐述。

（五）辅助检查

可根据临床表现有针对性地选择实验室检查，包括电生理检查（如脑电图、诱发电位）、影像学检查（如头颅 CT 或磁共振）、遗传学检查（如染色体核型分析、脆性 X 染色体检查）、代谢病筛查等。

2010 年 8 月由我国卫生部印发的《儿童孤独症诊疗康复指南》中，对自闭症的诊断进行了规范，对诊断康复流程进行了统一，流程图如下[①]：

① 李敬，程为敏．透视自闭症：本土家庭实证研究与海外经验．北京：研究出版社，2011. 78.

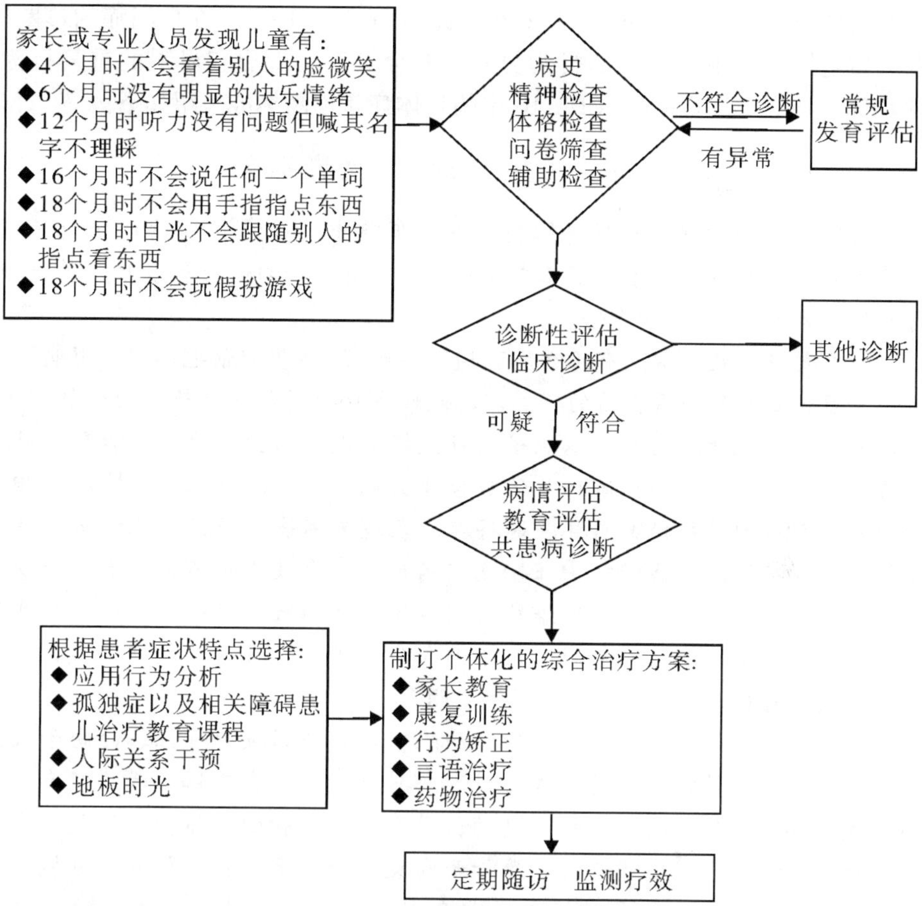

图 2－1　儿童孤独症诊疗康复流程

二、自闭症的诊断标准：ICD-10，DSM-IV，CCMD-3

一般疾病的诊断通常有医学测试和临床观察两种模式，但由于人们迄今为止还不能明确自闭症的发病机制，也还未发现其特有的生理指标，自闭症的诊断仍然主要依靠临床医生和研究者对个体的行为模式加以临床观察来进行。因此，尽管自闭症是与生俱来的，但往往在儿童 2～3 岁后才能作出较明确的诊断。

自闭症是以行为特征来诊断的一组症候群。《国际疾病分类手册（第十版）》（ICD－10）、《精神疾病诊断与统计手册（第四版）》（DSM－IV）和

《中国精神障碍分类与诊断标准（第三版）》（CCMD－3）在自闭症的诊断标准中均包括三个主要方面的行为异常：社会交往、沟通和局限的重复行为。对DSM－IV、CCMD－3、ICD－10中的具体症状诊断标准介绍如下：

ICD－10的自闭症症状诊断标准

自闭症是一种弥漫性发育障碍，在3岁前出现异常和（或）功能受损。特异性的功能时常可见于以下三个方面：社会交往、沟通和局限的重复行为。男孩发病率比女孩高3～4倍。

诊断要点：病前常没有正常发育期，即使有，3岁以前也已经出现明显异常。相互性社交总是存在质的损害。其表现方式为对社交情节线索估算不当，对他人的情绪也缺乏反应，不能根据社交场合调整自身行为；不能利用社交信号，对社会、情绪和交流行为的整合能力弱；尤其缺乏社交—情绪的相互性应答。交流的质的损害同样普遍存在。表现为不能应用任何已掌握的语言技能；不能在扮演模仿游戏中正确充当角色；在交谈中跟不上节奏，缺少应对；言语表达缺乏灵活性，思维缺乏创造性和幻想性；对他人的语言和非语言性提示缺乏情绪反应；不能运用语调和声音的变化来适应交谈的气氛；在口语交谈中同样缺乏手势来强化或加重语气。

本状况还以行为、兴趣和活动的局限、重复与刻板为特征。倾向于采用讲话刻板、行为墨守成规的方式应付各种日常活动；在新增活动、旧有习惯和游戏中都是如此。依恋某种少见的，通常是不柔软的物体，这种现象在童年早期尤其常见。患儿可能坚持履行无意义的特殊常规作为仪式；可能会刻板地专注于日期、路径或时间表；常有刻板动作；常对物品的无功能成分（如气味或质感）发生兴趣；拒绝改变日常生活规律或个人环境的细枝末节（如移动居室内的装饰或家具）。

除这些特殊诊断指征外，自闭症儿童还常出现其他一些非特异性的问题，如害怕和恐惧，睡眠和进食紊乱，发怒和攻击。自伤（如咬手腕）较常见，伴有严重精神发育迟滞时尤其如此。大多数自闭症儿童对闲暇的安排缺乏自发性、主动性和创造性，在工作中也难以应用概念作出决定（即使这些任务是他们力所能及的）。自闭症的特征性缺陷的特殊表现形式随着患儿年龄增长会有所改变，但这种缺陷会一直延续到成年，类似的问题可表现在更广的范围内，如社会化、沟通和兴趣类型等。在3岁前就已出现发育异常的患儿才可被确诊为患了该综合征，但可在任何年龄段对此作出诊断。

自闭症儿童的智商或高或低，但病例中约3/4的患儿有明显的精神发育迟滞。

DSM－IV 的自闭症症状诊断标准

1. 至少要符合（1）（2）（3）三组12项中的6项情况，其中至少要包括（1）组中的2项，（2）（3）组中至少各一项。

（1）社会交往方面存在本质障碍，至少具有下列中的两项：

A. 非言语性交流行为的应用有显著缺损，如眼神交流、面部表情、身体姿态及社交手势等方面

B. 不能形成与其发展水平相当的同伴关系

C. 不会主动寻求与他人分享快乐、乐趣或成就（如缺乏呈现、带来或指出有趣的物品或对象）

D. 缺乏人际与情感方面的交互性

（2）沟通交流方面存在本质障碍，至少具有下列中的一项：

A. 口头语言发展延迟或缺损（且不伴有以手势或模仿等替代交流方式加以补偿的沟通企图）

B. 虽有足够的言语能力，但不能与他人开始或维持会话

C. 刻板重复地使用语言，或别出心裁地使用词汇

D. 不能进行与其发展水平相当的各种自发的假装性游戏或社会性模仿游戏

（3）局限、刻板和重复的行为模式，至少具有下列中的一项：

A. 沉湎于一种或几种刻板、局限的兴趣模式，且其注意力集中的程度异乎寻常

B. 强迫性地坚持某些特殊的没有实际价值的常规行为或仪式动作

C. 刻板、重复的动作举止（如拍手、扭手指或复杂的全身性动作等）

D. 持久地沉湎于物体的部分

2. 在社会互动、社交语言的应用和象征性或想象性游戏方面至少有一种发展延迟或功能异常始发于3岁之前。

3. 患儿的障碍表现无法用Rett综合征或儿童精神障碍加以解释。

CCMD－3 的自闭症症状诊断标准

1. 在下列（1）（2）（3）项中，至少要符合其他7条，且（1）项中至少有2条，（2）（3）项中至少各有1条

（1）人际交往存在质的损害：

A. 对集体游戏缺乏兴趣，孤独，不能对集体的欢乐产生共鸣

B. 缺乏与他人进行交往的技巧，不能以适合其智龄的方式与同龄人建立伙伴关系，如仅以拉人、推人、搂抱作为与同伴的交往方式

C. 自娱自乐，与周围环境缺少交往，缺乏相应的观察和应有的情感反应（包括对父母的存在与否亦无相应反应）

D. 不会恰当地运用眼对眼的注视，以及用面部表情、手势、姿势与他人交流

E. 不会做扮演性游戏和模仿社会的游戏（如：不会玩过家家等）

F. 当身体不适或不愉快时，不会寻求同情和安慰；对别人的身体不适或不愉快也不会表示关心和安慰

（2）言语交流存在质的损害，主要为语言运用功能的损害：

A. 口语发育延迟或不会使用语言表达，也不会用手势、模仿等与他人沟通

B. 语言理解能力明显受损，常听不懂指令，不会表达自己的需求和痛苦，很少提问，对别人的话也缺乏反应

C. 学习语言有困难，但常有无意义的模仿言语或反响式言语，应用代词混乱

D. 经常重复使用与环境无关的言词、或不时发出怪声

E. 有言语能力的患儿，不能主动与人交谈、维持交谈或应对简单

F. 言语的声调、重音、速度、节奏等方面异常，如说话缺乏抑扬顿挫，言语刻板

（3）兴趣狭窄和活动刻板，坚持环境和生活方式不变，至少具有下列中的一项：

A. 兴趣局限，常专注于某种或多种模式，如旋转的电扇、固定的乐曲、广告词、天气预报等

B. 活动过度、来回踱步、奔跑、转圈等

C. 拒绝改变刻板重复的动作或姿势，否则会出现明显的烦躁和不安

D. 过分依恋某些气味、物品或玩具的一部分，如特殊的气味、一张纸片、光滑的衣料、汽车玩具的轮子等，并从中得到满足

E. 强迫性地固着于特殊而无用的常规性或仪式性动作或活动

2. 通常起病于 3 岁以内

3. 排除 Asperger 综合征、Heller 综合征（童年瓦解性精神障碍）、Rett 综合征、特定感受性语言障碍、儿童分裂症

CCMD－3 还指出，若患儿症状不典型（只能部分满足上述自闭症症状标准），或发病年龄不典型（如在 3 岁后才出现症状），则可考虑诊断为不典型

自闭症。

综上所述，无论哪种诊断标准，社会交往障碍、语言障碍、兴趣狭隘和行为刻板是自闭症儿童必备的三大症状。

第二节 自闭症的常用诊断工具

除第一节所介绍的三种病理性的诊断标准量表之外，还有其他的一些诊断工具可以用于在通常情况下对自闭症进行专业的鉴定。自闭症儿童的鉴定和评估可分成诊断性评估工具和发展性评估工具。这方面的量表主要有：婴幼儿孤独症筛查量表、孤独症行为量表、儿童孤独症评定量表、心理教育评定量表（中文修订版）、智力测验、Achenbach 儿童行为量表、婴儿—初中生社会生活能力量表。下面我们对常用量表进行介绍。

一、婴幼儿孤独症筛查量表

婴幼儿孤独症筛查量表（CHAT）是英国学者综合先前研究发展出的一种早期评估工作，用于对 18 个月以上的婴幼儿进行筛查，完成约需 5 ~ 10 分钟。主要检测项目有联合注意和假装游戏，前者包括原陈述指向和盯视监控。原陈述指向表示幼儿能够引导另一个人去注意他所感兴趣的物体；盯视监控是指顺着另一个人注意的方向去看。研究者认为孤独症幼儿 18 个月大时，如果在这三方面有一项或两项失败，将来就有患孤独症的可能。评估分两部分进行：A 部分通过咨询父母完成，有 9 个项目；B 部分是观察，含 5 个项目。诊断者通过简要观察，结合患儿的反应进行简短的访谈后作出判断。

婴幼儿（18 个月以上）孤独症筛查量表

A 部分：询问父母

1. 孩子喜欢被抱起来摇晃、旋转或在您的腿上上下跳吗？	是	否
2. 您的孩子对别的小朋友感兴趣吗？	是	否
3. 孩子喜欢攀爬物体，例如桌子、柜子吗？	是	否
4. 您的孩子喜欢玩“躲猫猫”游戏吗？	是	否
5. 孩子曾经玩过“假装”的游戏吗？例如用玩具茶杯假装喝茶。	是	否
6. 孩子曾经用自己的手指指，表示要什么东西吗？	是	否
7. 孩子曾经用自己的手指指，表示对什么东西感兴趣吗？	是	否
8. 孩子是否会有目的地玩小玩具，例如小汽车、小积木，而不是用嘴		

咬、乱拨或乱扔这些东西？ 是 否

9. 您的孩子曾经拿过东西给您或向您展示什么东西吗？ 是 否

B 部分：观察

1. 在指东西的时候，孩子和您的目光有对视吗？ 是 否

2. 吸引孩子的注意，然后指房间的另一边，说："看，有一个……（玩具名称）"，观察孩子是否看您所指的东西。 是 否

3. 吸引孩子的注意，然后给孩子小玩具茶杯和茶壶，说："你能倒一杯茶吗"，观察孩子是否假装倒茶，喝下去等。 是 否

4. 对孩子说："电灯在哪里？"或"给我指电灯"，观察孩子是否用食指指电灯。 是 否

5. 孩子能用积木搭一座塔吗？（如果能，用几块？） 是 否

二、孤独症行为量表

孤独症行为量表（ABC）1978 年由 Krug 编制，是国内外普遍使用的孤独症诊断量表，稳定性好，阳性符合率可达 85%。本量表涉及了感觉、行为、情绪、语言等方面的异常表现，可归纳为生活自理（S）、语言（L）、躯体运动（B）、感觉（S）和交往（R）5 个因子，为家长评定量表，共 57 个项目。每项的评分是根据它在自闭症诊断时的重要性决定的，分别给予 1、2、3、4 级评分（如第 1 项的症状对诊断该病非常重要，故定为 4 分，而第 4 项在诊断该病时特异性不强，故为 1 分）。各项分相加即为总量表分，全量表总分为 158 分，57 分为疑诊，67 分为确诊。

填表须知：由养育人认真阅读下列 57 个问题，并按实际情况回答。有则给予每项后面的分值。

表 2－1　孤独症行为量表

项　　目	评　分				
	S	R	B	L	S
1. 喜欢长时间的自身旋转			4		
2. 学会做一件简单的事，但是很快就"忘记"					2
3. 经常没有接触环境或进行交往的要求		4			
4. 往往不能接受简单的指令（如坐下、来这儿等）				1	
5. 不会玩玩具（如没完没了地转动或乱扔、揉等）			2		
6. 视觉辨别能力差（如对一种物体的特征的辨别能力差，大小、颜色或位置等）	2				

（续上表）

项　目	评　分				
	S	R	B	L	S
7. 无交往性微笑（如无社交性微笑，即不会与人点头、招呼、微笑）		2			
8. 代词运用得颠倒或混乱（如把“你”说成“我”等）				3	
9. 长时间地拿着某件东西			3		
10. 似乎不在听人说话，以致怀疑他/她的听力有问题		3			
11. 说话不合音调，无节奏				4	
12. 长时间地摇摆身体			4		
13. 要去拿什么东西，但又不是身体所能达到的地方（对自身与物体距离估计不足）		2			
14. 对环境和日常生活规律的改变产生强烈反应					3
15. 当和其他人在一起时，呼唤他的名字，对自己的名字无反应				2	
16. 经常做出前冲、旋转、脚尖行走、手指轻掐轻弹等动作			4		
17. 对其他人的面部表情或感情没有反应		3			
18. 说话时很少用“是”或“我”等词				2	
19. 有某一方面的特殊能力，似乎与智力低下不相符合					4
20. 不能执行简单的含有介词语句的指令（如把球放在盒子上或把球放在盒子里等）				1	
21. 有时对很大的声音不产生吃惊的反应（可能让人认为该儿童是聋子）	3				
22. 经常拍打手		4			
23. 发大脾气或经常发点脾气					3
24. 主动回避与别人的眼光进行接触		4			
25. 拒绝与别人接触或拥抱		4			
26. 有时对很痛苦的刺激如摔伤、割伤或注射等无反应	3				
27. 身体表现得很僵硬		3			
28. 当被抱着时，让人感到肌肉松弛（不紧贴着抱他的人）		2			
29. 以姿势、手势表示所渴望得到的东西，而不倾向用语言表示				2	
30. 常用脚尖走路			2		
31. 用咬人、撞人、踢人来伤害他人					2

（续上表）

项　　目	评　分				
	S	R	B	L	S
32. 不断地重复短句				3	
33. 游戏时不模仿其他儿童		3			
34. 当强光直接照射眼睛时，常常不眨眼	1				
35. 以撞头、咬手等行为自伤			2		
36. 想要什么东西不能等待（一想要什么就马上要得到什么）					2
37. 不能指出 5 种以上物体的名称				1	
38. 不能发展任何友谊（不会和小朋友来往并交朋友）		4			
39. 有许多声音的时候常常捂着耳朵	4				
40. 经常旋转或碰撞物体			4		
41. 在训练大小便方面有困难（不会控制大小便）					1
42. 一日只能提出 5 个以内的要求				2	
43. 经常受到惊吓，或非常焦虑、不安		3			
44. 在正常光线下斜眼、闭眼、皱眉	3				
45. 若没有别人的经常帮助，就不会自己穿衣					3
46. 一遍一遍地重复一些声音或词				3	
47. 瞪着眼看人，好像要“看穿”似的		4			
48. 重复别人的问话或问答				4	
49. 经常不能意识自己所处的环境，并且可能对危险的情境不在意					2
50. 特别喜欢摆弄某种单调的东西，或着迷于某种游戏活动等（如来回走或跑，没完没了地蹦、跳、拍、敲）					4
51. 对周围东西喜欢触摸、嗅和（或）尝			3		
52. 对生人常无视觉反应（对来人不看）	3				
53. 纠缠在一些复杂的仪式行为上，就像缠在魔圈内（如走路一定要走一定的路线，饭前或睡前或干什么以前要把什么东西一一摆在什么地方或做什么动作，否则就不睡、不吃等）			4		
54. 经常毁坏东西（如玩具、家里的一切用具很快就被弄破了）			2		
55. 在两岁半以前就发现该儿童发育延迟					1
56. 在日常生活中至少会用 15 个但又不超过 30 个短句来进行交往				3	
57. 长期凝视一个地方（呆呆地看一处）			4		

三、儿童孤独症评定量表

儿童孤独症评定量表（Childhood Autism Rating Scale，CARS）由E. Schopler、R. J. Reichler和B. R. Renner于1980年编制，是目前使用最广的自闭症测试量表之一，适用于2岁以上儿童。CARS信度、效度较好，不仅能区分弱智和自闭症，也能对自闭症的轻重程度加以判断，因此具有较大的适用性。在临床操作中，评估人员应通过直接观察、与家长访谈、分析已有的病历记录等多种方式收集资料，在此基础上再作出评定。

CARS包括15个评定项目。每一项目都附加有说明，指出检查要点，让评定者有统一的观察重点与操作方法。量表是按1、2、3、4四级评分标准。每级评分依次为“与年龄相当的行为表现”、“轻度异常”、“中度异常”、“严重异常”。每一级评分都有具体的描述性说明。

儿童孤独症评定量表（CARS）

一、人际关系

1分　与年龄相当：与年龄相符的害羞、自卫及表示不同意

2分　轻度异常：缺乏一定眼光接触，不愿意、回避、过分害羞，对检查者反应有轻度缺陷

3分　中度异常：回避人，要使劲打扰他才能得到反应

4分　严重异常：强烈的回避，对检查者很少有反应，只有检查者强烈地干扰，才能产生反应

二、模仿（词和动作）

1分　与年龄相当：与年龄相符的模仿

2分　轻度异常：大部分时间都模仿，有时激动，有时延缓

3分　中度异常：在检查者强烈要求下才有时模仿

4分　严重异常：很少用语言或运动模仿别人

三、情感反应

1分　与年龄相当：与年龄、情景相适应的情感反应

2分　轻度异常：对不同情感刺激有相应的反应，情感可能受限或过分

3分　中度异常：不适当的情感反应，反应相当受限或过分，或往往对刺激无反应

4分　严重异常：极刻板的情感反应，很少与环境有联系，对检查者无情感反应

四、躯体运动能力

1分　与年龄相当：与年龄相适应的运用和意识

2分　轻度异常：躯体运动方面有点特殊（如有某些刻板运动，笨拙，缺乏协调性）

3分　中度异常：中度特殊的手指或身体姿势功能失调的征象，摇动、旋转、手指舞

动、脚尖行走

4分　严重异常：如上述情况严重、广泛发生

五、与非生命物体的关系

1分　与年龄相当：适合年龄的兴趣运用和探索

2分　轻度异常：轻度地对东西缺乏兴趣或不适当地使用物体，像婴儿一样要东西，猛敲东西，或者迷恋于物体发出的吱吱叫声或不停地开灯、关灯

3分　中度异常：对多数物体缺乏兴趣或表现有些特别，如重复转动某件物体，反复用手指尖捏起东西，旋转轮子

4分　严重异常：对物体不适当的兴趣、使用和探究，如“中度异常”所述情况频繁发生，且很难使其分心

六、对环境变化适应

1分　与年龄相当：对环境变化产生与年龄相适应的反应

2分　轻度异常：对环境改变产生某些反应，倾向维持某一物体活动或坚持相同的反应形式

3分　中度异常：对环境改变出现烦躁、沮丧的征象，受其他干扰时很难被吸引过来

4分　严重异常：对改变产生严重的反应，假如坚持把新环境强加给他，该儿童可能会逃跑

七、视觉反应

1分　与年龄相当：适合年龄的视觉反应，可与其他感觉系统反应整合

2分　轻度异常：有时必须提醒他去注意物体，有时全神贯注于“镜像”，有时回避眼光接触，有时凝视空间，有时着迷于灯光

3分　中度异常：经常要提醒他正在干什么，喜欢看亮的物体，即使强迫他，也只有很少的眼光接触，盯着看人或凝视空间

4分　严重异常：对物体和人存在严重的视觉回避，着迷于使用“余光”

八、听觉反应

1分　与年龄相当：适合年龄的听觉反应

2分　轻度异常：对听觉刺激或某些特殊声音缺乏一些反应，反应可能延迟，有时必须重复声音刺激，有时会对大的声音敏感或对此声音分心

3分　中度异常：对听觉不构成反应，或必须重复数次刺激才产生反应，或对某些声音敏感

4分　严重异常：对声音全面回避，对声音类型不加注意或极度敏感

九、近处感觉反应

1分　与年龄相当：对疼痛产生适当强度的反应，正常触觉和嗅觉

2分　轻度异常：对疼痛或轻度触碰、气味、味道等有点缺乏适当的反应，有时出现一些婴儿吸吮物体的表现

3分　中度异常：对疼痛或意外伤害缺乏反应，比较集中于触觉、嗅觉、味觉

4分　严重异常：过度地集中于触觉的探究感觉，而不是功能的作用（吸吮、舔或摩

擦），完全忽略疼痛或过分地作出反应

十、焦虑反应

1 分　与年龄相当：对情景产生与年龄相适应的反应，并且反应无延长

2 分　轻度异常：轻度焦虑反应

3 分　中度异常：中度焦虑反应

4 分　严重异常：严重的焦虑反应，如儿童在进行会见时可能不能坐下，或很害怕，或退缩等

十一、语言交流

1 分　与年龄相当：适合年龄的语言

2 分　轻度异常：语言迟钝，多数语言有意义，但有一点模仿语言

3 分　中度异常：缺乏语言，或把有意义的语言与不适当的语言（模仿语言或莫名其妙的话）相混淆

4 分　严重异常：严重的不正常语言，实际上缺乏可理解的语言或运用特殊的离奇语言

十二、非语言交流

1 分　与年龄相当：与年龄相仿的非语言交流

2 分　轻度异常：非语言交流迟钝，交流中仅有简单或含糊的反应，如指出或支取他/她想要的东西

3 分　中度异常：缺乏非语言交流，不会利用非语言交流，或不会对非语言交流作出反应

4 分　严重异常：特别古怪的和不可理解的非语言交流

十三、活动水平

1 分　与年龄相当：正常活动水平，不多动亦不少动

2 分　轻度异常：轻度不安静或有轻度活动缓慢，但一般可控制

3 分　中度异常：活动相当多，并且控制其活动量有困难，或者相当不活动或运动缓慢，检查者很频繁地控制或以极大努力才能得到反应

4 分　严重异常：极不正常的活动水平，要么是不停，要么是冷淡的，对任何事件很难有反应，差不多不断地需要大人控制

十四、智力功能

1 分　与年龄相当：正常智力功能

2 分　轻度异常：轻度智力低下，技能低下表现在各个领域

3 分　中度异常：中度智力低下，某些技能明显迟钝

4 分　严重异常：智力功能严重障碍，某些技能表现迟钝，另外一些在年龄水平以上或不寻常

十五、总的印象

1 分　与年龄相当：不是孤独症

2 分　轻度异常：轻微或轻度孤独症

3 分　中度异常：孤独症的中度征象

4 分　严重异常：非常多的孤独症征象

本量表总分60分，总分低于30分，可初步判断为非孤独症；30～60分为有孤独症，其中30～36分为轻到中度，37～60分为重度。

四、心理教育评定量表（中文修订版）

心理教育评定量表中文版（C－PEP）是根据美国TEACCH Program出版的量表PEP-R（Psychoeducational Profile-revised）修订的，由辽宁师范大学和北京大学精神卫生研究所的学者们共同完成修订，适用于自闭症、自闭症倾向和其他类同的沟通困难者。对能力和发展处于7个月至7岁之间的儿童，主要评估其在不同发展范围的能力和行为表现，以供制订训练计划及目标。

C－PEP包含功能发育量表和病理量表两个分量表。功能发育量表有95个项目组成，主要测量以下功能领域：

模仿：共10个项目，用于测量语言和动作模仿的能力，如举胳膊、模仿动物声音等。

知觉：共11个项目，测量视觉、听觉功能，如目光追泡泡、声音定位。

动作技能：共21个项目，其中精细动作10项，如穿珠；粗大动作11项，如抛球。

手眼协调：共14个项目，此领域主要与写字、绘画能力有关，如着色、临摹图形等。

认知表现及口语认知：以测试认知和语言为主，有部分交叉。认知表现20项，口语认知19项。认知表现侧重于表现或达到项目的能力，而口语认知则侧重于对口语的反应能力。

病理量表由44个项目组成，用来评估患儿病理性危机严重程度，包括以下5个领域：情感、人际关系及合作行为、游戏及材料嗜好、感觉模式和语言。正常儿童在此量表上的个别项目也可能出现问题，但往往随着年龄的增长而消失。

在C－PEP进行之前，必须经过包括CARS行为量表、智力测试、家长访谈及行为观察等评估。C－PEP实际操作时间，可视儿童的能力和情况灵活处理。C－PEP功能量表的评分系统分为“通过（P）”、“中间反应（E）”、“不通过（F）”三个级别。能成功完成任务而不需要测试者演示为通过；对完成任务似乎有所领会，但不能表现出功能行为（不会做、不全会）或需测试者示范才能完成为中间反应；不能完成任务的任何一方面，或者即使在反复示范后，仍不试图去完成为不通过。测试完后，将评分表上记录的各项得分画到功能发展侧面图上，便可显示儿童目前可能的发展区域。C－PEP病理量表评分分为“没有（A）”、“轻度（M）”、“重度（S）”三个级别。行为与其年龄相适应为没有；行为明显不适应，但很可能在比他年龄小的儿童身上看到这些行为为轻度；行为在强烈程度、性质、特点上明显地表现出不同与特异为重度。记录时不仅要记录程度，还要记录行为表现；最后将各病理领域出现的不适当行为按不同等级加以分类统计，再画到病理量表的侧面图上，就可以显示出患儿病理程度和领域。

C－PEP 量表使用较丰富的材料，儿童容易发生兴趣，测试中所需语言少，通过功能发展侧面图和病理侧面图可以直观地指导个别化训练方案的制定。

表 2－2　功能发育量表举例

测试项目	材　料	方　法	范　围	标　准
吹肥皂泡				
拧开瓶盖	肥皂泡液	测试员把瓶放在桌子上说：“这是肥皂泡液。”将瓶交给儿童，以手势示意儿童拧开瓶盖，如儿童未能完成，测试员示范 1 次，并让儿童模仿	小肌肉	P. 能自行拧开瓶盖 E. 未能完成，但已有所需动作概念 F. 未能完成且未有所需动作或在示范后仍没尝试
吹肥皂泡	肥皂泡液＋肥皂泡棒	测试员示范吹肥皂泡的方法，然后将肥皂泡棒交给儿童，让儿童模仿吹肥皂泡	小肌肉	P. 能成功吹出肥皂泡 E. 未能成功吹出肥皂泡，但有吹泡所需的动作（持肥皂泡棒在口边，噘嘴唇或吹） F. 未能成功吹出肥皂泡，也未表现吹泡所需任何动作
目光追视		进行以上活动的同时，观察儿童有无追视肥皂泡移动	知觉（视知觉）	P. 能明确追视肥皂泡移动 E. 偶有注视肥皂泡移动，但为时甚短 F. 未能或没有尝试对肥皂泡做目光追视
目光追视跨越中线	肥皂泡棒及肥皂泡或儿童感兴趣的其他物件	测试员将带有肥皂泡的吹泡棒或其他儿童感兴趣的物件，由左至右做跨越中线的移动（见下图） 	知觉（视知觉）	P. 能持续不断地做追视动作 E. 目光能追视至中线位或稍越中线 F. 目光未能或没有追视至中线

表 2－3　病理量表举例

测试项目	方　法	范　围	标　准
行为观察			
探索测试房间的环境	观察问题：儿童在进入测试房及在自由活动时，如何探索测试房间环境	游戏及材料嗜好	A. 适当地探索周围环境（例：环视房间周围的环境及物件） M. 表现出长时间、不寻常的活跃，或对环境毫无兴趣 S. 以过分重复或夸张的形式去探索环境，不寻常的行为包括重复而持续地爬行，前后踱步，或触摸墙壁
探测测试材料	观察问题：儿童对测试材料有何反应？儿童是否对测试材料缺乏自发的兴趣或以不恰当的方式使用测试材料	游戏及材料嗜好	A. 恰当地使用测试材料，感兴趣地仔细观看，利用视觉和触觉去探索测试材料 M. 过分持续而单一地使用某一感官探测材料，让其停止较困难；或对材料无兴趣 S. 对测试材料完全不感兴趣；或以不恰当的方式探测材料（例：抛、转、嗅或擦等；过分沉迷于测试材料之某部分；或对物件的倒影或形象过分感兴趣）

五、智力测验

（一）丹佛发育筛选测试（Denver Development Screening Test，DDST）

丹佛发育筛选测试是由美国丹佛学者佛兰肯堡（W. K. Frankenburg）和多兹（J. B. Dodds）于 1967 年制定的，主要是筛选出智力发育的大致范围，适用于出生 2 个月至 6 岁的儿童。

DDST 测验表共提出 105 个要求式项目，分别测量四大行为领域的能力：①应人能（个人—社会行为）：对周围人的应答能力；②应物能（精细动作—适应性）：看、用手摆物和绘画的能力；③言语能：听、说、写和语言能力；④动作能：（大动作）坐、走和跳跃的能力。

DDST 是目前国际上广泛应用的发展筛选测验，可早期发现婴幼儿发育差异或智力发育迟缓，我国已将其标准化，基本保留了它原有的项目。

（二）格塞尔发育量表（Gesell Developmental Schedules）

格塞尔发育量表是由美国耶鲁大学格塞尔（A. Gesell）教授及同事于 1940 年编制的，是心理学界、医学界、教育界公认的经典之作。格塞尔认为婴幼儿的行为发展是一个有次序的过程，反应了神经系统的不断成长和功能的不断分化，因此可把每个阶段的行为模式作为心理诊断的依据。于是他把不同年龄段典型的行为模式制成发育量表，以测评患儿的神经系统发育。

（三）贝利婴儿发育量表（Bayley Scales of Infant Development）

该量表是贝利（N. Bayley）于1933年发表的，1969年再版。贝利及其同事吸收了格塞尔量表及其他婴儿测验的某些项目，并结合自己多年的研究结果，编制了适合2～30个月儿童发展状况的测验，共244个行为项目，其中心理量表163项，动作量表81项。每个婴儿在心理量表和运动量表上的分数按年龄组转换成平均数为100、标准差为16的标准分数，从而计算出心理发育指数和运动发育指数。

（四）韦氏智力测验表（Wechsler Intelligence Scale）

韦氏智力测验表是由美国D. Wechsler于1939年主持编制的智力测验量表，是世界上应用最广泛的智力测验诊断量表。该量表在我国由龚耀先等教授修订。韦氏智力测验共3套，包括成人（WAIS）、儿童（WISC）、幼儿（WPPSI）三个阶段，其中WISC适用于6～16岁儿童，WPPSI适用于4～6岁幼儿。WISC包括言语、操作测试的常识、理解、类同、算术、背数字、词汇及填图、图画排列、方块图案、拼图、译码、迷津等12个项目。WPPSI包括言语、操作测试的常识、词汇、算术、类同、图片概括、理解及动作、图画补缺、迷津、几何图案、木块图案等11个项目。

六、Achenbach儿童行为量表

Achenbach儿童行为量表（Child Behavior Check List，CBCL）由美国心理学家Achenbach T. M. 等于1970年编制。是众多儿童行为量表中使用较多的、内容较全面的一个量表，有适用于4～16岁儿童和2～3岁儿童两种。其中前者使用经验较多，我国已标准化。这种量表主要筛查儿童的社交能力和行为问题，有家长填写的、教师填写的和智龄10岁以上儿童自己填写的三种。这里主要介绍4～16岁家长填写量表，因为它被使用得较多。

Achenbach儿童行为量表

第一部分 一般项目

姓名：

性别：男□ 女□

年龄：　　　　出生日期：　　年　　月　　日

年级：　　　　种族：

父母职业（请填具体，例如车工、鞋店售货员、主妇等）
父亲职业：
母亲职业：
填表者：父□　母□　其他人□
填表日期：　　年　　月　　日

第二部分　社会能力

Ⅰ.（1）请列出您的孩子最喜欢的体育运动项目（例如游泳、棒球等）。
无爱好　□
爱好：a.
b.
c.

（2）与同龄儿童相比，他/她在这些项目上花去多少时间？

不知道	较少	一般	较多
□	□	□	□

（3）与同龄儿童相比，他/她的运动水平如何？

不知道	较少	一般	较多
□	□	□	□

Ⅱ.（1）请列出您的孩子在体育运动以外的爱好（例如集邮、看书、弹钢琴等，不包括看电视）。
无爱好　□
爱好：a.
b.
c.

（2）与同龄儿童相比，他/她花在这爱好上的时间有多少？

不知道	较少	一般	较多
□	□	□	□

（3）与同龄儿童相比，他/她的爱好水平如何？

不知道	较少	一般	较多
□	□	□	□

Ⅲ.（1）请列出您的孩子参加组织、俱乐部、团队或小组的名称。

未参加□

参加：a.

b.

c.

（2）与同龄的参加者相比，他/她的爱好水平如何？

不知道	较少	一般	较多
□	□	□	□

Ⅳ.（1）请列出您的孩子有无干活或打零工的情况（例如送报、帮人照顾

小孩、帮人搞卫生）。

没有□

有：a.

b.

c.

（2）与同龄儿童相比，他/她工作的质量如何？

不知道	较差	一般	较好
□	□	□	□

Ⅴ.（1）您的孩子有几个要好的朋友？

无	1 个	2～3 个	4 个以上
□	□	□	□

（2）您的孩子与这些朋友每星期大概在一起几次？

不到一次	1～2 次	3 次以上
□	□	□

Ⅵ. 与同龄儿童相比，您的孩子下列的表现如何？

	较差	差不多	较好	很好
a. 与兄弟姐妹相处	□	□	□	□
b. 与其他儿童相处	□	□	□	□
c. 对父母的行为	□	□	□	□
d. 自己工作和游戏	□	□	□	□

Ⅶ.（1）当前学习成绩如何？（对6岁以上儿童而言）

未上学 □

	不及格	中等以下	中等	中等以上
a. 阅读课	□	□	□	□
b. 写作课	□	□	□	□
c. 算术课	□	□	□	□
d. 拼音课	□	□	□	□

其他课如何？（如历史、地理、常识、外语等）

e. ________	□	□	□	□
f. ________	□	□	□	□
g. ________	□	□	□	□

（2）你的孩子是否在特级班？

不是 □　　是 □

（3）你的孩子是否留过级？

没有 □

留过 □，几年级留级：________________

留级理由：________________

（4）你的孩子在学校里有无学习或其他问题（不包括上面三个问题）？

没有 □

有问题 □，问题内容：________________

问题何时开始：________________

第三部分　行为问题

Ⅷ. 以下是描述您的孩子的项目，只根据最近半年内的情况描述。每一项目后面都有3个数字（0，1，2），如您的孩子明显有或经常有此项表现，圈2；如有时有此项表现，圈1；如无此项表现，圈0。

1. 行为幼稚，与其年龄不符	0　1　2
2. 过敏性症状（具体表现）	0　1　2
3. 喜欢争论	0　1　2
4. 哮喘病	0　1　2
5. 举动像异性	0　1　2
6. 随地大便	0　1　2

7. 喜欢吹牛或自夸	0　1　2
8. 精神不能集中	0　1　2
9. 老是想某些事情	0　1　2
10. 坐立不安，活动过多	0　1　2
11. 喜欢缠着大人或过分依赖	0　1　2
12. 常说感到寂寞	0　1　2
13. 糊里糊涂，如坠云里雾里	0　1　2
14. 常常哭叫	0　1　2
15. 虐待动物	0　1　2
16. 虐待、欺负别人或吝啬	0　1　2
17. 好做白日梦或呆想	0　1　2
18. 故意伤害自己或企图自杀	0　1　2
19. 需要别人经常注意自己	0　1　2
20. 破坏自己的东西	0　1　2
21. 破坏家里或其他儿童的东西	0　1　2
22. 在家不听话	0　1　2
23. 在校不听话	0　1　2
24. 不肯好好吃饭	0　1　2
25. 不与其他儿童相处	0　1　2
26. 有不良行为后不感到内疚	0　1　2
27. 易嫉妒	0　1　2
28. 吃喝不能作为食物的东西（说明内容）	0　1　2
29. 除怕上学外，还害怕某些动物、处境或地方（说明内容）	0　1　2
30. 怕上学	0　1　2
31. 怕自己想坏念头或做坏事	0　1　2
32. 觉得自己必须十全十美	0　1　2
33. 觉得或抱怨没有人喜欢自己	0　1　2
34. 觉得别人存心捉弄自己	0　1　2
35. 觉得自己无用或有自卑感	0　1　2
36. 身体经常弄伤	0　1　2
37. 经常打架	0　1　2
38. 常被人戏弄	0　1　2
39. 爱和出麻烦的儿童在一起	0　1　2
40. 听到某些实际上没有的声音	0　1　2
41. 冲动或行为粗鲁	0　1　2
42. 喜欢孤独	0　1　2

43. 撒谎或欺骗	0	1	2
44. 咬指甲	0	1	2
45. 神经过敏	0	1	2
46. 动作紧张或带有抽动性（说明内容）	0	1	2
47. 做噩梦	0	1	2
48. 不被其他儿童喜欢	0	1	2
49. 便秘	0	1	2
50. 过度恐惧或紧张	0	1	2
51. 感到头晕	0	1	2
52. 过分内疚	0	1	2
53. 吃得过多	0	1	2
54. 过分疲劳	0	1	2
55. 身体过重	0	1	2
56. 找不到原因的身体症状	0	1	2
a. 疼痛	0	1	2
b. 头痛	0	1	2
c. 恶心想吐	0	1	2
d. 眼睛有问题（说明内容，不包括近视或器质性眼病）	0	1	2
e. 发疹或其他皮肤病	0	1	2
f. 腹部疼痛或绞痛	0	1	2
g. 呕吐	0	1	2
h. 其他（说明内容）	0	1	2
57. 对别人身体进行攻击	0	1	2
58. 挖鼻孔、皮肤或身体其他部位	0	1	2
59. 公开玩弄自己的生殖器	0	1	2
60. 过多地玩弄自己的生殖器	0	1	2
61. 功课差	0	1	2
62. 动作不灵活	0	1	2
63. 喜欢和年龄较大的儿童在一起	0	1	2
64. 喜欢和年龄较小的儿童在一起	0	1	2
65. 不肯说话	0	1	2
66. 不断重复某些动作	0	1	2
67. 离家出走	0	1	2
68. 经常尖叫	0	1	2
69. 守口如瓶	0	1	2
70. 看到某些实际上没有的东西（说明内容）	0	1	2

71. 感到不自然或容易发窘	0	1	2
72. 玩火（包括玩火柴和打火机等）	0	1	2
73. 性方面问题（说明内容）	0	1	2
74. 夸耀自己或胡闹	0	1	2
75. 害羞或胆小	0	1	2
76. 比大多数孩子睡得少	0	1	2
77. 比大多数孩子睡得多	0	1	2
78. 玩弄粪便	0	1	2
79. 言语问题（说明内容）	0	1	2
80. 茫然凝视	0	1	2
81. 在家偷东西	0	1	2
82. 在外偷东西	0	1	2
83. 收藏自己不需要的东西（说明内容，不包括集邮等爱好）	0	1	2
84. 怪异行为（说明内容，不包括其他条已提及的）	0	1	2
85. 怪异想法（说明内容，不包括其他条已提及的）	0	1	2
86. 固执，绷着脸或容易激动	0	1	2
87. 情绪突然变化	0	1	2
88. 常常生气	0	1	2
89. 多疑	0	1	2
90. 诅咒或讲粗话	0	1	2
91. 声言要自杀	0	1	2
92. 说梦话或有梦游（说明内容）	0	1	2
93. 话太多	0	1	2
94. 常戏弄人	0	1	2
95. 乱发脾气或脾气暴躁	0	1	2
96. 对性的问题想得太多	0	1	2
97. 威胁他人	0	1	2
98. 吮吸大拇指	0	1	2
99. 过分要求整齐清洁	0	1	2
100. 睡眠不好（说明内容）	0	1	2
101. 逃学	0	1	2
102. 不够活跃	0	1	2
103. 闷闷不乐，悲伤或抑郁	0	1	2
104. 说话声音特别大	0	1	2
105. 喝酒或使用成瘾药物（说明内容）	0	1	2
106. 损坏公物	0	1	2

107. 白天遗尿	0　1　2
108. 夜间遗尿	0　1　2
109. 爱哭诉	0　1　2
110. 希望成为异性	0　1　2
111. 孤独，不合群	0　1　2
112. 忧虑重重	0　1　2
113. 请写出你孩子存在的但上面未提及的其他问题	0　1　2
________________________________	0　1　2
________________________________	0　1　2
________________________________	0　1　2

一、请检查一下是否每条都已填好

二、请在您最关心的条目下划线

第二部分的内容被归纳为3个因子，即活动情况（包括第Ⅰ、Ⅱ、Ⅳ条），社交情况（第Ⅲ、Ⅴ、Ⅵ条）及学校情况（第Ⅶ条）。如果将这3个因子从左到右排列在横轴上，把各因子的总分从少（0）到多，按百分位数从下向上排列在纵轴上，就可以构成“儿童社会能力轮廓图”。第三部分的每一条行为问题都有一个分数（0、1或2分）称为粗分，分数越高，行为问题越大。越低则行为问题越小，因此根据大样本的统计分析，可以算出一个正常上限（不需下限）。简便的计算办法可以把每个样本的113条的总分加起来，除以样本数以求得均值，并求得标准差，以此作为筛查标准。

七、婴儿—初中生社会生活能力量表

该量表来源于日本S－M社会生活能力检查修订版，由左启华主持修订，适用于6个月大的婴儿至14岁的儿童，包括独立生活（SH），运动能力（L）、作业能力（O）、交往能力（C）、参加集体活动（S）、自我管理能力（SD）等几部分共132个项目，有7个起始年龄，由家长或每天的照料人根据相应年龄逐项填，≥10分为正常。

检查注意事项

1. 指导语

此项检查是为了了解您的孩子的各种生活能力而进行的，与幼儿园或学校的成绩无关。其中有些项目可能不能完成，这是因为您的孩子还小。请认真考虑您的孩子的日常表现后，坦率地回答。

2. **回答人**

本量表的回答人可以是孩子的父母、每天照料孩子的人，或经常与孩子接触的教师。

3. **首页填写**

首先请填写儿童姓名、性别、年龄（检查年、月、日减去出生年、月、日）、所在幼儿园、学校或其他机构的名称及家庭住址。检查结束后，由记录人分别计算各领域通过的项目数得分及总分，并根据手册填入评定结果。各分项目包括：独立生活（SH）、运动（L）、作业操作（O）、交往（C）、参加集体活动（S）、自我管理（SD）。Ⅰ部分针对6个月至1岁11个月婴儿；Ⅱ部分针对2岁至3岁5个月幼儿；Ⅲ部分针对3岁6个月至4岁11个月幼儿；Ⅳ部分针对5岁至6岁5个月儿童；Ⅴ部分针对6岁6个月至8岁5个月儿童；Ⅵ部分针对8岁6个月至10岁5个月儿童；Ⅶ部分针对10岁6个月以上儿童。

4. **检查方法**

检查时，从相应的年龄阶段开始检查：从该年龄阶段的第一项开始提问。如连续十项通过，则认为这以前的项目均已通过；可继续向下提问，直至连续十项不能通过，则认为这以后的项目均不能通过，检查即可结束。

如开始十项未能全部通过，应继续向前提问，直到连续十项均能通过，即认为前面项目全部通过；可以继续向后提问，直到连续十项不能通过，则认为这以后的项目均不能通过，检查即可结束。

通过，是指孩子对该项目会（基本上会），或认为有机会就会，在项目右端的方框中填“○”；不通过，是指孩子对该项目不会（不太会），或认为有机会也不会，在项目右端的方框中填“×”。

【Ⅰ】

项　目	SH	L	O	C	S	SD
1. 叫其名字，能知道是叫自己 （自己的名字被叫时，能把脸转向叫自己名字的人的方向）				□		
2. 能传递东西 （给小儿可握住的东西时，能从一只手传递给另一只手）			□			
3. 见生人有反应 （能分辨陌生人和熟人，或见到生人出现害羞或拘谨的样子）				□		

（续上表）

项　目	SH	L	O	C	S	SD
4. 会做躲猫猫的游戏 （在游戏中，小儿能注视检查者原先露面的方向）					□	
5. 能拿着奶瓶喝奶	□					
6. 能模仿大人或兄弟姐妹的动作 （如能挥着手说“再见”，或捂着脸说“没有了！没有了！”）					□	
7. 能用手指头抓东西 （不是大把抓东西，而是用大拇指和食指抓起很小的东西）			□			
8. 能回答“是”、“嗯”				□		
9. 在孩子们当中，能高高兴兴地玩耍 （在公园等处，想到其他正在玩耍的孩子们的旁边去，或想模仿着玩）					□	
10. 能自己走路		□				
11. 能说简单的词 （能说“爸爸”、“妈妈”、“再见”等两三个单词）				□		
12. 能拿着杯子自己喝水 （不用帮助，水也不怎么洒出来）	□					
13. 能做出引起大人注意的行为 （当家长表示“不可以”、“不行”等禁止或制止意见时，特意表示出让人注意）					□	
14. 别人给穿衣服时，能按照需要伸出手或脚	□					
15. 能明白简单的命令 （能听从“把××拿来!”、“到××地方去”之类的指示）				□		
16. 能在纸上乱画 （能用蜡笔或铅笔在纸上乱画）			□			
17. 能抓住扶手自己上阶梯		□				
18. 能使用勺子自己吃饭	□					
19. 能和大人拉着手外出 （基本上能自己走二三十分钟的路）		□				

【Ⅱ】

项 目	SH	L	O	C	S	SD
20. 能脱袜子 （不借助父母的手，只要提示就可以脱）	□					
21. 大便或小便后，能告诉别人 （不单是哭闹，而是能用动作或语言表示）	□					
22. 什么事都想自己独立干 （不管会不会干，都要自己干）						□
23. 希望拥有兄弟姐妹或其他小朋友所拥有的相同或相似的东西					□	
24. 当受到邀请时，能加入到玩耍的伙伴中去 （跟着伙伴一起玩耍）					□	
25. 能说两个词组成的话 （如“去外面！”、“吃饭”等）				□		
26. 能区别自己的东西和别人的东西，不随便拿别人的东西						□
27. 当别人说“以后”、“明天”之类的话时，能够等待						□
28. 会说日常的客气话 （能正确运用“您早！”、“谢谢！”等两个或两个以上的词）				□		
29. 不借助扶手或他人的帮助，能够自己上、下阶梯，或能够双脚跳上或跳下一层阶梯		□				
30. 要上厕所时，能告诉别人，并能解下裤子	□					
31. 能自己洗手 （不只是把手弄湿，而是能擦着洗）	□					
32. 不拉着别人的手，自己也可以在人行道上走路 （没有人行道时，则可以在马路边上走）		□				
33. 能把水、牛奶或橘子汁倒入杯子里 （从瓶子倒入杯中，或从一个杯子倒入另一个杯子）			□			
34. 懂得顺序 （能按照大人的指示，等待按顺序轮到自己）					□	
35. 能帮助做饭前的准备或饭后的收拾工作 （按照别人的指示把筷子或碗摆在桌子上，或收拾吃完后的餐具）			□			

（续上表）

项　目	SH	L	O	C	S	SD
36. 能自己脱短裤	□					
37. 能分别说出自己的姓和名（能把姓和名区分开）				□		
38. 如果想上厕所，自己能料理（在白天基本上不会出问题）	□					
39. 能自己说出所见所闻（能说明身边发生的事情）				□		
40. 吃饭时能使用筷子吃（能拿住筷子即可）	□					
41. 吃饭时，不随便离席	□					

【Ⅲ】

项　目	SH	L	O	C	S	SD
42. 有想要的东西，经过说服，可以忍耐（如外出买东西时）						□
43. 能和小朋友轮流玩玩具，能把玩具供给别人玩，或借别人的玩具玩					□	
44. 在车子里或人多的地方不撒娇磨人						□
45. 能自己到附近的朋友家或游乐场所去（附近的朋友家是指本层楼或本院以外的人家）		□				
46. 能自己穿、脱简单的衣服（如睡衣、毛衣或有大纽扣的外衣等）	□					
47. 能自己穿鞋（穿拖鞋不算，如鞋有带，不要求系带，亦不要求左右脚穿得正确）	□					
48. 会玩“过家家”的游戏（如做模仿做饭或买东西等游戏时，能扮演其中的角色）					□	
49. 自己会穿、脱一般的衣服（如带小纽扣的、带拉链的或有带子的衣服）	□					
50. 会自己洗脸（不只是玩玩水，能擦洗整个脸）	□					
51. 会粘贴（能用糨糊或胶水贴纸）			□			

（续上表）

项　目	SH	L	O	C	S	SD
52. 能上公共厕所解手	□					
53. 便后能自己用手纸把大便擦干净	□					
54. 懂得用划拳决定输赢 （如用手做锤子、剪子、布的游戏）					□	
55. 能遵守交叉路口的信号过马路 （没有交通信号的地方则能注意来往的车辆过马路）		□				
56. 能用剪刀剪出简单的图形			□			
57. 能在电话中进行简单的对话 （打电话来时，能拿起电话转交给父母，或告诉对方家里没人。如家中无电话，当家长不在时，能接待来人，说明家长不在，事后又能转告给家长）				□		
58. 能识数字和挑读正楷的字 （能识别电视的频道或钟表上的数字，能挑读小人书上的字）				□		
59. 能按照吩咐，自己梳头或刷牙	□					
60. 洗澡时能自己洗身子（不会洗头也可以）	□					
61. 能和小朋友们交流在电视中所看到的内容 （不是模仿主人公，而是交流故事中的主要情节）				□		
62. 能够看着样子画出圆形、三角形和正方形 （○　△　□）			□			
63. 能玩室内的竞赛游戏 （在有年长的孩子或大人参加的情况下，会玩扑克、纸牌等游戏）					□	

【Ⅳ】

项　目	SH	L	O	C	S	SD
64. 穿鞋子时，不会把左右穿错	□					
65. 能打开小瓶的螺旋样盖子			□			
66. 能写自己的姓和名				□		
67. 能熟练地使用筷子 （熟练地夹起细小食物，吃时不会掉下来）	□					
68. 衣服脏了或湿了，父母不说自己也会换下来	□					

（续上表）

项　目	SH	L	O	C	S	SD
69. 能参加躲避、攻阵等规则简单的集体游戏（如丢包游戏）					□	
70. 能到指定的街上买回花钱不多的东西						□
71. 能一个人看家一小时左右						□
72. 能把别人（阿姨、老师）的话完整地传达给家里人				□		
73. 会拧干擦布或毛巾（拧到不滴水的程度）			□			
74. 能独立看并理解内容简单的书（以图画为主的书）				□		
75. 到规定的时间自己主动就寝（不是命令孩子“睡觉去”，但可以提醒他到睡觉的时间了）						□
76. 可以步行到距离一公里左右常去的地方		□				
77. 能系、解带子（单结、复杂的结、活结或蝴蝶结等）			□			
78. 不必由父母带着，可以和小朋友一起去参加地区的活动，如赶庙会、看电影等					□	
79. 能够完成在班级所承担的任务，如值日、当委员等					□	
80. 能自己一个人上学		□				

【V】

项　目	SH	L	O	C	S	SD
81. 到别人家里很有礼貌（如在大人交谈时，能保持安静一小时左右）						□
82. 不必指示，也会把脱下的衣服收拾好（不是脱下不管，而是放在规定的地方）	□					
83. 能自己洗澡	□					
84. 能够根据需要自己打电话				□		
85. 买书时，能自己选择内容适当的书						□
86. 能按照吩咐，自己把房间打扫干净（父母不帮助，也能尽力去干）	□					

（续上表）

项 目	SH	L	O	C	S	SD
87. 能按时按计划行动 （能遵守约定的时间，计算乘车所需要的时间）						☐
88. 能小心使用小刀等刃具			☐			
89. 会玩象棋、扑克等规则复杂的游戏					☐	
90. 能识别“禁止横穿马路”、“危险”等标志，并遵守指示 （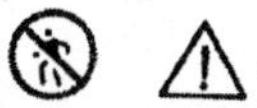）		☐				
91. 能主动给小朋友等人写贺年卡或信，能写出收信人的地址				☐		
92. 能在班会上陈述自己的意见					☐	
93. 会使用锤子和螺丝刀			☐			
94. 能根据需要记下事情或要点 （如外出留条，告诉要去的地方，或在本子上写下必要的事项）				☐		
95. 能就身边的事情写成简单的文章 （如日记、作文等，即使几行字的小文章也可以）				☐		
96. 能作为一名成员参加学校或地区的文体等方面的活动					☐	

【Ⅵ】

项 目	SH	L	O	C	S	SD
97. 指甲长了自己会剪	☐					
98. 不必别人提醒，也能静静地把别人的谈话或说明听完						☐
99. 能够根据天气或当天的活动，自己更换衣服	☐					
100. 能考虑对方的立场或情绪，不添麻烦，不提无理的要求						☐
101. 会用词典等查找不懂的词句				☐		
102. 可以放心地让其照顾或照管年幼的孩子					☐	
103. 会使用洗衣机、电视机、录音机等家用电器			☐			

（续上表）

项　目	SH	L	O	C	S	SD
104. 能遵守规则打垒球、篮球、足球或乒乓球等					□	
105. 能储蓄零花钱，有计划地买东西						□
106. 自己能乘电车或公共汽车到常去的地方（会买车票）		□				
107. 对长辈说话会使用尊敬的词语（如“叔叔、阿姨好”、“麻烦您了”、“请您”等，不使用平常伙伴之间使用的粗鲁的话）				□		
108. 会使用煤气、煤（柴）灶、电气灶烧开水			□			
109. 能关心幼儿和老人（如在车中自觉地让座等）						□
110. 即使是没有去过的地方，如说明走法，也能步行到达（步行 20 分钟左右的范围内）		□				
111. 自己会烧水沏茶			□			
112. 能承担学校的工作（如少先队员、班委、班长等工作）					□	
113. 到常去的地方，即使途中需要换车，也能自己乘电车、公共汽车或地铁去		□				

【Ⅶ】

项　目	SH	L	O	C	S	SD
114. 喜欢摆上花，贴上画，把自己的房间和教室装饰得很漂亮	□					
115. 一次得到许多零花钱也不乱花						□
116. 会缝纽扣			□			
117. 注意自己的容貌打扮，能根据时间、地点穿着打扮	□					
118. 能控制自己以免生病						□
119. 能用小刀或菜刀削去水果或蔬菜的皮			□			
120. 能很好地遵守吃饭时的礼节（如不发出响声，不做出不礼貌的姿势，不给人留下不愉快的印象）	□					

（续上表）

项　目	SH	L	O	C	S	SD
121. 会做简单的饭菜或加热已经做好的饭菜			□			
122. 相当远的地方也能骑自行车来回		□				
123. 说话时能考虑对方的立场				□		
124. 能阅读并理解报纸和小说				□		
125. 对日常接触的学校和当地小朋友以外的人事交往也很关心（如和友人通信，参加兴趣爱好相同的组织等）					□	
126. 能根据需要，利用乘车的时间表和票价表（指长途汽车或火车时间表、票价表）		□				
127. 不需要督促，自己也能制订学习计划，并能实施						□
128. 关心电视或报纸上报道的消息和新闻				□		
129. 没有大人的指导，也能集体制订会议、郊游、体育活动等计划，并能付诸实行					□	
130. 即使是没有去过的地方，也能通过问路或查找地图，独立到达目的地		□				
131. 自己能恰当地利用交通工具，到达陌生的地方		□				
132. 会修理简单的电器、家具等（如插头、插座、自行车等）			□			

对自闭症的诊断是一项全面而复杂的工作，要通过各种量表的筛查，结合长期临床观察，才能给出准确的诊断结果。家长和教师都不可随意给儿童贴上“自闭症”的标签，盲目贴标签会给孩子的健康发展带来很大危害。专家、医生也需要在谨慎、全面的观察及测量下才能给出确诊的结果。

第三节　自闭症与其他发展性障碍的鉴别

除了自闭症之外，其他一些发展性障碍可能也会有社会交往、言语沟通或行为方面的症状，这给自闭症的诊断带来了困难。因此，我们需要了解这些发展性障碍的特点及表现，以便更好地进行鉴别。这些障碍的部分特征与自闭症类似，但都与自闭症有着本质的区别。

一、与其他广泛性发育障碍的鉴别

广泛性发育障碍是指一组发病于婴幼儿期的广泛性精神发育障碍，主要表现为人际交往和沟通模式的异常，如言语和非言语交流障碍，兴趣与活动内容刻板、重复等。症状在5岁以内已很明显。《中国精神障碍分类与诊断标准（第三版）》（CCMD－3）将广泛性发育障碍分为六个类型，即儿童自闭症、阿斯伯格综合征、非典型自闭症、瑞特综合征、儿童瓦解性精神障碍及其他未分类的广泛性发育障碍。这些障碍与自闭症既有联系又有区别。

（一）阿斯伯格综合征

自闭症和阿斯伯格综合征的关系，学界有过很多讨论。有学者认为阿斯伯格综合征属于高功能自闭症，不需单独分类。但是在临床上，阿斯伯格综合征却自成一体，与自闭症有很多差别。阿斯伯格综合征以男孩多见，一般到7岁左右症状会表现明显。这类患儿通常无显著的语言发育障碍，认知发育基本正常，但在人际交往障碍及重复的兴趣和行为方式上与自闭症类似，并有自己的具体特点。在社会交往上，这类患儿往往不甘寂寞，对交往有异常的兴趣，愿意向别人灌输自己的理念与意图，只是常常显得不合时宜；他们动作协调性较差；在特殊的兴趣和刻板的仪式行为上，他们往往比自闭症儿童更突出；其攻击性行为的出现率也较自闭症儿童高。

（二）非典型自闭症

非典型自闭症是指发病年龄超过3岁或不同时具备临床表现中的三种核心症状，只具备其中两种核心症状。非典型自闭症可见于极重度智能低下的患儿、智商正常或接近正常的患儿，也可见于自闭症儿童到学龄期时部分症状改善或消失，不再完全符合儿童自闭症诊断者。

（三）瑞特综合征

瑞特（Rett）综合征是一种罕见的综合征，通常女孩发病。孩子在出生后的前5个月发育正常或接近正常，在5～48个月之间头部生长减缓或停止而成为小头。5～30个月之间丧失已习得的手部技巧，代之以固定反复的手部动作，主要是双手扭动、摩擦或敲打。患儿常出现步态不稳，且合并有脊椎侧弯。常出现过度换气、深呼吸及磨牙等现象。患儿存在重度的智能障碍和学习障碍，几乎没有语言发展，根本不会想象性游戏。这一阶段的一些表现和自闭症的表现相像。但这类孩子在过了一段时间后，往往变得没有自闭症的社会性障碍，能对社交性亲近作出反应。同时，这类孩子少见严重的自我伤害和复杂的重复性行为。随着时间的推移，这类孩子表现出越来越严重的运动功能退化和智能退化，预后较差。

（四）儿童瓦解性精神障碍

儿童瓦解性精神障碍（Heller综合征）又称婴儿痴呆或衰退性精神病，无明显性别差异，大多数起病于2～4岁。主要症状是原已获得的日常生活技能和社会功能及言语功能迅速退化或完全丧失，游戏、社交技能及适应能力退化，常见大小便失去控制及运动功能的退化；对周围环境失去兴趣，出现类似自闭症的社交互动及沟通障碍。症状在半年内会十分显著。有研究表明该病平均发病年龄为36个月，发病年龄具有重要的鉴别价值。

二、其他需与自闭症鉴别的疾病

（一）弱智

弱智儿童的智商明显低于同龄儿童的平均智商，其感知能力、社交能力、兴趣及语言等方面的发展与其智商成正比例；而大多数自闭症儿童都表现出认知发展的失衡，如操作智商好于言语智商、记忆能力远优于理解能力等。弱智儿童虽然智力低下和社会适应能力差，但仍然保留与其智商相当的交流能力，他们更喜欢与人交往，在交往中有更多的积极情绪，没有自闭症儿童的社会交往和言语交流障碍。同时，弱智儿童的兴趣比自闭症儿童要广泛得多，语言接受能力往往比自闭症儿童要好，刻板的重复性行为也比自闭症儿童少得多。

（二）儿童精神分裂症

儿童精神分裂症发病率男女相当，在发病年龄上开始发病时期较晚，患儿在幼儿时期发育正常。发病后表现出感知觉异常（幻听、幻视）和思维混乱（妄想与幻觉），以思维联想障碍、情感障碍为主要特征，行为表现与其年龄明显不协调。一般无智力障碍，心理社会因素对于本病病程的延续及预后有重要影响。自闭症发病年龄在36个月以内，男孩明显多于女孩，很少出现幻听、妄想症状。部分病例伴有智力低下，心理社会因素对自闭症的病程影响不大。

（三）注意缺陷多动障碍

自闭症儿童因为常有注意力不集中、活动过多、动作古怪等症状，有时会被误认为是多动症。要对二者进行鉴别，注意以下几点①：首先，自闭症的发病率远远低于多动症，且症状显现较早。其次，自闭症儿童从小与父母无

---

① 王梅，张俊芝．孤独症儿童的教育与康复训练．北京：华夏出版社，2007.48.

亲近表现，缺乏情感交往，喜欢独处，不合群，对非生物的东西（玩具、书本等）有特殊的依恋，语言呆板、不清晰甚至不会说话，动作刻板离奇，对大部分的刺激反应微弱或没有反应，常常不会跟随教导者的指示去注意该注意的事情，让人觉得其听而不闻、视而不见，若能注意时，注意的时间也极短暂。与此形成鲜明对照的是，他们常常对某些自己有兴趣的事物十分专注，称为“过度选择性的注意力”。这些特征和多动症有较大区别。第三，部分自闭症儿童智力明显低下，但在某些方面（如记数、唱歌、绘画等）可能有特殊技能，而多动症儿童智力基本正常。

（四）脆性 X 综合征

这是一种由于 X 染色体异常而产生的遗传疾病。在男孩中较为常见，也较为显著。患儿出现程度不等的某些体貌上的异常，包括大耳朵及长脸等，伴有不同程度的学习障碍，常有动作刻板、对声响及抚摸过分敏感、重复的生活常规以及言语异常等症状。在这些孩子身上可以见到多动及注意力集中时间短暂等情况。在社会性行为方面，得病的孩子通常避免与他人视线接触，往往会和他人的身体保持距离。他们在社会化方面的困难似乎是由于羞怯、焦虑、不喜欢别人抚摸而产生的，而不是出于社会性孤独及漠不关心，这与自闭症有质的差别。脆性 X 染色体检查现在已经成为自闭症行为调查的常规项目。

（五）语言障碍

患有语言障碍的儿童在口语方面存在问题，但他们在感知反应上没有异常，与人和物的相处方式正常。语言障碍分为“接受性”语言障碍和“表达性”语言障碍。存在“接受性”语言障碍的人在理解词语方面有困难，因而在学习说话方面也会有困难。有“接受性”语言障碍的儿童，尤其是幼儿，往往不理会声音，表现出社会性退缩。而那些有“表达性”语言障碍的人能够理解得相当好，但难以说出词语来表达他们的意思。他们能够使用非口语的交流方法，通常能进行社会交往并会玩装扮游戏。没有“接受性”或“表达性”语言障碍的也可能出现发音方面的困难。一些儿童混合有各个方面的语言障碍。

如果只是单纯的语言障碍，患儿会使用手势、视线指向、脸部表情及模拟表演去交流，从而能够学会一种正式的手势语。如果会阅读和书写，他们可以通过书写来交流。他们能够同他人交往，发展想象性游戏。这和自闭症不同。自闭症儿童表现出严重的社会交往障碍和沟通障碍，无法参加集体性、想象性的游戏和活动。当然，语言障碍也可能与自闭症障碍同时出现。

（六）听觉障碍

听觉障碍儿童由于听觉系统损伤而产生语言沟通障碍，他们在理解及使用口语等方面都存在许多问题。在幼小的时候，他们可能在行为方面有障碍，可能具有一些在自闭症儿童身上见到的行为特征。但如果他们只是单纯的听觉障碍的话，他们有交往的欲望，会形成社会性依恋，能够使用手势、面部表情和进行模拟表演，最终能够用手势语来交流，并能够进行装扮游戏。自闭症儿童一般没有听力损伤，发音器官功能正常，但往往失去了对外界声音正常反应的能力，有时对外界声音很敏感，有时又充耳不闻。他们也不会运用非言语符号与外界进行交流。

（七）选择性缄默

选择性缄默症通常是指儿童没有听说与发音器官障碍，在一定场合下言谈正常（如在家中），但面临特定的社会情境时（如在学校）持续性不语的复杂行为特质；是在受惊、生气、恐惧等精神因素下出现的一种保护性反应，多见于身体衰弱、胆怯的儿童。患该症的儿童通常用手势、点头、推拉或只是简单的“是”、“不”、“否”等单词来表达自己的意愿和要求，而不能用轻松流畅的言语与他人进行交流。患儿既往无器质性损害，智力正常，已有相当的语言能力。

选择性缄默症是一种由精神因素引起的言语交际退缩反应，发病时多有不良的情绪刺激，从而表现为在某些人面前或某种环境中拒绝讲话，大多数是在学校里沉默不语，而在家中却能讲话，或有选择地与个别人讲话。有些报告描述了患者呈现的各种行为特质，如：绝少发问、有事也不表达、极端羞怯；行为退缩、社会性孤独；脸部漠然或表情呆滞、不和他人正面接触、凝视虚空、眼神闪躲；沉默无语、有不从行为、做事因循；与新人或陌生人相处，消除焦虑心情的过程相当迟缓；在家中时过度依赖父母、饶舌且表情丰富；有时喜怒无常、易哭闹或发脾气。

尽管选择性缄默症有些症状和自闭症类似，但它是一种情绪障碍，没有脑生物学原因，是对某种特定场合或特定的人的心理不适应；而自闭症的缄默不分场合，有脑生物学的原因。

第二章

自闭症儿童的语言教育与训练

语言的正常发展与儿童认知能力的发展有着密切的联系。一般幼儿在学会使用语言表达之前都已经具备了一定的语言理解能力以及口语模仿能力，这些能力均是他们日后语言表达能力发展的基础。但是，自闭症儿童在理解事物和语言等方面的发展要比一般的儿童缓慢得多。

语言交流困难是自闭症儿童的主要表现，很多时候他们都处于沉默的状态，很少会有主动跟人沟通交流的情况。他们在接收信息以及理解信息等方面同样存在问题。我们不难发现，很多时候我们在跟自闭症儿童讲话时，他们会置之不理，毫无反应；而有一些自闭症儿童虽然会主动说话，但这些话很多时候都是没有意义的，他们只是在重复他们刚刚或者是曾经听到过的内容，或者是没有意义的音节，而不是像普通人那样，说话是为了传递信息，与人交流。其次，在使用语言方面，有些自闭症儿童即使已经学会了不少词语或者是句子，但是由于他们的理解能力比较差，在灵活使用这些词语和句子方面仍然存在一定的困难，只是会在特定情况下使用，不懂得举一反三，甚至会出错。

自闭症儿童一个主要的行为特征是缺乏正常的沟通技能，他们普遍存在着语言障碍，例如语言发展迟缓，发出怪异的声音等，因此他们无法顺利地与他人进行沟通交流，从而妨碍其良好甚至是正常人际关系的发展。语言的沟通技能与一个人其他方面能力的发展有着密切的联系，如果自闭症儿童不懂得如何使用语言，不懂得如何与他人进行沟通，那么他们就不知道应该如何表达他们的需要以及意愿，不懂得如何理解别人，更难以学会其他各方面的技能。因此，如果能够解决自闭症儿童语言方面的问题，其他问题便可以解决大半。而且，如果自闭症儿童能够使用较为适当的口语来进行生活上的沟通，那么他们的人际关系状况以及社会生活就能够有一定的改善。因此，对自闭症儿童进行语言教育与训练，提升他们的语言能力尤为重要。

自闭症语言教学自20世纪60年代发展迄今，历经行为矫治之传统说话教学、强调沟通功能之扩大性及替代性沟通系统学习、注重日常情境功能性训练之自然情境教学、重视高度环境结构化与视觉优位学习之TEACCH教学等的开发与推展、强化普通同伴之语言介入等，皆有正向评价与特色。①

对自闭症儿童进行语言教育与训练时，既要鼓励儿童多开口说话，向他人表达自己的想法，用他们所能运用的方式去与他人进行沟通和交流，循序渐进，又要帮助他们更好地理解话语的意思，以便更好地与他人进行沟通交流。

接下来，我们将针对自闭症儿童的语言特点，给家长和教育者提供一些实用的语言教育与训练方法，以提高自闭症儿童在语言方面的能力，让他们能更好地融入社会，较好地与人进行沟通交往。本章的第一节主要介绍几种常用的自闭症儿童的语言训练方法，第二节过渡到对自闭症儿童语言理解能力训练的介绍，第三节则对自闭症儿童语言表达能力的教育与训练方法进行介绍。

第一节　自闭症儿童的语言训练方法

许多自闭症儿童在抽象的、语言上的以及指导性的技能方面存在一定的困难，但相比而言，他们的视觉空间能力又有着一定的优势，他们有较强的视觉与形象方面的能力。例如，他们在想一个动作的时候，脑子里往往会有许多图画相继出现。用个形象的比喻，这就像老式的电影放映机将许多照片连成一个有意义的故事一样。如果一个自闭症患者确实表现出明显的形象能力或视觉思考的特点的话，那么以视觉为手段的沟通能力的培养就有了良好的基础。②

我们在对自闭症儿童进行语言训练的时候，利用他们对视觉信息有较强的反应能力这一点，能够更好地帮助他们发展沟通意向，改善沟通技巧。在一般的沟通中，如果要理解别人的话，就必须有较强的注意力以及理解能力，而这恰恰是自闭症儿童所缺乏的。相比口语信息的短暂性，视觉信息所具有

① 曹纯琼．家长应用鹰架式语言教学增进自闭症幼儿自发语言之研究．国立台北教育大学学报，2005，18（2）：235～266.

② 黄伟合．用当代科学征服自闭症：来自临床与实验的干预教育方法．上海：华东师范大学出版社，2008.12.

的可停留性可以让自闭症儿童有更充裕的时间去分析加工，以便更好地进行理解。

针对自闭症儿童的视觉优势，本章主要介绍两种依赖视觉信息对自闭症儿童进行语言训练的方法——图片交换沟通系统和鹰架式语言教学，并对其他一些语言训练的方法进行简单介绍。

一、图片交换沟通系统

（一）图片交换沟通系统概述

图片交换沟通系统是专门训练自闭症儿童以图片为工具来进行沟通的系统。这是美国特拉华州自闭症治疗中心的安德鲁·邦第（AS. Bondy）等人研究发展出来的一套沟通训练系统。对于几乎没有或者根本没有语言沟通能力的自闭症儿童来说，图片是一种比较好的表达交流的工具。这时，儿童需要学习如何将图片交给沟通对象，告诉对方自己的需求，以满足自己的需要。在训练过程中，训练者可根据儿童能力发展的情况，适时地增加图片的数量与提高复杂程度。在此基础上教育儿童自发地提出要求，并学习到一定的社会交往技能。这种方法着重引发自闭症儿童沟通的主动性，强调他们反应的自发性，让他们从训练之初便处于沟通的主动位置，这与其他语言教学方法只注重沟通技巧的教学有着很大的区别。

进行训练时一般需要一到两名训练者；使用的图片最好是对物品拍摄的真实照片，以便自闭症儿童能够很好地理解图片，从而更好地表达自己的需求。

（二）图片交换沟通系统的六个阶段

1. 第一阶段：以物换物

这个阶段的目标是训练自闭症儿童建立一个沟通的基本模式，要让自闭症儿童在希望得到一件物品的时候懂得主动拿起该物品的图片，然后交到训练者的手中，以换取他们想要的物品。在这个阶段，训练者首先要了解清楚自闭症儿童想要的东西是什么，以此来激发他们的动机，从而更好地完成训练。

这个阶段需要有两名训练者 A 和 B，分别在自闭症儿童的前面和后面。刚开始，自闭症儿童并不知道应该用图片去交换他们想要的物品，当训练者发现他们想要去拿面前的物品，譬如是糖果时，在他们后面的训练者 B 可以握着儿童的手，帮助他们用手去拿起糖果的图片，并把图片递给训练者 A。完成这一动作后，训练者再把糖果拿给他们，以此来作为奖励。等他们习惯了这些步骤以后，训练者 B 要逐渐减少对他们的辅助动作，慢慢让他们学会自己独立完成尽可能多的动作后才给予他们想要的物品作为奖励，最终使儿童学会在没有训练者 B 的辅助下也能够自己用相应物品的图片来换取自己需要的东西。

值得注意的是，在进行此阶段训练时，训练者尽量不要使用口头提示，以免自闭症儿童对这种提示产生依赖，不愿意主动去表达自己的需要。同时，训练者在给予儿童物品时，可以及时向他们多次重复物品的名称，如“糖果”，这样可以加深他们的印象，为儿童发展更高级的语言能力打下基础。

2. 第二阶段：增加自发性

这个阶段的目标是增加自闭症儿童沟通的自发性。在这个阶段，训练的方法与第一阶段相似，不同的是，训练者 A 和儿童想要的物品的图片都并非就在儿童的面前，儿童要自己主动地走向沟通板（放置图片的地方）拿图片，然后找到训练者 A，再将图片交给训练者 A 以换取他们想要的东西。

在这个阶段的初期，训练者 B 仍然可以与自闭症儿童有一定的接触，像第一阶段那样，协助他们从沟通板中取图片。同时，在给予儿童物品前也可以继续重复物品名称。

3. 第三阶段：辨认图片

经过前两个阶段的训练，自闭症儿童已经基本学会了用图片来交换自己所需物品这种沟通的模式，同时有了一定的沟通自发性，接下来便可以学习对图片的辨别能力。在这一阶段，沟通板上的图片种类有所增加，不再仅仅是他们想要的物品的图片，儿童需要在众多图片中找到与自己想要的物品对应的图片，然后跟第二阶段一样，找到训练者，把图片交给训练者。随着训练的深入，图片的数量也会逐渐增加，图片内容的性质也会改变，以此加大辨认的难度。

刚开始可以先让自闭症儿童从他们喜欢和厌恶的物品图片中选择，接下来是两种不同类别的物品图片，接着是相同类别的，最后供选择的可以全都是他们所喜欢的物品的图片。此外，训练者也可以提供空白的图片、大小不一的图片等来增加图片的复杂性，采用更多的方式训练儿童的辨别能力。

在进行此阶段训练时，自闭症儿童有可能会发生错误，此时训练者需要马上把图片对应的物品交给儿童。与此同时，训练者无需告诉儿童他们错了，而是告诉他们要用相应的图片才能获得他们想要的物品。在儿童再次尝试前，训练者要先改变图片的位置。

4. 第四阶段：句式结构

在此阶段，自闭症儿童开始学习组织句子。当自闭症儿童想要得到某件物品时，他们要走到沟通板处，拿起写着“我要”的图片，贴在句子尺上，再拿起物品的图片，贴在“我要”图片的后面，组成“我要某物品”的句子，然后把句子尺交给训练者。此阶段可以为儿童将来使用句子进行语言交流做好准备。

训练之初，训练者可以先把写着“我要”的图片贴在句子尺上，让自闭症儿童拿起他们想要的物品图片贴上去。当儿童熟悉这种方式后，再让他们自行组织句子。

5. 第五阶段：回应“你要什么”

此阶段要求自闭症儿童学习对“你要什么”的提问进行回答。训练之初，训练者可以在问儿童“你要什么”的同时引导儿童将写有“我要”的图片和他们想要的物品的图片一起放到句子尺上，并交给训练者，回答训练者的问题。接下来，训练者可以逐渐延迟对儿童的提示，提问后不马上指着“我要”的图片引导儿童，而是在儿童在一段时间后仍没反应时再提供必要的辅助。延迟的时间要根据自闭症儿童的表现而进行调整，直到自闭症儿童可以自行对问题进行回应为止。

6. 第六阶段：回应及主动评论

最后这个阶段需要自闭症儿童学会回答评论性和描述性的问题，例如“你要什么”“你看到什么”和“你听到什么”，等等。此时，自闭症儿童已经不只是学习表达个人的需要，而是学习对事情和环境作出描述和评论。

方法与第五阶段类似，最终让自闭症儿童学会独立用“我要”、“我看到”和“我听到”等图片与其他图片搭配放在句子尺上，组成一个完整的句子。

（三）图片交换沟通系统的特点

在使用图片交换沟通系统对自闭症儿童进行训练时，如果训练者每次接到儿童给的图片时都能及时用口头语言向他们复述图片所代表的内容，无疑可以起到语言示范的效果，帮助他们在学会图片沟通的基础上，有可能发展更加高级的语言能力。现有数据已经表明许多自闭症儿童可以由图片沟通发展到语言交流。① 但图片交换沟通系统更多的是让自闭症儿童学会独立表达自己的需要，主动地与别人沟通，而不是以开口说话为主要目的，所以训练过程中不要求儿童模仿训练者说话，同时，训练者也要尽量避免口头提示，让

① 黄伟合．用当代科学征服自闭症：来自临床与实验的干预教育方法．上海：华东师范大学出版社，2008. 21 ~22.

儿童尽可能地发挥其主动性。

图片交换沟通系统也有其不足之处。首先，这种训练方法没有对自闭症儿童的口语进行训练，这种方法虽然能够帮助儿童学会主动表达自己的一些需要和想法，但对他们在使用口语方面没有太大的帮助，训练过程中几乎没有要求儿童使用口语，这一点让很多家长难以接受，因为家长们一般都希望儿童能够开口说话，用口语进行交流，而接受图片交换沟通系统的训练，儿童在不使用口语的前提下依然可以应付基本的日常生活，这使得家长们更担心儿童会愈发不愿意说话。其次，需要的材料很多，尤其是随着训练的深入，需要的图片会越来越多，如果要满足日常生活的需要就要大量的图片，儿童寻找起来费时费力，很多时候他们会表现出不愿意寻找图片的情绪。最后，操作过程需要很长时间，训练者需要有很大的耐心。自闭症儿童本身缺乏主动交往的意识，让他们学会主动使用图片进行交往需要一个比较漫长的过程。儿童可能很快学会交换，却很难在想要表达需要的时候就能想到使用图片，他们更多的时候还是喜欢使用旧有的非语言手段，例如使用手势，甚至是直接拿或抢。

二、鹰架式（支架式）语言教学

（一）概述

曹纯琼从相关文献中发现鹰架理论颇符合语用发展条件，强调自然情境互动式教学及提供一个符合儿童“最近发展区”的弹性语言支持情境，这有强化自闭症儿童自发语言沟通及促进弹性使用符合社会规范语言的能力与类化的可能，因此尝试引用鹰架理论于自闭症语言教学，配合自闭症偏重视觉思考等学习特质，并参酌历年自闭症教学特色，发展出固定步骤与教材教具的鹰架式语言教学。①

维果斯基（Lev Vygotsky）认为儿童语言发展是先天具有的“语言习得装置”配合后天环境的“语言支持系统”，在“最近发展区”内获得适当的语言支持所促成的。鹰架式语言教学则需要训练者和儿童共同参与沟通互动，在儿童的“最近发展区”弹性地给予适当回馈和语言支持，以语言为主要工具，协助并支持儿童主动地进行学习和发展。训练者要鼓励儿童用自己的学习方式，使儿童从独立解决问题时的实际发展水平（第一个发展水平）向在

① 曹纯琼．鹰架式语言教学对国小高功能自闭症儿童语言表达能力学习效果研究．台北：国立台湾师范大学特殊教育学系博士学位论文，2000.

训练者指导下解决问题时的潜在发展水平（第二个发展水平）发展。鹰架式语言教学是通过亲子互动的过程，以具体的语意图和引导式发问等语言支持，协助儿童在内在语言系统中建构临时鹰架，尊重儿童学习意愿与主权，不纠正儿童错误反应但适时给予鼓励与肯定回应，儿童因此能以自己的步调主动学习，类化问题自然能迎刃而解。

鹰架式语言教学强调成人在与自闭症儿童对谈互动中，提供适宜儿童的语意图及引导式发问等多重视觉及听觉性语言支持。语言支持犹如建筑工地的临时鹰架①，例如，母子在自然的互动过程中，母亲本身以及母亲提供的语言支持就是“鹰架”。在教学过程中，训练者根据儿童的成长情况，弹性地调整支持程度，儿童便能以自己的学习风格，建构出一个内在的语意鹰架，组织、联想并记忆新旧语言的信息，扩充以及延伸其语言与认知能力到比较复杂的层次，而且能够自发性地应用于日常的社交沟通中。

鹰架式语言教学的特点在于自然而生活化的交流互动，强调开放性的引导式发问，激发儿童思考，在自闭症儿童的潜在能力与独立完成任务能力的两个层次之间提供多重的语言支持，以协助儿童成功地学习。此外，还有视觉、听觉等多重语言支持，语意图可以协助建构儿童内在的语意鹰架，使他们能够自行组织、联想并记忆新旧语言信息。

（二）效果

曹纯琼通过个案研究的方法证实了如果家长能熟练甚至精通鹰架式语言教学并能遵循接近“最近发展区域”论原则，则即使是年幼中重度个案也能增进自发语言能力并有类化效果。② 不识字的幼儿虽学习缓慢不稳定，但语言能力也得到了有效的提升，不过由于幼儿语汇能力有限，类化效果并不显著。③ 而对小学阶段的自闭症儿童来说，鹰架式语言教学有增进口语表达能力的学习与类化效果，以及协助儿童主动表达心意与简单情感的间接效果，能提升自闭症儿童日常生活中的口语表现能力和主动表达的意愿，儿童能学会使用代名词并主动应用于生活中。④

---

① 曹纯琼．家长应用鹰架式语言教学增进自闭症儿童自发语言之研究．国立台北教育大学学报，2005，18（2）：235～266.

② 曹纯琼．家长应用鹰架式语言教学增进自闭症幼儿自发语言之研究．国立台北教育大学学报，2005，18（2）：235～266.

③ 曹纯琼．鹰架式语言教学对自闭症幼儿的语言能力学习效果之研究．东台湾特殊教育学术研讨会，2004.

④ 曹纯琼．鹰架式语言教学对国小高功能自闭症儿童语言表达能力学习效果研究．台北：国立台湾师范大学特殊教育学系博士学位论文，2000.

（三）教学材料

1. 语意图

语意图是一个主题与关键或相关问题，或者是主题与关键词语以直线连接成一个类似网状图的鹰架。直线用于表示彼此之间的关系，使整个内容清晰地呈现，帮助儿童思考，整理思绪，使他们能够对过去的经验进行描述。

语意图分为事件语意图与语词语意图两种。

（1）事件语意图。

事件语意图的组成包括以下四个部分：一个事件的主题，例如散步、吃饭等；包含人、时、地、动作、物等五个口述事件能力要素的关键问题；若干个关键或相关的词语；用于放置连接词及形容词等的“感觉怎样?”等。各组成部分均做成方块，方块图内可放置相关语词卡（目标语）。

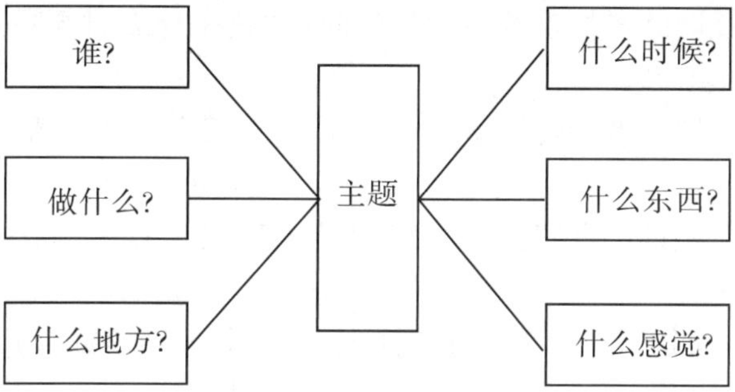

图 3－1 事件语意图

（2）语词语意图。

语词语意图是教学目标语词，协助儿童区别口述事件要素类别。由自闭症儿童的基准线语料决定。在提供新语词时，语词量应弹性地增减，便于延伸和扩充儿童的口语表达能力。语词语意图要与语句卡配合使用。

2. 语句卡

自闭症儿童通过操作语词卡，并添加到语句卡中，使之组合成完整的语句，从而能够延伸、扩充原有口述事件语句并学会目标语。在进行教学的时候，训练者应同时呈现语句卡和情境相片，并且提出问题，协助儿童延伸语句。

3. 情境相片

情境相片是指自闭症儿童的真实经历、活动情境的照片，每次至少使用三张，而且这三张照片所记录的活动情境要相关，事件的发生要有先后顺序并具有连贯性。情境相片用于协助自闭症儿童回忆并叙述与主题相关的事件活动。

4. 引导式提问

引导式提问是教学过程中配合语意图的呈现所提供的听觉语言支持，用于协助自闭症儿童顺利延伸语句的内容与长度。训练者根据情境相片向儿童提出与人、时、地、动作、物等五个口述事件能力要素相关的问题，引导儿童回忆，延伸语言内容。值得注意的是，引导提问的时候语调要温和肯定，当儿童出现错误时不要去指责。

举例："我晚上在家吃鸡腿。"

（1）"人"：训练者指着情境相片中的儿童，问："这是谁？"儿童从语意图中取下语词卡"我"并放在语句卡上。

（2）"时"：训练者指着情境相片，问："这是什么时候呢？"儿童取下语词卡"晚上"。

（3）"地"：训练者指着情境相片，问："'我'在什么地方？"儿童取下语词卡"家"。

（4）"动作"：训练者问："'我''晚上'在'家'做什么？"儿童取下语词卡"吃东西"。

（5）"物"：训练者问："吃什么东西？"儿童取下语词卡并说："鸡腿。"

三、其他语言训练方法

对自闭症儿童进行语言训练，除了上述两种依赖视觉的方法以外，还有基础语言教学、仿真化语言教学、自然语言教学以及音乐疗法等。

（一）基础语言教学

基础语言教学的心理学教学过程是从部分到整体，先从字开始教学，接着是词汇，最后是语句。整体语言教学却相反，教学过程是先注重整体的把握，教学一开始便注重整句话以及整体经验感受的表述。两者各有所长，方法的采用应以自闭症儿童的发展水平为标准。基础语言教学比较适合用于训练语言发展水平稍低的儿童，因为他们的语言分析能力较弱，而整体语言教学适用于语言发展水平较好的儿童。

（二）仿真化语言教学

仿真化（结构化）语言教学与早期的外语教学类似，教学方法注重模仿与重复练习，运用这种方法，自闭症儿童可以学习到很多句子，但是迁移性较弱，儿童难以将所学到的句子运用到生活当中。

仿真化的语言教学法包括问句教学，其一般教学过程如下。

问句教学

前已述及，自闭症儿童要学习理解与使用问句极其困难，需通过系统的教学才能成功，底下说明常用问句的教学过程（引自 Koegel,1996,pp. 29 – 31）。

问句 1："这是什么？"

教学过程：

a. 将自闭症儿童喜欢的东西（吸引其注意）放在透明袋中。

b. 教他们说："这是什么？"

c. 当自闭症儿童学说："这是什么？"之后，将该东西拿出来给他们，并告诉他们该东西的名字。

d. 把透明袋拿开，将他们喜欢的东西放在桌上，并加上一样他们不一定喜欢的东西，然后指着他们喜欢的东西，问他们说："这是什么？"

e. 接着带他们说："这是饼干。"

f. 在他们说"这是饼干"之后，接着说："对，这是饼干。"

问句 2："这是谁的？"

教学过程：

a. 寻找专属某人的东西，如爸爸的领带、妈妈的发夹、小明的玩具等。

b. 教自闭症儿童说："这是谁的东西？"

c. 拿出一件东西，如爸爸的领带，自问："这是谁的领带？"自答："爸爸的。"

d. 教自闭症儿童说"爸爸的"，答对时立即响应："对，爸爸的。"

e. 反复练习此活动直至该自闭症儿童能够正确反应为止。

f. 重复上述过程，但将东西换成妈妈的发夹。

g. 拿出小明的玩具自问："这是谁的玩具？"教导回答说："这是我的玩具。"与此同时将玩具放在小明身上。

问句 3："××东西在哪里？"

教学过程：

a. 拿一样自闭症儿童喜欢的东西（如苹果），展示给他们看，然后将苹果放在盒子里。

b. 教他们说："苹果在哪里？"

c. 等他们说完"苹果在哪里？"立即说："在盒子里。"

d. 教他们说“在盒子里”，立即说：“对，在盒子里。”

e. 反复练习此活动直至该自闭症儿童能够正确反应为止。

f. 重复上述过程，但改成“放在盒子上面”、“放在盒子下面”、“放在盒子旁边”。

问句 4：“怎么了?”

教学过程：

a. 做一个动作：把纸撕破。

b. 老师说：“怎么了?”

c. 老师说：“纸破了。”

d. 教自闭症儿童说：“纸破了。”

e. 老师说：“对，纸破了。”

f. 反复练习此活动直至该自闭症儿童能够正确反应为止。

g. 重复上述过程，但改成“拿青蛙做跳跃动作”、“旋转乌龟”、“把手帕弄脏”等。①

（三）自然语言教学

自然语言教学强调训练应当在自然的环境中进行，训练者应当充分运用自然情境中的各种条件，尽可能激励自闭症儿童说话交流。在这种教学法中，不要求自闭症儿童一定得达到某个程度，只要他们表现出交流的意向，训练者就应该给予充分的奖励，以培养自闭症儿童的主动性和自然行为能力。自然语言教学注重的是教育环境的安排，训练不仅要在自然的教育环境中进行，还要在不同的场合中用多种例子来反复训练同一种技能。自闭症儿童在自然环境下学习，教学内容均源于日常的生活，教学有一定的偶发性，儿童学会的语言更容易在生活中使用，但此方法在使用过程中比较耗时。

自然环境中的教学具有很大的随机性，同时也具有很强的目的性。训练者需要见到什么就告诉自闭症儿童什么，目的是要让儿童学会这些词汇或句子，并用之来与人沟通，在内容选择上也要考虑孩子目前语言的理解能力及接受能力。在日常生活中，训练者可以抓住生活中的各个环节，为儿童创造语言学习的环境，例如早晨起床的时候，刷牙、洗脸、吃早餐，午休以及各个时间段中的一些生活上的小环节，都是培养儿童良好的生活常规的时机，这些环节也蕴涵着大量语言学习的内容，是积累和理解各种日常生活用语的

---

① 黄金源．自闭症儿童的治疗与教育．台北：心理出版社，2008.

好机会，在日常活动中可以不断给予儿童语言刺激，而且这些词句每天都会重复出现，是儿童容易记忆和理解的语言活动。在这个过程中，可以不要求孩子去模仿，只是不断给他们丰富的语言刺激，使他们学会认识各种事物与事件，并将它们与语音建立起紧密的联系。

此外，训练者也可以适当地对环境进行加工，创设各种“自然情境”，如把儿童需要的东西放在他们拿不到的地方。儿童如果喜欢吃糖，训练者事先可以把糖果放在他们够不着的地方，阻碍他们得到糖果，激发他们说话的动机，然后提示他们说出他们的需要“我想要糖果”后才给他们糖果。

（四）音乐疗法

音乐疗法对自闭症儿童的语言教育也有一定的作用。音乐与语言具有共通的元素，如语调的抑扬好比旋律上的高低，语言的句法好比音乐中的分句分段，语言的节奏好比音乐的节奏，语言上的轻重好比音乐上的轻重等。除此之外，歌唱和说话是利用同一生理结构的控制，如声带的震荡产生说话和唱歌的声音，因此学习歌唱技巧便可同时促进言语发声的技巧。许多书籍与研究文献提到，在大脑中主管音乐和主管语言的部位是相连的，从人类发展过程来看，音乐与语言是互补共生的。因此，音乐可以被用来作为语言发展的媒介。有研究发现在音乐活动实施后，自闭症儿童在“总字数”和“总词数”上得到提升，在语法、语用、语音、语意的表现上部分得到改善、部分维持稳定情况，而且整体表现显得积极主动，较不退缩。①

扩展阅读 3–1

自闭症患者有声音感受障碍

法国国家健康和医学研究院以及法国原子能委员会的科研人员通过研究发现，自闭症患者大脑皮层的异常，影响其正常识别和感知人类的声音，从而出现对社会环境刺激反应不足的临床病理表现。自闭症是一种广泛性发育障碍，其特点是个体社会人际交往和沟通模式异常，如社会交往和言语表达障碍、狭隘的兴趣范围、刻板的行为方式等，多数始于婴幼儿时期，通常在3岁以前就出现发育异常和受损，男孩发病显著高于女孩。迄今为止，医学界还不能准确地找到出现该疾病的真正原因。

---

① 陈钰玫．音乐活动对国小自闭症儿童语言表达之研究．台北：台北市立教育大学音乐艺术研究所硕士学位论文．2005.

每个人都有各自的声音，而且声音中包含着丰富的语言和非语言的信息，被视为自己在别人听觉中的“脸”，在人类社会交往中起着十分重要的作用。自闭症患者普遍存在语言交流障碍，法国研究小组通过对比实验发现，自闭症患者大脑皮层对于感知和接收人类声音的特殊区域存在异常，导致他们对人类声音的感知和识别能力偏低。

研究人员利用核磁共振成像技术观察、分析、对比自闭症患者与健康人在听到外界包括人类声音在内的各种声音时的脑部皮层的活跃情况，发现自闭症患者与常人的不同处在于，一般人听到人类声音时，大脑皮层中的特定区域活动要明显强于听到其他声音时的表现；而自闭症患者无论对于外界人类还是其他事物的声音刺激，大脑皮层的该特定区域的活动和反应基本没有区别。这表明，自闭症患者对于人类声音的感知和反应能力要低于常人。

该混合研究小组的负责人莫尼卡·齐波维丘斯博士表示，该项研究的成果有助于人类进一步了解自闭症的病理，可以更有针对性地对自闭症患者进行治疗和教育以使他们更好地感知和接收人类的声音，进而改善和提高社会交往和语言能力，更好地融入社会。

——中国孤独症网，http://www.cautism.com/2011/1-18/1111811202084969.html.

第二节　自闭症儿童语言理解能力训练

我们在跟自闭症儿童说话的时候经常会遇到这样的情况：在对他们说了一句话之后，他们并没有给你应有的回应，而是将你所说的话重复一遍，你说什么，他们便重复什么，完全不理解语言的意义；有时候则是突然不断地重复某些话语，也许是你根本就不明白的话，也许是反复地提问同一个问题，即使你回答了他们，他们依然重复发问，对你的回答置之不理。对他们而言，说话似乎不是为了与人交流，而只是为了满足自己，跟他们说话，他们又好像听不见。

几乎所有的自闭症儿童都有语言理解障碍和理解能力差的症状。有时候我们会有疑问，明明已经教会自闭症儿童很多词汇甚至是句子了，但是在跟他们交流的时候仍然存在很大的困难。这一方面是由于自闭症儿童在语言接受能力方面也同样存在缺陷，在理解他人发出的沟通信息方面存在困难。既然是无法理解，那么沟通自然就无法进行了。另一方面，他们很多时候只是消极地接受这些词汇，却不懂得如何使用，这些词汇对于他们来说就犹如一个个无意义的符号。因此，在教会自闭症儿童说话的同时，我们也要培养他们的语言理解能力，让他们从理解言语中的意义开始，再在此基础上训练口语表达能力，使他们能准确地使用词汇，主动与身边的人交流。

一、理解能力差的原因

首先，自闭症儿童在与他人进行沟通交流的过程中存在困难，有很大一部分原因是由于他们在理解与思考方面的困难。已有研究表明，自闭症儿童的大脑及其发展异于正常儿童，他们的感知觉、言语发育不良等先天因素决定了他们在理解他人语言时存在困难。

其次，自闭症儿童对感知注意有偏好。他们对声音感知可能会过分敏感或者过分迟钝。当存在多种形式的语言刺激的时候，他们有可能只会注意到某些刺激，仅对某些特定的声音刺激作出反应，而忽略其他的刺激，并非像普通人那样，会对整体的声音刺激作出反应。因此，我们常常会觉得自闭症儿童好像对周围的人和事都不理不睬，只是沉浸在自己的世界里。

最后，自闭症儿童在接受及解读他人的非言语信息方面也存在严重的问题。许多实验结果表明，自闭症儿童即使是面对别人的脸，看的也不是他们的眼睛。这样，自闭症儿童就不可能像其他儿童一样，从他人“心灵的窗口”中获得重要的信息。除了眼神之外，自闭症儿童对他人的面部表情和动作表情，也都缺乏理解能力。

二、训练自闭症儿童接收语言

（一）吸引自闭症儿童的注意力

要理解他人的语言，首先要把注意力集中在他人身上，而自闭症儿童的目光游离不定，思无定所，别人在他们眼前犹如透明的玻璃一般，因此注意力难以集中，这也是造成他们难以理解别人语言的重要原因。

前面有提到，自闭症儿童的视觉能力会比一般的儿童稍有优势，因此，训练者在与自闭症儿童进行交流的时候，可以用一些相关的物品，特别是自闭症儿童感兴趣的物品作为工具来进行辅助沟通。例如，当训练者想告诉儿童自己要出门的时候，可以把钥匙呈现给儿童，在他们的眼前晃动，然后跟他们说：“我要出门了。”钥匙上甚至可以挂上一些儿童喜欢的饰物，以便更容易吸引他们的目光，引起注意。久而久之，当儿童看到那样的钥匙时，他们就能够明白是要出门了。而为了增加自闭症儿童与他人进行目光接触的可能，训练者也可以将儿童喜欢的物品放在自己的眼前，以此来引导、训练儿童注视自己的眼睛。

此外，在对自闭症儿童说话之前可以先叫他们的名字，等他们注意你在叫他们的时候再跟他们说话。刚开始，如果儿童对别人喊他们的名字没有反应，训练者可采取一些辅助措施，例如可以拿他们喜欢的玩具或者是食物放在他们的眼前，然后逐渐将玩具或者食物移到面前，引起他们的注意，或者是走到他们的身旁，拉起他们的手等，然后再喊他们的名字。运用这种方法时要注意，辅助的手段要由多到少，慢慢对自闭症儿童进行训练，最终做到在没有辅助措施的情况下，他们仍然能够对自己的名字作出反应。

另外，夸张的表情和手势也是引起自闭症儿童注意的一种方法，也是语言学习中的重要因素。夸张的表情和手势让儿童觉得新奇，产生兴趣，同时也利用了视觉方面的线索，这对自闭症儿童理解语言信息有一定的帮助。

（二）自闭症儿童的听觉训练

1. 自闭症儿童的声音觉察训练

在吸引了自闭症儿童的注意力之后，训练者要训练他们对声音的觉察能力，有意识地感知周围环境的声音。大部分自闭症儿童的听力是正常的，但他们缺乏聆听的意识和习惯，训练者需要培养他们对一些声音的反应。

刚开始可以通过游戏让自闭症儿童建立条件反射，训练者在提醒儿童注意听的情况下发出声音，而儿童在听到声音以后要作出相应的行为。这是最基本的训练，通过各种声音的刺激，提高自闭症儿童的听觉能力以及对声音的反应能力，使他们学会用听觉去认识周围的世界。在儿童基本建立了听到声音完成动作的条件反射后，训练者可以逐渐减少对儿童的提示，培养他们在自然情境下对声音作出反应的能力。在没有提示的情况下，如果儿童一直未能觉察到声音，没有反应时，训练者可以对他们进行提醒，例如说“听，是什么声音”等，也可以把手放在耳朵旁做倾听状。

在进行训练的时候，最好由两个训练者共同完成，其中一个训练者发出声音，另一个训练者负责完成动作，给自闭症儿童进行示范，以便他们更好地理解规则；同时，发出声音和完成动作由两个训练者分别完成，能够避免造成自闭症儿童的误解，以为是要在自己发声后再实施行为，这样就不能达到让他们注意声音的效果了。

2. 自闭症儿童的声音辨别训练

除了要训练自闭症儿童对声音的觉察，还要教会他们对各种声音语句的辨别，要让他们明白具体的某些声音是代表了什么，例如在听到“苹果”的时候，他们不应该指着香蕉，而在跟他们说“洗澡”的时候，他们不应该走进房间睡觉等。

训练从易到难，首先是辨别简单的词语。训练者在自闭症儿童面前摆几样物品，例如几种水果。刚开始数量不宜过多，一般是3～5个。当训练者说出“苹果”的时候，自闭症儿童要拿起或指着苹果。接下来慢慢地增加难度，可以增加语言的复杂性，采用问句的形式，如问儿童：“苹果在哪里呢?”随着训练的深入，还可以逐渐增加水果的种类。

（三）对自闭症儿童重复语言

重复、不断地对自闭症儿童说话也是帮助他们更好地理解语言的一种方法。自闭症儿童的脑部功能与一般儿童存在差异，他们很难马上就能理解人们的意思，因此训练者必须坚持不懈、不断地对他们重复同一句话，同时可以适当加上一些辅助措施如动作表情等来帮助他们理解。例如在表达开心的时候脸上呈现笑容，这样，儿童便能理解开心与笑容之间的关系。在对儿童进行教育时，家长需要调整对儿童教育效果的期望，给予充分的时间，让他们解读他人话语的内容。在向儿童提问时，训练者除了可以重复问题让儿童认识到我们是在向他们提问，也可以代替他们回答问题，让他们知道在听到这样的问题时是可以这样回答的。

另外，对自闭症儿童所说的话要尽量简短，越长的句子、越多的内容就越需要更高的语言理解能力。因此，在对自闭症儿童说话的时候要尽量使用短句，内容要尽量简单，避免使用复杂的长句以及双关语等。在训练的开始阶段，训练者可以先使用简单的指令语言，例如“来”、“去”、“走”等单字或者词语，然后结合相应的手势或动作进行提示，直到儿童按指令做出相应的动作。当儿童在提示下慢慢理解语言的意思之后，相应的提示就可以逐渐减少。

最后，与自闭症儿童交流时语速要适当放慢，尽量模仿儿童说话的口吻，在一些需要儿童特别关注的内容上，训练者可以故意地拖长，例如“这是很好吃的饼——干”，在重复几次后，他们就会对“饼干”有较为深刻的印象。

三、训练自闭症儿童理解语言

自闭症儿童的一个主要特点是：无论他们的语言发展看上去有多好，他们都是从字面上进行理解的。即使是那些理解得很好的人，也有可能犯各种各样的错误。如果跟自闭症患者说“路过时来串门”，说话者也许仅仅是出于礼貌，却可能引来自闭症患者的多次不必要的来访，而且可能会在不恰当的时间来访。

遇到上述情况，无论是给自闭症儿童，还是给他们周围的人，都会带来一定程度的不良影响，因此需要训练儿童理解语言的真正意思。

（一）积累词汇

词汇是语言的基础，只有理解词语的意义才能真正理解句子。我们可以在日常生活中不定时地帮助自闭症儿童积累词汇，也可以通过卡片、照片演示等直观手段来帮助儿童了解每个词所代表的意义，同时也积累他们直观的感性经验。比如在教水果类的词汇时，训练者应该尽可能地把该教的水果逐一地呈现给儿童看，儿童通过用眼睛观察、用手摸触、用鼻子闻、用嘴巴尝等不同的方法来获得关于各种水果的丰富的感性认识，并能对它们进行辨认。

在帮助自闭症儿童积累词汇的时候也要注意教会儿童认识同一词汇所代表的物体所具有的不同形态。在教的过程中要帮助儿童了解该物体的本质属性，而非仅仅停留在对某一个物体的表面认识上，以便在看到以不同形态呈现出来的物体时，儿童仍然能够准确地进行辨别。比如在教儿童“钟”这个概念的时候，训练者就要一一介绍，让他们认识不同颜色、不同形状、不同材料做成的，摆在桌上或挂在墙上的各式各样的钟，然后归纳这些钟的共同属性，最后认识到“钟”是一个计量和指示时间的仪器，上面有数字以及3根指针。在了解“钟”这个词汇的时候，抽象思维能力也得到了一定的发展。

此外，还可以通过分类训练来帮助自闭症儿童认识词汇。训练者可以要求儿童根据物品的特点把相同的东西归成一类。例如，在教会儿童“水果”这个词语后，训练者可以让儿童在蔬菜和水果堆里找出水果类。随着训练的深入可以增加物品的种类。随后可以让儿童进行更细的分类，譬如在水果中找出苹果或香蕉等。

（二）利用动作辅助理解

用实物可以帮助自闭症儿童积累词汇，理解某些词语的意思，但要让他们明白一些指令或语言，光靠实物是远远不足以应付的，这时还需要各种动作指示的辅助。

例如，在让自闭症儿童理解“给我苹果”这句话时，训练者可以坐在儿童的面前，指着儿童面前的苹果，说“给我苹果”，儿童要做的是把苹果拿起来并放到训练者手上。开始时，训练者可以用手势进行提示，先指一下儿童，再指苹果，然后指一下自己，必要时也可以抓住儿童的手，让他们拿起苹果，然后再移动儿童的手，把苹果放到自己的手上。训练过程中逐步减少动作提示，最终使儿童在听到“给我苹果”的时候，懂得将苹果拿给训练者。之后可以在儿童面前同时放苹果和雪梨，验证儿童是否真的理解训练者的话。

又如，要自闭症儿童听懂“回房间睡觉”这句话，训练者可以先喊儿童的名字，以引起他们的注意，然后跟他们说“回房间睡觉”，接着把他们带到房间让他们上床并闭上眼睛，此时再跟他们重复一遍“回房间睡觉”。经过多次训练以后，儿童便对这句话有了深刻的认识，只要听到自己的名字加上“回房间睡觉”这句话，就会明白说话者的意图。

扩展阅读3-2

怎样提升无语言自闭症儿童的理解力

缺乏理解力的自闭症儿童对外界的很多声音都没有反应，对环境变化熟视无睹，对亲人的呼唤不予理会，听不懂他人发出的指令。例如，当对他们发出“摸头”的指令时，他们却执行了“拍桌子”的动作。而对于一个正常的孩子，当你发出“摸头”、“拍手”等指令时，他们自然而然地就会做出相应的动作。这是因为他们具备这种听指令并正确模仿出动作以及正确执行指令的能力。当他们看到别人在做这种动作并说着相应的指令时，就会自然而然地将这一画面记忆存在脑子里。当他们自己需要这种动作时会立刻运用出来，这是一个正常儿童所具备的与生俱来的能力，即人们所说的“天生的”。可是由于自闭症儿童多数都伴有大脑某个组织损伤，因此存在不同的障碍，不是他们不想、不愿意去理解模仿，而是丧失了这种去理解、去模仿的能力。所以，这是无语言自闭症儿童不具备或者缺乏对外界事物、人、情景等的语言理解力的原因。一个缺乏语言理解力的自闭症儿童的康复训练是一个相当艰难而漫长的过程。

无语言自闭症儿童理解力提升的相关案例：

小宇：听一步指令时服从很好，对视也可以，眼睛里有很多想表达的意图但没有语言，在辅助下才可以发爸、妈、啪等音，可是从不主动地有意识地说；脾气很倔强，尤其对于球类的物品，只要有相关类物品在他眼前，在他能够触及的范围内他都会用最快的速度将球踢飞或打跑；认知能力一般，模仿能力还好，叫他的名字他不会看你，几乎不会回答。

像小宇这种无语言的孩子要想提升他们的理解能力就需要从多方面入手。对视、模仿、辅助是首要条件。

（1）要理解，首先要注视教师，看着教师做动作是先决条件。如果孩子连看都不看你，理都不理你，根本不知道你在干什么，那么，你所要表达的意思孩子是不可能理解的。在训练对视中，首先要训练孩子对名字的反应能力。当喊他的名字他能够看你，能够应答，这样才能争取到一个让孩子关注你的机会。而让孩子模仿你是第二步要做的。首先要让孩子有跟随的意识，有了跟随的意识才会去模仿。在最开始的时候辅助跟随是不可或缺的。在发出一个指令后想让孩子理解并照着指令去执行，往往就要辅助他们跟随你做这个动作，然后慢慢减少辅助。

很多儿童不能百分之百每次都做对指令中要求做的，可是也有很多次能做对，这就给人一个误区，认为他们理解了，接受了。其实不然，这正是他们不理解的表现，真正的理解是无论怎么变换都能百分之百做对的。

（2）对于像小宇这种对视尚可，听一步指令较好的无语言自闭症儿童，对他发出指令时要一边做给他看，一边用简短的指令加以描述。因为他的对视较好，模仿也较好，他会随着你的动作模仿出来，然后渐渐地将动作与指令结合起来。如此反复做几次，慢慢地就会对这个指令熟识并独立做出来。再做下一指令时也要边说边做。例如，发出“拍手”指令就要一边说“拍手”一边做拍手的动作给他看。这样训练一段时间后，小宇的理解力得到了一定程度的提升。

（3）在做一个新的指令动作时就需要辅助的加盟了。有的自闭症儿童的虽然有目光对视，有很好的一步指令执行能力，有很强的模仿能力，但当你对他发出一个稍复杂的指令时，他就理解不了这个动作的确切做法，为什么呢？归其原因，就是他缺乏对自身五官和身体部位的了解与认识。本体感差会严重阻碍自闭症儿童理解力的提升，所以这时就需要借助各种手段或者借用各种外界物品对他们进行刺激。辅助的办法是各种各样的，而多数应用的是身体的辅助。例如小成是一个在对视、模仿、一步指令的执行上都相当好的一个自闭症儿童。而在教他“拍肩膀”这个指令时他就理解不了，总是在拍脖子的后面或者拍前胸。这时候就要借助于身体辅助的办法达到让他理解并执行的目的。于是，训练者把他的双手放到他自己的肩膀上拍几下。如此反复几次之后他已经能基本理解并掌握了拍肩膀的这个动作，基本能挨着肩膀的位置去拍了。

（4）提升无语言自闭症儿童理解力要与生活实际结合起来。例如，教儿童表达“喝水”时，对“我要喝水”常识的理解就需要用到相关的杯子、水来让他们理解，下次在生活中碰到杯子和水就让他们对此进行有意识的行为，让儿童把指令与实际联系起来才能让他们理解，对“水”意思的理解也是同样的道理。要让他们在实际生活中训练儿童对常识的理解力。

（5）要注意发出指令的语言是否得当。发出指令的语言要尽量简短、精练。例如我们想让儿童拿红色的积木时就只需要说“拿红色的”，而不要加入过多的修饰词。如果说成“把放在桌子上的红色的积木拿来”，他们就会完全听不懂，根本不知道你在说什么，你要他们做什么。所以对理解力差的儿童发出指令时一定要用最简短的话，让他们更容易理解。

（6）对提升无语言自闭症儿童的理解力要有耐心、细心、恒心和爱心。这样才会运用各种办法，提升他们的理解能力。这是一个漫长的过程，但坚持下去我们就会发现孩子的理解能力在慢慢地进步。

——中国孤独症网，http://www.cautism.com/2007/12-10/09130950006.html.

第三节　自闭症儿童语言表达能力训练

一、自闭症儿童的发音训练

有些自闭症儿童之所以没有语言，部分原因是他们在发音方面存在困难。自闭症儿童，特别是“无语言”的自闭症儿童，由于长时间缺乏发音的活动，或者经常发出一些无意义的奇怪的声音，造成了他们在发声和构音方面与其他儿童不同，相关方面的能力比较差，需要进行特定的训练，增强他们的发声和构音的能力。有些自闭症儿童已经有了一定的理解能力，可以正确模仿成人说话时的口型，但是很难发出声音，气息明显很微弱。即使能够发出声音，但声音在音调、音量方面也存在问题，有的声音很尖，有如普通人用假声说话；有的声音很小，以致别人无法听清。因为他们对声音的区分能力差，言语器官上也存在着一定的缺陷。还有一些自闭症儿童，嘴巴、舌头等与发音有关的身体器官不能很好地活动，这同样限制了他们的正常发音，导致语音发展十分缓慢，很多音节都很难发出。因此，在对自闭症儿童进行语言训练的时候，除了教会他们表达之外，首先应该对自闭症儿童发音方面的先天不足有一定的了解，在此基础上再训练，以帮助他们更好地进行语言表达。

针对上述自闭症儿童发音方面的困难，对他们进行的发音训练主要包括以下内容及方法。

（一）呼吸训练

这个训练主要是帮助自闭症儿童了解说话时气息的变化。人的声音是由于声带和气流的相互作用而产生的，很多自闭症儿童发不出声音或者发音不流畅，都与其呼吸方式不对有着密切关系。在正常情况之下，人的呼吸是将氧气吸入肺部，而将二氧化碳排出体外，这与说话时的呼吸情况有一定的差别。前者是一个自动化的过程，气体交换的量并不会太大，只需要进行胸式呼吸即可，但在说话时，除了完成必要的气体交换外，还要完成发声的动作，呼吸量增大，仅仅靠胸式呼吸可能会导致呼吸支持的气力减弱，影响说话，因此，我们在说话时还要结合腹式呼吸。此外，我们说话时会伴随一定的气息，气息的不同会造成发音及其语音语调的不同。

进行腹式呼吸的时候，吸气时腹部会凸起，而在吐气时，腹部压缩并凹入。正确的腹式呼吸法为：开始吸气时全身用力，此时肺部及腹部会因为充满空气而鼓起，但这时候还不能停止，仍然要使尽力气来持续吸气，不管有没有吸进空气，只管吸气再吸气。然后屏住气息 4 秒，此时身体会感到紧张，接着用 8 秒的时间来缓缓地将气吐出。吐气时宜慢且长，而且不要中断。做完几次这样的呼吸之后，不但不会觉得难过，反而会有一种快感。

在对自闭症儿童进行腹式呼吸训练时可以加入一些有趣的活动。例如，和儿童一起吹气球或者是吹泡泡，用吸管来吸水，也可以利用有香味的东西来吸引儿童进行吸气等。

呼吸训练示例

例 1：闻一闻

目的：让孩子掌握正确的吸气方法，锻炼吸气肌肉群的力量。

准备：1 朵有香气的花，1 块洒上香水的手绢，1 瓶酱油或 1 瓶醋。

方法：

（1）引导孩子去闻一闻这些有气味的东西。这时您的表情很重要，要表现出闻到香味的快感和喜悦。

（2）把孩子的一只手放在您的胸前，让他们用触觉感觉他们您吸气时胸部的扩展。同样用手放到他们的胸上感觉吸气时胸部的扩展。当他们自然地吸闻气味时，就是在正确地吸气了。

例 2：吹一吹

目的：让孩子学会呼气，控制气流，锻炼呼气肌肉群的力量。

准备：蜡烛、小纸船、小纸片、气球、羽毛、吹泡泡用的小瓶和吸管。

方法：吹气时要求匀、细、长，持续时间越长越好。

(1) 点燃数根小蜡烛，让孩子来吹，看一口气能吹灭多少根，也可以一根一根地吹。

(2) 把小纸船放在有水的脸盆里，吹动小纸船，让它在水中前进。还可以吹纸青蛙、纸鸭子等。

(3) 把聚拢在一起的糖纸吹散。

(4) 吹羽毛、吹气球比赛，您和孩子一起玩，看谁的羽毛或气球飘的时间最长。

(5) 在小瓶中放入洗衣粉溶液，和孩子一起玩吹泡泡游戏。

注意：开始教孩子吹气时，把他们的一只手放在您的嘴前，让他们感觉呼出的气流。吹气前，让他们知道要深深地吸一口气，才能吹得时间长。

例 3：深呼吸

目的：在学会吸气和吹气的基础上，更熟练地运用呼吸器官。

准备：选择一个安静的房间或空地。

方法：您先给孩子做示范，注意站的姿势。两脚分开站稳，距离和左右肩齐，双手下垂，脸向前看，胸部和颈部挺直，保持精神饱满的状态。吸气时双手向前向上平伸举起，两臂举至头顶上为止。随着两手向上移动，气流慢慢从鼻孔吸入，逐渐吸入大量气流。吸气完成之后便往外呼，呼气时双手从上向左右平臂下落，落到向下垂直为止。要做到“吸气一大片，呼气一条线”。另外注意不要端肩，要用鼻吸气，用口鼻呼气。①

（二）声调与音量训练

自闭症儿童说话时的语调一般比较平淡单一、毫无感情，不会使用合适的声调是自闭症儿童最普遍的问题，而且他们说话的语调经常比较高，常常发出尖锐的声音，他们似乎不会控制音量。有的儿童可能会使用语言，但仍旧不容易让人理解，因为他们的声音非常低。

针对自闭症儿童这方面的不足，训练者可以首先让儿童做“嗓音训练”，促使自闭症儿童活动声带，统合声气，尽量放开喉咙发出响亮的声音。其次，

---

① 自闭症家庭训练手册共享．中国孤独症支援网，http：//www.guduzheng.net/2009/7/21108.html，2009.

要对汉语拼音中的六个元音“ɑ、o、e、i、u、ü”及其四个声调进行练习。因为在发这六个元音时，声音会比较洪亮，同时可以选择儿童喜欢的、适合的儿歌或者绕口令让他们进行反复的练习。

训练过程中要注意教会儿童正确的口型和舌位，各元音的发音要领如下表：

表 3－1　汉语拼音元音发音要领

元音	发音要领
ɑ（啊）	发音时，嘴巴要张大，舌头稍微离开下牙齿背，舌头的高点在舌面的后部，和硬腭后端相对
o（喔）	发音时，嘴唇自然微圆向前撮，舌尖稍微向后收缩，但不与下门牙接触，舌高点和硬腭后部相对
e（鹅）	发音时，唇形自然微扁，舌尖稍微向后收缩，离开下牙齿背，舌高点和硬腭前部相对
i（衣）	发音时，唇形扁平，嘴角展开，舌头抵下牙背，舌面前部隆起，和硬腭前部相对
u（呜）	发音时，唇形尽量收圆前撮，舌头向后收缩，离开下牙背，舌高点和硬腭软腭前部相对
ü（鱼）	发音时，唇形收圆，舌尖离下齿背，舌高比 i 略低、略后

为了做到发音正确，训练者可以用压舌板、筷子、勺子等工具来帮助孩子纠正舌位。

（三）构音器官的训练

简单的肌肉动作的模仿能力几乎是一切学习的基础，有助于自闭症儿童日后的语言训练。构音器官，包括口唇、舌头等，在发音时位置和形状的改变都会引起声音的变化，从而发出不同的声音。有些自闭症儿童虽然可以发音，却总是不能发出正确的音节，此时即使不断对儿童重复正确发音也很难使其发出正确的音节，原因不在于他们不懂，而是他们模仿发音动作十分困难，这时我们要用各种方法训练与构音有关的各个身体部位，使这些器官的机能恢复，在说话时能协调配合，体会嘴、舌、唇等在说话时感觉，特别是能准确模仿训练者说话时嘴巴和舌头的形状。

1. 口唇练习

先是唇的张合练习。在我们说话时，嘴巴有时候张开得大，有时候张开得小，有时候要合起来，通过嘴巴的张合，嘴唇的活动，我们可以发出不同的声音。要正确发音，离不开发音时双唇的正确形状。自闭症儿童所说的话含糊不清，与嘴唇的活动不正确有关，针对这一特点进行口部练习，有助于儿童正确发音。

首先让自闭症儿童重复张嘴和闭嘴的动作，活动脸部肌肉；接着可以训练儿童通过变化嘴巴形状发出不同声音：把嘴巴张大，发出“啊”的音；把嘴巴圆起来，发“喔”的音；把嘴巴扁起来发“鹅”的音；把牙齿对齐，发“衣”的音；把嘴巴小圆起来，发“呜”音；把嘴巴翘起，发“鱼”的音。然后学习活动双唇发出其他声音：双唇的发音“爸爸”、“婆婆”等带声母 b 和 p 的音，唇边音“啦”等带声母 l 的音，以及唇齿音“发”等带声母 f 的音。

2. 舌部练习

舌头在发音中也起着重要的作用。通过舌头的活动，或伸或缩，或平或卷可以发出不一样的声音。自闭症儿童的舌头运动少，得不到应有的锻炼，活动起来不灵活，动作缓慢，影响发音。适当地活动舌头有助于加强舌头的灵活性，使儿童发音更加清晰，说话更为流利。

下面介绍一套可以锻炼舌头灵活性的“舌头锻炼操”：

（1）顶舌头：舌尖用力顶左腮，顶得越鼓越好，然后以同样的办法顶右腮，一下左，一下右，反复多次。

（2）伸舌头：舌头向嘴外慢慢伸，伸得越长越好，然后快速缩回来。

（3）卷舌头：舌尖顶住上齿龈，舔着上腭往后钩，钩得越深越好。但不要把舌头伸疼。然后舌头舔着上腭慢慢恢复原位。

在做“舌头锻炼操”时，为了增加趣味性，可以用鼓点或音乐作为伴奏，同时适当与发音训练同步进行，在活动舌头时同时让儿童发出声音。发音时舌头要用力，嘴巴要张开，每个音节的发音都响亮有力且清晰，让舌头的各个部分都可以得到充分的锻炼。

二、自闭症儿童自发语言的训练

要让自闭症儿童开口说话，有许多方面的工作要做。其中非常重要的三个环节是：①训练者要善于发现并利用孩子的兴趣爱好；②训练者要运用适当有效的辅助与消退手段；③训练者要奖励孩子的沟通与语言行为。例如，一个孩子喜欢大人为他们挠痒痒，家长发现后可以一边为孩子挠痒痒一边示范性地说：“挠痒痒。”然后，家长停止挠痒痒和语言示范，示意让孩子说“挠痒痒”后，才用为他们挠痒痒作为奖励。

在教育自闭症儿童的时候，首先应该要找到他们所喜欢的，能吸引他们的事物或事情，然后以此来激发他们学习的兴趣，语言训练也是如此。也许对于大部分自闭症儿童来说，他们没有说话、表达的强烈欲望，但他们和其他孩子一样都有希望得到满足的需要。因此，发现自闭症儿童的需要，根据他们的需求设计训练方案能更有效地教会他们开口说话。其次要善于利用生活情境，比如说儿童喜欢吃香蕉，就在每次给他们香蕉前问“这是什么”或者“这是什么颜色”，如果说对了便把香蕉给他们。

在自然情境下进行示范、时间延宕及提示对自闭症儿童自发语言的训练有一定的效果。有研究发现①，在自然情境中，包括教室内外和家中运用此方法对自闭症儿童进行训练，自闭症儿童的自发语言能力有所提高，口语主动表达能力有所增强。示范是让儿童在观察他人行为中学习或改变行为，以标准行为指导学习，避免过多地尝试错误，让学习直接而有效；延宕时间是延长反应时间来增加个体反应比例，可用于改变个体行为，增进语言能力等；提示是补充刺激使目标更为明确。研究首先探讨应用延宕时间策略，在实验过程中配合口语与图卡的听、视觉，躯体的提示，以及示范等教学策略，教导自闭症儿童产生自发语言的成效。研究对象为12～16岁的自闭症青少年，结果发现延宕时间策略能够有效地增进自闭症儿童的自发语言能力，实验组在学校情境中的自发语言率也有显著的提升，类化效果同样明显。随后，研究者探讨示范、时间延宕及提示策略介入6～11岁自闭症儿童自发语言的成效，结果发现自闭症儿童的自发语言出现率皆有显著的提升，教学策略可以使自闭症儿童有效地学习适宜情境的社会沟通技能，且能排除类化问题。

1. 示范

在训练自闭症儿童的自发语言时，示范是一个重要的方法，训练者平时应主动向自闭症儿童示范应该说的词句，而不是等到他们说错了再告诉他们错了，然后加以纠正。训练者可以通过对孩子正在从事的活动进行描述，为孩子示范如何运用主动语言。例如自闭症儿童正在画画时，训练者可以在旁边说：“我在画画，拿笔画画，在纸上画画，画直线……”这样的示范主动语言，比起先向孩子提问，再由孩子回答的作用更大，对自闭症儿童更为有益。此外，示范的时候尽量使用简短的语句以方便自闭症儿童学习。在儿童学说话的初期，尽量不要用太复杂的语句、长句，而选择简单的短句，这样他们

① 王大延，曹纯琼．示范、时间延宕及提示对增进自闭症学童自发语言之成效研究．台北市立师范学院学报，1998（29）：291～315.

会更容易理解，也更有可能对语句进行模仿。示范的语句应该与儿童语言发展水平相当。

2. 时间延宕

在与自闭症儿童进行沟通的时候，适当的等待或期待是有必要的。在跟自闭症儿童说话后，可以不必要求自闭症儿童马上给予反应，给其适当的反应等待时间（5~10秒）。在等待的过程中，训练者可以通过表情，让自闭症儿童知道你在期待着他们说些什么或者作出回应。一旦自闭症儿童开口说话，训练者应马上给予强化。表情可以包括目光对视、头或者身体稍微向孩子靠近、眉毛往上等。

3. 提示

提示包括语言提示、手势提示、躯体引导提示等。提示是为了协助自闭症儿童作出正确的语言反应。

三、自闭症儿童语言重复的矫正

语言重复，即对他人的话语进行机械复述，是自闭症儿童一个比较明显的症状。自闭症儿童的语言重复现象实际上是他们把从听觉中枢获得的语音信息储存起来，或者是直接传递到语言表达中枢而跳过了语言理解中枢所造成的。正是因为他们没有对语言进行分析加工，导致了他们的语言理解能力极低。语言重复又可以分为即时语言重复和延迟语言重复两种。

即时语言重复是指自闭症儿童在听到他人说话以后马上进行重复。例如，他们听到别人说“你好吗”就会跟着说“你好吗”。此时，他们虽然有开口说话，看似在对他人的问候进行回应，但是实际上他们并不了解“你好吗”的意思，而只是简单地机械重复。延迟语言重复是指自闭症儿童在一段时间之后会重复之前听到过的某些字、词、句子、整首诗或者是歌曲。例如，有些儿童会突然喃喃自语，说出一些电视广告的内容，这是他们之前在看电视时候听到的，他们并没有在当时听到后就马上重复，而是一段时间之后才把当时听到的内容说出来。自闭症儿童的这些语言重复说明他们只对语音有记忆能力，而对语言的意义难以理解。针对这种类型的语言重复的矫治，目前仍然没有比较有效的方法。一般的做法是不予理会，既不去刻意地进行矫正，但也不去强化他们的这种行为，同时在日常生活中配合当时的情境，尽量多地制造教他们说话的机会，还要帮助他们理解语言的意义。一般认为，自闭症儿童往往是在不理解别人的问题或要求时就会有即时语言重复的现象。而当他们学会在这种情况下如何反应后，这种语言重复的现象就会减少。就像普通儿童一样，刚开始学习说话是以模仿重复成人为主，而随着学习的深入，这种情况会逐渐减少甚至消失。

还有另一种情况同样属于延迟语言重复，例如自闭症儿童会说："你要不要喝水?"其实他们想要表达的是："我想喝水。"但因为之前他们听到别人这样问他们的时候，他们便能得到水喝，因此当他们渴了，便重复这句话。这种情况也是把之前所听过的话语重复出来，但跟上面提到的语言重复不同，这种语言重复是有意义的。由此可见，语言重复有时有其特定的作用，尽管表达的方式非常古怪。比如上面的例子中，虽然自闭症儿童说的是"你要不要喝水"这个问句，但这句话对他们来说就是"我想喝水"这个意思，因此对这种类型的语言重复的矫正的关键，在于帮助他们把"你要不要喝水"替换成"我想喝水"，让他们理解这些句子的具体意义。具体的矫正方案可以根据自闭症儿童的具体情况，参照本章第一节介绍的方法来进行设计，这里就不再作重复介绍。

一般来说，并不是所有自闭症儿童都有语言重复的现象，也不是所有表现出语言重复现象的儿童都是自闭症儿童。其实很多幼儿在初学语言时都或多或少地模仿重复其他人讲过的话，这种模仿同样有即时与延迟两种情况。区别在于：一般儿童语言模仿的内容往往非常有限，比较常见的是他们会模仿一些超出他们语言理解能力的词汇，而且这种语言模仿表现出来的时间也比较特定，通常在他们 2 岁左右开始学话的时候；而对于自闭症儿童，语言重复的现象往往具有普遍性和持久性，需要经过特定的治疗才会慢慢地减少。

自闭症儿童的语言教育与训练是一个漫长的过程。首先，应该在训练开始之前对他们的基本情况有所了解，例如测试他们语言发展的程度等。其次，要拟定学习的目标，具体地列出自闭症儿童应该增加或减少哪些行为，要学会哪些内容等，且要注意循序渐进，对于没有语言的孩子不要期望他们能学会说出一整句话，而是先让他们学会发音，再学会说字，然后再慢慢训练他们说出一句话。自闭症儿童的抽象思考能力有缺陷，他们不懂得举一反三，因此训练者要尽量通过实物来帮助他们学习和掌握语言和沟通技巧。对于他们的一些语言，训练者要加以分析，这些语言仅仅是无意义的重复还是他们由于不理解而使用了别的语言来表达与句子意思相近的意义。在训练的时候也要避免一成不变，各种语言训练方法各有其优缺点，训练者应该灵活运用，同时在不同的阶段及时调整。

扩展阅读 3-3

培养沟通意愿的案例

瑞瑞，今年 7 岁。能认识很多字，与人对话也比较顺畅，但很少主动发起谈话，也不愿回答问题，习惯于听指令，说话时经常是自顾自地，好像对方听不听都无所谓的样子。经过观察，教师发现他不知道如何与人沟通，如不知道确定沟通对象，不知道沟通是互动的，不理解沟通的过程和结果——没有过程就很难有结果，也没有感受到沟通的乐趣，因此对于有语言的瑞瑞来说，把握好谁是沟通对象，理解沟通行为的过程是首先要学习的。

我们设计了一些活动来帮助他明确沟通对象。在预先接触中，我们知道他最喜欢姐姐（从外面请来照顾他生活的家庭服务员，今年 18 岁）、爸爸（工作很忙，只有周末带他出去玩），妈妈平时与他在一起的时间很长，总管他，他不喜欢跟妈妈在一起，但比较听妈妈的指令。由此我们商议后决定以姐姐为进行沟通对象训练的人选。活动主题包括“姐姐在哪儿”、“我找姐姐干什么”、“姐姐要找我”、“我不找姐姐行吗”，把这些活动安排在日常生活情境中，主要是让瑞瑞能确定找谁沟通。因为他喜欢姐姐，所以很快就掌握了每个环节，然后主题换成爸爸下班后的“找爸爸”。因为没有做好情绪调整，找妈妈做沟通对象的活动放在情绪调整以后再进行。

接着就是理解沟通过程的训练。沟通行为不是下命令（不是直接提要求、对方必须执行），也不是直接等待下命令后执行，不是只回答问题，也不是只提问，而是互相商量，互相表述不同的或相同的想法让对方知道，这在前一阶段训练的基础上进行，重点是与姐姐的沟通。我们告诉姐姐的训练原则是：视他提出要求的急迫性而决定交谈回合，如他很渴时要水喝，就先马上给少部分水（如倒一瓶水的六分之一）让他喝，同时姐姐也开始倒这瓶水的一大半自己喝，等他喝完马上再要时，姐姐开始问：“还要多少？”瑞瑞说：“一瓶。”姐姐说：“没有一瓶，就这么多，要多少？”瑞瑞说：“都要（有时还说一瓶，姐姐就再重复一遍）。”姐姐说：“要这么多，都给你我就没了，我也渴。”这时若瑞瑞已经不耐烦了，姐姐就再倒一少部分水给他。本训练回合到此结束。过一小时左右，下一个训练回合还是围绕喝水或喝饮料。瑞瑞说出喝水后，姐姐直接拿小半瓶，先问要多少，并教瑞瑞说都要，然后都给，此回合结束。再过半小时左右（时间根据活动环境调整），拿出一瓶饮料，瑞瑞会马上说喝水，重复前面的环节，待瑞瑞说出“都要”后，不都给他，姐姐说："我也想喝，你给我多少？"让瑞瑞说出给多少并让他给姐姐倒饮料，再问："你喝多少？"说完后倒饮料给他。此过程主要让他了解对方也有想法、要求，要相互满足。需特别提示的是，沟通过程训练一定要视儿童情绪状态决定回合次数，即适度把握沟通程度。

在确定自闭症沟通对象、了解沟通过程后就要进一步养成沟通习惯（变成习惯化的行为，沟通意愿随之发展）。我们与姐姐、妈妈商量，让他们尽可能"管好"自己的脑、嘴、手，即不要随时揣测瑞瑞的需求并情不自禁地帮他完成，如果帮他完成他的需要都已满足，就没有沟通的需求了。要养成沟通习惯就要从需求处入手，姐姐、妈妈和爸爸都要学会"装糊涂"，如瑞瑞喜欢坐车出去玩，到了车前姐姐就问："去哪儿？"不回答姐姐就不上车，并说："哪儿也不去我就回家了。"然后再问一遍，瑞瑞说："超市。"姐姐上车后继续问："哪个超市？"或爸爸问："怎么走，往哪边开？"要装得很逼真，这时瑞瑞就不得不对话了。再比如，上超市、外出吃饭、逛公园等都要问，要是开始他情绪不好就先不问，等逛了一会儿、玩了一会儿再交流。但在一定时期内要抓紧沟通，一气呵成，不久瑞瑞说话的习惯就养成了。

对于有语言沟通能力的自闭症儿童来说，培养沟通习惯十分重要，但一定要在理解沟通过程的基础上进行，否则容易从只习惯于回答变成只习惯于提问，还是达不到沟通训练的目的。

——极光论坛，http：//ibbs. ci123. com/post/8067. html.

第四章

自闭症儿童的智力开发

有人认为，自闭症儿童往往很聪明，这是一种误解。据统计，在所有自闭症患者中，大约有70%的人有不同程度的弱智问题。同时，大多数自闭症儿童表现出智力发展的失衡，如操作智商高于言语智商、记忆能力优于理解能力等。在对自闭症儿童的研究中，发现他们拥有优秀的局部加工的能力，但整体加工的能力很薄弱；具有良好的表象思维能力，但抽象思维能力和语言加工能力很低下等。有一部分自闭症儿童发展了孤立的而且常常是超凡的才能，远远超过正常的同龄儿童的水平，如出色的机械记忆、数学计算、日期推算能力和拼图技能等，被称为“能力孤岛”。但总体而言，自闭症儿童的智力发展存在诸多缺陷，因此，对他们进行智力开发非常重要。

第一节　自闭症儿童智力开发的意义

对比正常儿童，自闭症儿童对外界信息加工的特殊形式一定程度上阻碍了其认知能力的正常发展，他们的认知能力的发展同时又制约着其社会性的发展，因此对自闭症儿童进行智力开发就显得尤为重要。但是，由于自闭症儿童的认知加工的特殊性，对其进行智力开发时要注意从他们的特殊性出发。

一、自闭症儿童智力发展的特点

一般所讲的智力，即认知能力，是指人脑加工、储存和提取信息的能力，包括注意力、观察力、记忆力、想象力和思维能力等。若要获得对客观世界的认识及各种各样的知识，这都要依赖于人的认知能力。由于自闭症儿童的智力受到不同程度的损害，因此呈现出千差万别、各具特色的智力发育的异常状态。

在视觉、听觉、触觉等感知觉方面，自闭症儿童存在不同程度的感知觉异常。自闭症儿童往往无法正确接受输入的感觉刺激，对大多数的事物不是过度反应就是过于漠视。例如，他们可能撞到或踩到别人而毫无反应；然而他们对于某些持续的声音或小细节又会过度反应，比如房间里持续的杂音或地上的小洞。在注意方面，他们往往多动，难以集中注意力，这妨碍了一般认知活动的进行；在他们感兴趣的东西上又表现为注意范围狭窄、执拗、难以分心，但常常无视有意义的整体结构。在语言发展中，他们不能组织学习过的词来进行交流，语言表达能力低下。在记忆方面，他们有着良好的机械记忆能力，能将无意义的材料以“照相式”的能力进行记忆，但是却不能对这些无意义的材料进行编码，因此在需要进行“再认”、“回忆”等任务中，呈现出记忆能力低下。自闭症儿童缺乏想象力，在游戏中不能与伙伴们共同遵守一种规则，不能在游戏的每一步骤中去揣度别人的想法和做法。他们在假装游戏中，扮演困难，不懂伪装。在思维方面，他们不能理解事物之间的相互关系，也不能对信息进行有意义的加工，思维呆板、不灵活，抽象概括能力和判断推理能力发展落后。

自闭症儿童与正常的儿童相比在认知方面存在以上诸多缺陷，但在不同的自闭症儿童身上有不同的表现。很大程度上，自闭症是一种特异性的障碍——虽然有些认知功能受到损害，但却保留了一些其他的功能，甚至还十分出众。一些自闭症儿童常常具有所谓超凡的“能力孤岛”，例如出色的机械记忆、数学计算、日期推算能力和音乐、绘画、拼图技能等。这些在某方面表现出超常能力的自闭症儿童被称为自闭症专家（autistic savants）。但是他们往往不能解释自己独特的技能，而且这些技能的范围也经常受到限制，例如，只能演奏某一种类型的曲子或者只能对某一段时间进行日期推算等。

二、自闭症儿童智力开发的重要性与局限性

在典型自闭症中，根据自闭症儿童智力的损害程度分为高、中、低功能自闭症，其中智力损害最严重的为低功能自闭症，智力损害最轻的为高功能自闭症。一个人的智力水平的高低表现为其认知能力的高低，人的认知能力是其认识世界的一般能力，它能制约人的社会认知的发展。社会认知是指一个人对社会群体、人际关系、社会生活事件和社会规范等的认知，它是智力在社会生活领域中的具体运用。其实，任何的认知活动都离不开我们的认知能力——智力，我们通过对物理世界的把握来获得这种认知能力，经过引导和教育，不断地把它迁移到对社会生活的认识中。社会认知、社会情感和社会行为这三者构成人的社会性。一个人如果对社会生活不能正确认知的话，

那他的情感就难以健康地发展，从而也不可能获得适合、恰当的社会行为。因此社会认知是社会性发展的基础，它的发展最终影响到人的社会性的发展。

社会认知主要是对人与人之间关系的认知，这种具有内隐性质的关系又处在不断的变动中，它受到互动双方的观点、信念、情感、动机和目的等的影响。然而，自闭症儿童往往缺乏这种社会认知，他们很难理解他人的想法、情感、动机和行为等。他们很难从他人的角度去认识事件和评价事件，这使得他们的社会性发展受到极大的阻碍。因此，要促进自闭症儿童社会性的发展，必须要培养他们的社会认知能力，开发社会认知所需要的一般智力。

对自闭症儿童来说，若其认知能力得不到提高，则根本不能自理自立，更加不可能适应社会，独立生活。一个家庭自闭症儿童的出生，往往会给这个家庭带来长期的经济负担和身心压力。因此，开发自闭症儿童的智力，提高其社会适应能力，不仅对其自身，而且对其家庭、社会都显得非常重要。要提高自闭症儿童的能力，不仅需要良好的家庭、学校教育，还需要广泛的社会支持。然而，自闭症是一种终身疾病，将伴随自闭症患者的一生。对自闭症儿童的持续、积极、正确的引导和教育虽能使他们渐渐获得部分社会适应能力，但是自闭症儿童还是很难像正常人一样回归主流社会，因此，教育者要有足够的耐心和合理的期待。

三、自闭症儿童智力开发的着手点

人们常常用知识和动作技能的获得来衡量智力开发的结果。然而，知识和技能并不等同于智力，有些自闭症儿童拥有大量的信息和丰富的知识，但不能应用这些知识去解决实际问题，获得社会适应能力，他们缺乏必要的思维理解能力，他们的思维能力并没有发展起来。因此，对自闭症儿童进行智力开发要特别注意其认知特点，让他们的相对优势能力得以发展，并针对他们的弱项提供特别的辅导，帮助他们提高社会适应能力。

首先，要把握智力发展和早期治疗的关键期。自闭症治疗的关键是早期发现、早期干预，以促进自闭症儿童的脑的发育和智力的发展。对自闭症儿童的智力开发要从基本的感知觉开始，以自闭症儿童感兴趣的感知觉方式进行训练。感知觉异常是自闭症儿童的特征之一，有的儿童偏爱视觉刺激，有的喜欢听觉刺激，有的习惯触觉刺激等。以他们偏爱的感知觉方式为起点，不断增加新的刺激，既能增加其参与的积极性，又能防止其注意力涣散。同时，进行相同活动的时间不宜过长，要增加活动的多样性和变化性，以防止自闭症儿童形成重复刻板的行为。

其次，对自闭症儿童的智力开发要全面。智力的开发需要从注意力、观察力、记忆力、想象力、思维能力等多方面着手，促进自闭症儿童认知能力的全面发展。另外，自闭症儿童的主要认知障碍在于他们只注意到局部，不能看到整体，更不能理解局部和整体的关系、理解深层次的含义、建立社交关系，所以在开发自闭症儿童智力时要特别注意培养这一方面的能力。

最后，对自闭症儿童的智力开发要注意与实际相结合，增强其解决社会生活中实际问题的能力。在对自闭症儿童的教育中，要注意到虽然物理世界和社会生活的认识对象不一样，但是所需要的心理能力是相同的。因此，对自闭症儿童的智力开发要以对物理世界的不断认知为起点，慢慢迁移到社会生活的认知活动中，最大限度地促进自闭症儿童的社会性发展。

第二节　自闭症儿童注意力与观察力的训练

注意力和观察力是其他高级心理活动的基础，因此在对自闭症儿童的智力开发中，注意力和观察力的地位非常重要。在对自闭症儿童进行注意力和观察力的训练时，要依据其这两个方面的特点进行，为更高级的认知活动打好基础。

一、自闭症儿童注意力的特点及训练

（一）自闭症儿童注意力的特点

常常可以看到自闭症儿童在别人与他们交谈时，他们表现出冷漠和忽略，四处环顾，注意力不能集中。自闭症儿童常常给人“听而不闻”的感觉，上课时对教师的提问不理不睬，有时甚至会离开座位或离开教室，影响课堂教学，这也使得他们很难接受正规的教育。自闭症儿童比别人需要更多的时间来实现在听觉和视觉信息之间转移注意力，在与人过多联系时就会紧张和不舒服。

注意是指心理活动对一定对象的指向和集中。注意包括有意注意和无意注意。有意注意指的是个体对一定事物有目的的，需要一定意志努力的注意，它是个体积极主动的注意。无意注意是个体没有目的的，不需要意志努力的注意。自闭症儿童的注意力障碍表现为缺乏对一定对象的指向和集中，注意的组织和维持作用差，即他们缺乏有意注意，很难排除无关的、有干扰作用的刺激，而使自己的注意力集中在当前的活动上，并且自闭症儿童不能与他

人产生共同注意。在注意的选择性上他们又表现得比较极端，有时对外界的刺激表现出漠不关心，有时又出现明显的“过度选择”，即面对多种刺激时，过度关注其中的某一种刺激，并且仅对这一种刺激作出反应。

对于自闭症儿童感兴趣的事物和活动，他们能在长时间里保持集中的注意力，持续的时间之长通常让人吃惊，但是他们注意的范围很狭窄。例如，一些自闭症儿童喜欢计算、推断日期、音乐、绘画、记忆地理位置或旋转身体等，他们表现得几近痴迷；有的自闭症儿童喜欢某部影片，他们能一遍又一遍地反复观看，并且观看时能马上安静下来，全神贯注地投入其中。然而，对于他们兴趣范围之外的事物和活动，他们的注意力涣散，长时间处于无意注意的状态。在受到成人监督的情况下，他们的注意力才能维持一段短暂的时间。一旦这种监督撤离，他们又回到无意注意的状态。

自闭症儿童在持续注意与切换注意上有困难，受视觉登记、记忆等其他心理要素的影响，他们对新刺激的定向和分类都有问题。对于自闭症儿童，他们的注意力更倾向于对物的注意而不是对人的注意，如果把他们带到一个陌生的房间，他们可能更多地注意到房间里的东西，而对房间里的人不感兴趣、视而不见，这使得他们在社会认知方面感到非常困难。

同时，他们对一个事物的注意常常集中在细节方面，因此自闭症儿童对于事物的变化非常敏感，但是他们常常忽视事物的整体。有研究者认为，唤醒调节的缺陷导致了自闭症患者的注意力问题。由于脑干觉醒系统的过分活动，相应减少了此部分筛选刺激的高度警觉性，即经常出现都注意或都不注意的情形。自闭症患者处理过度唤醒的行为方式是过度选择性，即过分追求不变、狭隘的兴趣范围和有限的关注焦点。但这种注意力缺陷在高功能自闭症患者身上比较少见。

（二）自闭症儿童注意力的训练

1. 自闭症儿童注意力训练中的注意事项

首先，训练活动和任务的时间长度要适宜。有些自闭症儿童注意能力有限，因此，在给他们设计安排活动时，要充分考虑到他们注意力的特点，在同一活动或任务上进行的时间不宜过长。要恰当使用任务变化的方法，即把不同的训练项目，或者儿童已经学会的任务和新的任务夹杂在一起，而不是让儿童持续地学习同一任务。由于自闭症儿童的注意力有限，长时间地教其同一新的任务可能会使他们出现问题行为，而且学习的效果也不会很好。所以要避免让自闭症儿童长时间地做同一任务。此外，训练者在为自闭症儿童选择任务时，要注意这些任务既要与他们的功能水平相吻合，又要与他们的自然年龄相协调。

其次，要选择合适的活动环境和刺激物。要简化教学环境，教学环境应比自然环境更简单。环境布置得越简单，干扰就越小，越有可能使他们对训练者的指令作出反应。因此，选择进行活动的房间不宜过大，也不要拥挤，刺激物要单一，墙壁上最好不要有装饰，以免分散他们的注意力。但是，对于自闭症儿童的训练活动要适度变化，因为他们的注意力集中时间较短。同时，活动内容中的刺激物最好选择自闭症儿童所偏爱的认知方式的刺激。例如，有的自闭症儿童偏爱视觉方面的刺激，就可以先借助视觉刺激来训练其注意力，慢慢地再增加其他方面的刺激。

再次，要通过各种活动培养自闭症儿童的注意力。由于注意不是单一的心理过程，它渗透在各种具体的认知和动作技能活动中，因此在这些活动中都可以对注意力进行训练。例如，可以通过运动训练来帮助他们改善注意力，因为运动的过程本身就需要注意力的支持。如“拍皮球”，拍球的过程中，球是运动的，而儿童对活动的物体比较感兴趣，有兴趣的东西易引起他们的注意；再比如“走晃动的平衡木”，如果不注意脚下的平衡木，就极易从晃动的平衡木上掉下来，这样儿童的注意力自然会加倍提高。经过一段时间的训练，自闭症儿童的注意力便会有一定的改善。

最后，要重视训练者的作用。训练者要能设计一个让他们从学会看到有意识地看，再到想看的活动，这样儿童的兴趣才会慢慢地建立起来。在建立兴趣的同时，训练者夸张的表情、抑扬顿挫的语调是吸引儿童注意的一大法宝。此外，训练者还应注意对儿童的反馈和强化。反馈的意义要明确，不要模棱两可。例如，在说“不”的时候不要笑，在说“好”的时候不要皱眉头。对儿童进行强化时，一定要儿童达到训练的要求才进行强化，并且强化的方式要逐渐转变到自然的状态。最初我们的强化是夸张的，是非自然性的。但随着儿童不断取得进步，要将强化的次数和强度减少到自然状态。这样做的目的在于减少他们对强化的依赖和外部控制，并使学习情境接近于日常的生活环境，使他们能将学到的内容用于日常生活。

2. 自闭症儿童注意力训练的活动设计

训练目标：培养自闭症儿童的有意注意及相对稳定的注意力，为开展学习活动打下基础。稳定的注意力表现为：看亲人时的目光不再游离；与陌生人打招呼时声音的节奏不快也不慢；能凝神做一件小事；乱跑乱动的行为减少；开始关注亲人和同龄人的活动等。

训练活动一：

训练者开始拿一些能发出声音的玩具及色彩鲜艳的图片来吸引自闭症儿童的目光，帮助他们学会看物品。当玩具第一次出现在儿童面前，训练者发出“看”的指令时，他可能还不明白“看”是什么意思。这时要帮助他将面部轻轻转向玩具处，随即训练者将玩具在他的眼前由近至远地拉开，吸引他的目光。在儿童注视到玩具1~2秒后，训练者立即把这个玩具改换成另一个玩具，以增强儿童看的兴趣。当儿童能正确表现注意的时候，训练者要给予强化，口头夸奖“真乖”、“真聪明”、“你做得很好”等或用儿童喜欢的食物、获得玩这个玩具的机会作为奖励。经过多次练习，儿童能独立完成看物品。随即训练者和儿童做看物的游戏。游戏时训练者和其他人在房子的不同位置，用时大时小、时高时低、时尖时粗的声音发出“看”的指令。儿童被成人夸张的声音所吸引，将原先学会听从看物品的指令自然地泛化到活动教学中，执行指令的速度得到了提高。因为每次呈现的玩具、图片的时间短，儿童开始有了期待看下一个物品的意识，他的有意注意能力也在“看物品”游戏中得到了培养。在对儿童的指令上，一定要简洁明确，必要时让儿童复述指令。

训练活动二：

训练者设置适当的情境，然后呼叫自闭症儿童的名字，要求儿童进行应答。应答的方式主要有语言应答、动作回应和表情回应。训练中以语言应答为主，首先训练儿童的语言应答。训练者进行呼叫后，若儿童不能注视训练者，要帮助儿童把面部转向训练者，使儿童能注视他，并辅助儿童进行应答，使其理解呼叫的意义，并给儿童提供可参考和模仿的应答方式。训练者在呼唤儿童时要注意自己语音语调的变化，以此增加儿童对训练者的注意。当儿童能独立正确反应时，训练者要撤销对儿童的辅助，并给予夸奖等强化。当这种正确应答的方式巩固后，撤销强化。另外，呼叫之后的指令要能引起儿童的愉快体验，当儿童不作应答时，不要给予后面的指令。

训练活动三：

训练者可以通过一些需要注意力集中的模仿性活动来培养自闭症儿童的注意力，比如，剪纸、折纸和仿照画画等。这里以学捏橡皮泥为例。首先，训练者拿出五颜六色的橡皮泥，让儿童选择自己最喜欢的颜色的橡皮泥，让儿童通过揉捏先熟悉橡皮泥的特性——软软的、黏黏的，要告知儿童不可食用。接着，训练者可用其他的橡皮泥做出各种各样的东西，要从易到难，先从简单的球形、柱形、长方体、正方体等到复杂的事物，如电视机、沙发、桌子、各种水果和动物等，然后要求儿童模仿。训练者捏出来的东西最好是儿童感兴趣且又易于模仿的事物。在儿童模仿的过程中，训练者要一边示范一边口述并给予指令。同时，训练者要注意观察儿童的活动，注视儿童的眼睛，当儿童成功完成某一指令时，给予即时反馈。当儿童成功完成某一物品的制作时，给予强化，并按儿童意愿处理作品（如珍藏起来）。要留意儿童的注意局限，当儿童表现出不耐烦时，要即时更改活动任务；当儿童过于沉溺其中时，要先进行唤醒，再改变活动任务。此外，训练者也可以通过玩扑克、走迷宫和小魔术等来训练儿童的注意力。

二、自闭症儿童观察力的特点及训练

（一）自闭症儿童观察力的特点

观察是按照一定的目的进行的有组织的比较持久的知觉。它以感知觉为基础，也有思维的积极参与。观察力作为一种认知能力，是人们认识客观世界和社会生活的途径，是智力的重要组成部分。在对事物、环境、人以及社会关系的认识上，观察力发挥着巨大的作用。

哈珀（Happe，1999）对自闭症儿童在积木图块和镶嵌图形测验任务上进行研究，发现自闭症儿童对视错觉图片具有优异的抗干扰能力。他认为，自闭症儿童的认知方式是局部细节加工多于整体轮廓加工，并且不能根据前后联系把各个局部信息整合在一起。他们采用自下而上而不是自上而下的方式对输入的信息进行加工。自闭症儿童的这种认知方式正好体现了其观察力的特点。如果让自闭症儿童对一个新的玩具进行观察，他们可能更多地观察某一个构件，而不是整个玩具。他们也很难理解被观察事物和其他事物之间的联系，比如，他们不能理解两张一元钱和一张两元钱是等值的，可以买到的东西是一样多的。由于他们对信息的加工方式采用的是自下而上而不是自上而下的方式，他们在对事物进行观察时就不会借助已有的信息形成预期。例如，让自闭症儿童去寻找某一生活用品，他们不会根据生活的逻辑对这个物品可能存在的地方有个预期，继而有目的地进行寻找，而可能无序地乱翻乱找或者仅仅浏览一下房间，甚至还可能手足无措，不知从何下手。

在人际关系上，自闭症儿童不善于察言观色，因此也不会见机行事。他们不能理解他人的动机、想法和目的，所以他们弄不明白“苦笑”、“假惺惺”、“讽刺”和“真诚”等，他们可能还会以为“苦笑”这种和笑相关的表情也是开心的，而不能觉察这一表情背后的真实的心理状态。

（二）自闭症儿童观察力的训练

1. 自闭症儿童观察力训练中的注意事项

由于观察能力的发展主要体现在目的性、持续性、理解性、顺序性、条理性等方面，因此在对自闭症儿童观察能力的训练中要注意培养这几个方面。

自闭症儿童对客观事物的认识，受到其动机、兴趣和注意特点的局限，因此他们在观察时可能只对一部分事物感兴趣，表现出注意力高度集中和持续兴奋，并且对它的特征和变化非常敏感，但对于兴趣之外的事物，往往视而不见，表现出观察力不足。这需要训练者在训练其观察力时，要循循善诱，以其感兴趣的事物为起点，慢慢向其他的事物转移注意力进行观察。

此外，自闭症儿童在观察时对部分的关注要多于整体，因此训练者要让他们多观察整体，慢慢养成整体意识，并使其明白部分与整体之间的关系。同时，要让自闭症儿童在观察时，学会使用自己已有的知识，对需要观察的事物进行自上而下的加工，并能对其产生预期和猜测。

最后，训练者在为自闭症儿童选择学习任务时，既要与他们的功能水平相吻合，又要与他们的自然年龄相协调。同时，训练者在训练过程中要对儿童进行适当的强化。

2. 自闭症儿童观察力训练的活动设计

训练目标：培养自闭症儿童良好的观察能力。良好的观察能力的特点：①具有明确的目的性，知道自己为什么要观察；②具有条理性和顺序性，即明白事物的逻辑和先后顺序；③具有理解性，不仅能发现事物的细节特征，还能发现事物之间的联系；④具有敏锐性，能够发觉被他人忽略的东西。

训练活动一：

训练者选择一些生活常用品或食物让自闭症儿童观察，等儿童观察完后，要儿童说出事物的特征。一般儿童说不出多少特征，这时训练者要求儿童再观察。儿童如果还是不能完成任务，训练者可以辅之言语提示或手势提示。儿童的观察对象最好先是实物，然后是图片。观察需要大量的材料，我们可以在生活中就地取材，不仅操作简单，而且随时随地都可进行。

例如，给自闭症儿童香蕉，让儿童对其进行观察。然后询问儿童观察对象的名称是什么，颜色是什么，形状是怎么样的，外皮光不光滑，它的重量如何，表面是否干净等。接着，让儿童剥开表皮，咬上一口，然后问儿童，香蕉味道是甜的还是酸的，它是软的还是硬的等。当然儿童不可能一次性说出这么多的特征来，因此训练者要有耐心，循循善诱，并在儿童回答有困难时进行提示，直到儿童回答正确为止。最后可以把这个食物奖励给儿童作为强化或者采用其他的强化方式。

训练者要让自闭症儿童先从具体的特征观察起，逐渐过渡到抽象的特征。等到儿童学会一种特征时，训练者可以让儿童对具有某种特征的事物进行归类。例如根据“软”这一特征，让儿童把具有此类特征的事物挑出来。训练者可以给儿童香蕉、棉花糖、橡皮泥、积木和书等，让儿童进行选择归类。

训练活动二：

等到自闭症儿童学会某一特征时，训练者选择一些具有此类特征的物品，然后混合一个与此特征不同的物品。儿童可先从比较物品物理特征的异同逐渐过渡到比较物品抽象特征方面的异同以及细微的差别。

例如，先拿一组完全相同（如颜色相同）的物品，再把一个与之不同的物品和它们放在一起，要求自闭症儿童找出不同的物品。如果儿童理解了哪个是不同的物品，就逐渐减少物品的数量，直到只剩下两个相同的物品和一个不同的物品。然后，在要求儿童把不同的物品交给训练者之后（还剩下两个相同的物品），立即要求儿童把相同的物品交给训练者。如有必要，就提示儿童要把这两个物品都交过来。可逐渐随机地要求儿童拿相同的物品和不同的物品。等儿童交过来时，训练者可以向儿童提问“为什么是相同的或为什么是不同的”。这种比较相同与不同的游戏也可以利用图片来进行。

训练活动三：

训练者可以从训练自闭症儿童认识周围环境入手来培养其观察能力。先让他们认识家里的布置和物品的摆放。例如对客厅的认识，先让儿童仔细观察一下客厅，然后依次询问儿童家具或小物品的位置，比如电视机在哪里，哪里挂着大钟，窗上挂着什么，桌子上面有什么（下面有什么，旁边有什么），沙发摆在什么东西的旁边等。当儿童回答问题有困难时，训练者可以进行提示。当儿童观察完自己家的客厅之后，训练者可以辅之其他的客厅的图片，然后让儿童进行比较（如这两个客厅里有什么相同的东西，有什么不同的东西），借以让儿童明白一般客厅都会有什么东西。同样，还可以让儿童观察厨房、卧室、浴室等。对于一些功能性的器具的作用和位置，训练者可以先询问儿童知不知道，如果儿童不知道，训练者要向儿童说明。比如厨房里面的排风扇或抽油烟机的功能是什么，家里的工具箱一般放在哪里，如果要找针线盒可以从哪里找等。这些问题儿童一般难以答上来。训练者这样做一来可以帮助儿童观察生活环境，培养其观察力；二来也帮助儿童增加生活常识。

接着，训练者可以给儿童布置任务，让其去碗柜里拿个碟子过来，再去卧室找针线盒来，然后去浴室找肥皂等。这些任务有的可能只是去常规的地点找出熟悉的物品，这些物品出现在儿童的视线内；有的可能受到遮盖，还需要一番寻找才能拿到。这个训练要从易到难，从可以直接拿取到要经过一番寻找才能获得。当难度增加后，训练者要予以辅助，要告诉儿童找东西的策略方法（如这个东西可能会放在哪里，要按顺序寻找；找过的地方不要再重复寻找，要保持耐心，继续寻找等）。从这个寻找的游戏，又可以引申到躲猫猫游戏，训练者可以先藏起来然后让儿童来寻找。或者是找物游戏，比如训练者把一些玩具藏在一间房子的各个地方，然后让儿童去寻找。训练者要对儿童给予提示和辅助，帮助儿童一同完成。

训练活动四：

训练者可以通过认路练习来培养自闭症儿童的观察能力。例如，去家附近的商场购物，在去的路上，训练者让儿童观察一路上的标志性建筑和标记以及路径和方向等。来到商场后，训练者给出儿童要买的东西的清单，然后让儿童根据商场的标记去取东西。训练者在一旁要提供帮助和提示，并告诉儿童哪些东西属于一类，会放在一起，商场里的哪些标记提供位置信息等。在回来的路上，可以要求儿童根据之前来时记的标志性建筑和标记、方向和路径认路回家，训练者可以进行提醒和辅助。

此外，训练者也可以选择带儿童去公园、游乐场、动物园等地游玩，让儿童根据手上的地图和路标去寻找要去的景点或要玩的项目或要看的动物的位置。这些任务要求比较高，因此训练者首先要教儿童怎么辨认地图和路标，同时还要不断地提供辅助和提示。当到达一个目的地时，要求儿童观察周围的事物，如景区里有哪些景物及其特点，并观察其中的人物及其活动，或者游乐场里娱乐设施的形态以及其中的人物及其活动，或者动物园里动物的形态特点以及人们的活动，等等。

训练活动五：

训练者可以让自闭症儿童通过观察他人的活动或工作来培养其观察能力。比如给儿童一个没有玩过的玩具，训练者在旁边示范玩法，要求儿童一边观察一边模仿，必要时训练者可以提供提示和帮助。或者通过观看他人踢毽子、打球等活动来进行观察并模仿。也可以通过观察他人其他活动（如搞卫生），要求儿童一边观察一边口述他人具体的活动步骤（如先洗抹布，然后拧干，再抹桌子等）。

第三节　自闭症儿童记忆力的训练

记忆帮助人类保存过去的知识经验。自闭症儿童的认知能力和社会适应能力要发展自然离不开记忆的参与。自闭症儿童记忆力的特点突出体现在其良好的机械记忆上，因此在训练其记忆力时，要善于把握其“照相式”记忆的特点，不断培养其对信息进行理解和整合的能力。

一、自闭症儿童记忆力的特点

记忆是指在头脑中积累和保存个体经验的心理过程。认知心理学认为，记忆这一复杂的过程体现在对信息的编码组织、存储和提取利用上。记忆作为一种基本的心理活动，与其他的心理活动密切联系着。人们在分辨和确认周围事物时，需要以过去的经验作为支撑，这就要求记忆的参与；在解决问题时，知识经验也起着支持作用。因此，记忆力是智力的重要组成部分，它在人们的学习和生活中起着举足轻重的作用。

研究发现自闭症儿童的机械记忆和识别能力基本没有受损，因此自闭症儿童的记忆特点主要体现在良好的机械记忆的能力上。大部分自闭症儿童对数字、文字符号的机械记忆较好，特别是语言能力强的自闭症儿童在这方面表现不错。他们通常能背诵很多东西，有的能背很多诗词，有的能背很多地名及交通线路，有的能背万年历，有的能背列车时刻表等。他们对直观的非语言材料识记好，对抽象的事物记忆差，如对计算单位、药剂量等信息的识记有困难。

哈珀和弗瑞斯（Happe & Frith，1999）对自闭症儿童在镶嵌图形和积木图块方面的测验进行了研究，他们认为自闭症儿童主要是通过图像符号，而不是通过言语意义进行思维的，这让他们可能会像照相机或录音机一样去保存对周围世界的记忆。在对信息进行存储和记忆时，自闭症儿童不会对信息进行灵活的重组和整合，而是将信息整块地储存。他们这种特殊的信息加工方式使得他们缺乏对事物之间的联系的理解，对概括性的事物的记忆能力显得不足，甚至很差。他们的记忆“照相式”地记录所有进入记忆系统的刺激的画面，但是刺激之间的连接非常有限。当提取信息时，他们能同时提取几个相关刺激的画面，但这些画面都是没有经过加工整合的，是一种“碎片式”的提取，因此会引起混乱感。由于记忆时自闭症儿童无法对材料进行意义上的编码，因此在“再认”、“回忆”中，显示出记忆能力的低下。有研究证明，自闭症儿童的自由回忆存在缺损，而线索回忆则没有缺损；他们的自传体回忆也不如正常的儿童。同时，自闭症儿童在对以前记忆的材料重新编码、组合、搭配建立新的事物方面显得困难重重。德龙（Delong，1992）和弗瑞斯（Frith，1989）研究发现，自闭症儿童通常在新经验与储存的旧经验的整合上有困难，有意识地提取与新经验有关的旧经验所用的时间长。

在对自闭症儿童言语工作记忆的研究发现，当任务比较简单的时候，自闭症儿童言语工作记忆是相对完整的，但是随着任务复杂性的增加，他们的言语工作记忆就会出现缺损。研究者认为，当任务的复杂性增加时，自闭症儿童不能很好地运用语篇结构和组织策略来支持记忆，因而他们对信息的记忆能力开始受到损害，并且这种损害随着任务复杂性的增加变得越来越明显。拉塞尔（Russell，1996）发现自闭症儿童在言语工作记忆容量上的表现不如正常儿童，与中等学习困难儿童表现出同等水平。

此外，自闭症儿童对小朋友的长相和名字的配对记忆不好，特别是情景记忆很差。情景与语义的联合记忆更是十分薄弱。例如有的自闭症儿童外出游玩回来后，问他玩了某种大型玩具没有，当时的感受如何，他常常是没有反应，好像没有发生此事一样。在游戏后，如果给出几个与刚才游戏有关的词让自闭症儿童选，他们也经常乱选一气。对于一些抽象事物的记忆他们要借助中介完成。如美国的自闭症患者天宝（Temple）在自传中坦言，如果她要记住“巍峨”一词，就先记住“城堡”，然后通过记“巍峨的城堡”来记住“巍峨”。但这是语言能力强的自闭症患者通常采用的策略，而语言能力差的基本不会应用这种策略。

二、自闭症儿童记忆力的训练

（一）自闭症儿童记忆力训练中的注意事项

自闭症儿童擅长机械记忆。机械记忆不需要具备对信息的整合能力，在识别物体时，存在特定的暗示。自闭症儿童常常将信息以整块的形式，而不是重组和灵活整合的方式进行储存和记忆。自闭症儿童由于用一种更加固定的模式来储存信息，所以就依赖这种记忆模式；当在没有特定线索提示下进行自由回忆时，他们就表现得有困难了。

在培养自闭症儿童记忆力时，首先注意学习的时间与任务一定要相对固定，不要随意改变。新任务添加前要确定原有的任务已经掌握，在此基础上再拓展，即儿童的学习是以掌握的内容为中心而后向四周发散，发散到一定程度后注意回收、巩固，然后稳定一段时间再增加新内容，再拓展。

同时，由于自闭症儿童在有效地整合信息方面存在着障碍，他们只是“照相式”地保留对信息的记录，导致了其处理信息的方式的独特性。过于有选择性的注意力使自闭症儿童倾向于一次处理一条信息，从而使其对信息的理解偏向于狭窄和局限。“照相式”的记忆使得自闭症儿童无法过滤掉那些无关的信息，这造成了他们的信息超负荷。因此在训练时要注意帮助他们过滤掉无关信息，给予明确的记忆引导，尽量避免自闭症儿童将所有情境和信息不分主次地一股脑儿全记住而产生不必要的胡乱连接。

此外，自闭症儿童不理解记忆的事物之间的联系，不会灵活重组和整合他们的新旧经验和信息，这样，他们对概括性事物的记忆、情景记忆和理解记忆都表现不佳。因此，在培养他们的记忆力时，要注意帮助他们理解事物之间的关系，并教给他们必要的组织策略，使得他们能够整合他们的新旧经验和信息。

自闭症儿童对直观的非语言的材料记忆比较好，而在抽象的材料上表现不佳。训练者可以通过充分利用其机械记忆强的特点，先让他们将抽象材料记住，再帮助其去体验，从而促进对抽象材料的理解。例如，对日常社会规范的记忆，先要求自闭症儿童记住它，再带他们到生活场景中去体验，体验时想办法刺激其记忆中的信息，让其提取出相关信息，并和当前的情景对照。即在现实社会生活中，帮助自闭症儿童在一定情景体验下，提取相应的过去的知识经验。由于生活情境中少不了记忆的参与，所以要不断促进儿童知识经验向社会生活的应用和迁移。这样，自闭症儿童的语义记忆和情景记忆的结合能力会慢慢得到提高，其信息的整合与运用能力也会提高。

最后，对自闭症儿童记忆力的培养要采取小步子多重复的方法，设计的任务要符合儿童的能力水平，然后要注意进行重复和巩固，记忆的方法可以采取多种形式，如通过多种渠道来刺激和巩固他们的记忆。

（二）自闭症儿童记忆力训练的活动设计

训练目标：以自闭症儿童的机械记忆为起点，训练其整合信息的能力，培养其记忆中的组织策略，能对信息进行有意义的编码，提高其意义记忆能力和情景记忆能力。

训练活动一：

训练者可以利用自闭症儿童对事物用途的认识来训练他们的记忆力。首先，训练者拿出一些物品的图片给自闭症儿童辨认是什么东西，并询问其用途是什么，儿童可以口头回答或者用恰当的手势回应。其次，训练者把真实的物品拿出来让儿童体验其用途。等到儿童体验完后，训练者可以口头提问并辅以手势动作询问有某用途的物品是什么，并要求儿童挑选出物品来。然后，训练者拿出一些动作图片，每给儿童看一张图片就询问要做这个动作需要用什么物品，让儿童挑选恰当的物品。或者通过配对的方法，让儿童把动作图片和相应的物品放在一起。然后撤下图片，直接询问儿童做某事需要用到哪件物品，让儿童挑选出来。接着，训练者给儿童看一件物品，询问儿童物品的用途是什么，儿童可以选出相应的动作图片或者口头回答。最后，不给儿童看任何图片，直接询问做某动作需要什么物品或某物品的用途是什么，要求儿童用语言回答。

训练活动二：

训练者给自闭症儿童一些有次序的图片，让其对图片进行排列，然后询问在某事之前或之后发生了什么事。例如，问："这个小女孩在扫地之前做了什么？"回答："她先洒了水。"问："她扫完地之后做了什么？"答："她把垃圾装进簸箕里。"接着，训练者可以遮住其中任意一张图片，问在前面那张图片描述的事情之后或后面的那张图片描述的事情之前那张图片是在做什么，并让儿童回答。例如，遮住中间那张扫地的图片，然后询问儿童："在这个小女孩洒水之后要做什么？"或者"这个小女孩在把垃圾装进簸箕之前做了什么？"答："她在扫地。"这个环节完成之后，训练者把所有的图片都打乱，然后让儿童恢复之前的顺序。在儿童正确恢复整个顺序后，要求儿童讲出这样排列的理由，即描述出图片的内容。此外，训练者也可以通过先把一些玩具进行排列，然后询问某个玩具的位置（如某玩具之前是什么玩具或某玩具之后是什么玩具）。再用遮挡法，挡住其中某个玩具，询问儿童是什么玩具。最后，把所有玩具都打乱，让儿童恢复原来的位置。

训练活动三：

训练者给自闭症儿童看带有文字和插图的故事书。训练者一边带着儿童指着图片下面的文字一边读，然后带着儿童观察上面的图片。训练者可以更加详细地描述上面的图片以加深儿童对图片所描述情景的印象。故事讲完之后，训练者挡住文字，要儿童看着图片复述故事。这里训练者需要不断地进行提示（可能要给出主干，只需要儿童填入关键词）。等到这一环节结束后，训练者去掉图片的辅助，要求儿童复述故事，此过程中训练者还需要不断用提供语句主干进行提示。训练者还可以给儿童看影片，然后询问儿童某个情景之后或之前发生了什么，或者要儿童复述这段影片发生了什么。

训练活动四：

训练者可以尝试让自闭症儿童回忆共同的生活经历来培养其记忆力。比如，今天干了什么事，让儿童按时间顺序列举出来；或者今天吃了什么菜（最好在做菜的时候儿童有参与，如由儿童点菜或者让儿童帮忙择菜等）。也可以是一同去往某地，在去的过程中要不断地提醒儿童所经之地，通过各种办法帮助儿童记忆地理位置（如通过看标牌或者参照周围的建筑物等）。最后到达目的地时，先让儿童回忆途经之地（可以不按顺序），再要求儿童按顺序回忆途经之地。回来的时候，可以要求儿童带路，这里要告知儿童来时途经之地和返回时的正好是相反的。同时教儿童在不知道路时要学会问路，训练者可以先示范，然后要求儿童尝试。

训练活动五：

训练者可以通过让自闭症儿童观察模仿来训练其记忆力。这里以折纸为例。训练者可以根据儿童的能力水平选择不同的折纸任务。训练者先示范，让儿童仔细观察。训练者每做一步都仔细地讲解以加深儿童的印象，但不让其每一步后马上跟着做，直到训练者连续完成几步后，再让儿童一边回忆一边做。等到整个过程完成后，训练者要求儿童一边口述一边完整地完成折纸。整个过程中，需要训练者不断地给予提示和辅助。

扩展阅读 4-1

自闭症画家的故事

也许你很难相信，一幅长达 5.5 米的纽约全景巨幅画作竟出自一位自闭症患者之手。

2009 年 9 月，应美国哥伦比亚广播公司之邀，英国自闭症画家斯蒂芬来到纽约，向美国人展示了他惊人的绘画才能：他在直升机上用 20 分钟时间浏览纽约全景后，仅花 3 天时间就绘制出了这幅相当复杂的巨幅画卷，而且画中的每一幢建筑物都符合比例，摩天大楼楼层的层数也十分准确。而他使用的工具不过就是一套绘画笔。换言之，他完全依靠大脑中照相机般精确的记忆力，将一掠而过的纽约全景描绘了出来。

这不是斯蒂芬创作的唯一的城市全景图。事实上，早在 2005 年 5 月，他在乘坐直升机飞过东京城市上空后，在 7 天的时间内，凭记忆在约 16 米长的画布上绘制了东京全景图。从那时起，他一直在巨大的画布上绘制世界各地的城市风景，包括罗马、香港、法兰克福、马德里、迪拜、耶路撒冷和伦敦。在他绘制的罗马城全景图中，连万神殿中有几根柱子也画得分毫不差。

有人称斯蒂芬为“人体摄像机”，但了解斯蒂芬过去 15 年绘画创作生涯的人都知道，斯蒂芬的绘画创作过程并非如此简单。他是一位真正的画家，有着自己独特的视角和风格，创造性地想象着周围的世界，而不是机械地重复记忆中的东西。在作画时，他总是先用铅笔勾勒出大致布局，然后按比例画出较大的标志性建筑，最后再补充细节。他在绘画时有条不紊，并在很短的时间内爆发出创作激情。

对于一位自闭症患者来说，斯蒂芬所取得的成绩是非常了不起的。自闭症患者常被困在自己的个人世界中，其中有特殊天赋者的比例为百分之一。

在很小的时候，斯蒂芬就被诊断患有自闭症。他不会说话，像哑巴一样沉默。由于别人无法了解他的想法，他只能用发脾气来表达自己的挫败感。他不能与母亲的眼睛对视，与其他人的接触交流对他来说几乎是不可能的。特别是在他3岁生日前，他的父亲死于一场摩托车事故，他一直蜷缩在角落里，身体前后摇晃，不时地发出尖叫，只有铅笔和纸才能让他安静下来。事实上，正是他的绘画天才促使他开始学习与他人沟通。他曾在家人的鼓励下制作了26幅编了号的图片，每幅画对应于英文字母表中的一个字母，他借助这些图片帮助自己练习说话。6岁时，他以超越年龄的绘画手法和风格，准确地画出了一家百货公司的正面图。8岁时，他卖掉了以索尔兹伯里大教堂为题材的第一幅画作，他开始与人沟通，走出了独立生活的第一步。之后，在一所特殊儿童学校里，老师故意拿走他的绘画纸，迫使他大声喊出“纸”这个词。老师通过他对绘画和建筑物的爱好，不断开发他的语言能力。

斯蒂芬为什么会选择建筑物作为他最初的绘画题材呢？自闭症专家认为，可能是因为建筑物是静止不动的，无论你何时看它们，它们都保持着原来的样子。患有自闭症的人喜欢缺乏变化的单一事物，喜欢重复。

在被诊断为自闭症30年之后，现在的斯蒂芬已不再是一个完全将自己与外界隔绝的人了。虽然在与人谈话时，他有时会出现停顿，甚至答非所问，但作为自闭症患者，能够与人交流已经算得上是奇迹了。现在，当有人问他在听什么时，他会毫不迟疑地回答：“广播1台。我喜欢听音乐。”当有人问他是否喜欢舞蹈或是否有其他爱好时，他会露出迷人但稍微有些冷漠的习惯性微笑回答：“当然。”他已经变得相当自信，能够轻松面对人生，甚至会想象自己未来独立生活的前景。

斯蒂芬已经举办了自己的作品回顾展，出版了4本画册。2006年，他因对绘画艺术作出杰出贡献而被授予大英帝国勋章。现在，他已在英国皇家歌剧院拱廊开设了个人画廊。在公众的眼里，斯蒂芬无疑是一位非凡的天才画家。

——方陵生．自闭症画家的故事．大自然探索，2010（1）．

第四节 自闭症儿童想象力与思维力的训练

想象和思维作为两种高级的认知活动，是自闭症儿童进行智力开发所必不可少的部分。自闭症儿童缺乏想象力，很难进行想象性的游戏，他们的思维发展一般停滞在直观动作思维和具体形象思维阶段，逻辑推理能力和理解力都表现不足。因此，在培养自闭症儿童的想象力和思维力时，要抓住他们在这些方面的特点来设计活动和进行训练。

一、自闭症儿童想象力的特点及训练

（一）自闭症儿童想象力的特点

想象是对头脑中已有的表象进行加工改造，形成新形象的过程，是一种高级的认知活动。自闭症儿童的想象力很弱，表象是具体的，比如你问其关于狗的相关问题，其回答是以某一只具体的熟悉的狗作为参照的。在电影《自闭历程》里，患有自闭症的主角，当他人提到某一事物时，她脑海里立即呈现的是一件件具体的她曾经历过的此种事物，如提到一扇门，她的脑海里会马上呈现一扇扇她曾经见过的门。

一般孩子3岁以后才会出现想象性的游戏能力。在想象性的游戏中，孩子的能力拥有以下两个方面的特点：一是孩子能够用一种物品代替另外一种物品，例如用椅子当做汽车来做游戏；二是在游戏中孩子能在某种物品不存在的时候假装这种物品存在，例如拿着一个空的杯子装作喝汽水，等等。装扮游戏是想象力发展的最早的指标。自闭症儿童不能像其他儿童一样发展装扮游戏以及各种想象性活动。他们摆弄玩具和其他东西，仅仅是为了躯体的感觉。与正常孩子相比，自闭症儿童很少能有意用一件物品去代替另一件物品，例如，一个正常的孩子玩过几次玩具车子后，知道车子的车身是长长的；于是在他想玩车子而只看到一个盒子的时候，也许会用盒子来代表车子。但自闭症儿童不大可能会把一个盒子当做车子来玩开车的游戏。

自闭症儿童能够达到使用物品的阶段，却很难扮演想象性的故事角色，即使有也是形式重复。他们的再造想象能有一定发展，但有意识的创造想象很难建立。一些自闭症儿童愿意学习一系列的动作，如假装给别人倒一杯茶的一系列动作，但是游戏中真正属于创造性的内容，尤其是与其他儿童共同参与的内容，他们很难学会。在角色扮演中，一些自闭症儿童看上去似乎是具有想象力的，有时候模仿电视或书籍中的人物，有时候模仿动物，甚至模仿无生命的东西，如铁路机车等，但他们这些动作范围狭窄、重复、没有创造性，好像他们生活在那个角色或者物件之中，而不是在假扮那个角色或物件的动作。

（二）自闭症儿童想象力的训练

1. 自闭症儿童想象力训练中的注意事项

一些能力较高的自闭症儿童确实能够表现出较多的、看上去像是具备想象力的行为。但是，经过观察可以发现，儿童一遍又一遍地重复过去的动作，经历同样的顺序，没有任何变化。那些能够从事重复“装扮”游戏的自闭症儿童，包括那些能够根据录像带或其他来源扮演角色的儿童，可能会过度潜心于一项活动，从而替代了其他所有的活动。因此，训练者要限制自闭症儿童花在这种游戏上的时间，并寻找替代这种重复游戏的其他活动。

如前所述想象性游戏主要体现在两种能力上，一是能够用一种物品代替另外一种物品；二是能在某种物品不存在的时候假装这种物品存在。因此，训练者可以有意识地培养自闭症儿童的这两种能力，告知其为什么可以做和怎样做这样的替代和假装，使儿童理解这种替代和假装，从易到难训练这两种能力。

大多数自闭症儿童不会引起其他儿童的兴趣，然而，如果他们引起了其他儿童的兴趣，他们会要求其他的儿童参与他们的重复活动，但不会参与其他儿童的想象性游戏。由于自闭症儿童“心理理论”的缺失，不能理解他人的想法、信念和动机，因此他们很难学会有其他儿童共同参与的互动式的想象性游戏。他们对故事的内容也许能逐字逐段地复述和模仿，但是他们对故事的情节并不具备富有想象力的理解。因此训练者要帮助自闭症儿童慢慢理解他人的想法、信念和动机等，从而发展其想象和猜想的能力。

真正的想象力和创造性的价值在于，把过去的经历和现在的经历联系起来，为未来制订计划，包括普通的“明天要做些什么事情”到整个人生的宏伟计划。因此，训练者要注意培养自闭症儿童想象的预见性，让他们渐渐学会利用过去和现在的经验计划以后的生活，能够对未来有憧憬。同时，让他们获得并认识到创造性的想象力所带来的快乐和满足。

2. 自闭症儿童想象力训练的活动设计

训练目标：丰富自闭症儿童创造性的想象力，提高儿童能够用一种物品代替另一种物品以及在某种物品不存在时假装其存在的能力，使儿童能够理解这种替代和假装。

训练活动一：

训练者可以通过建构游戏来培养自闭症儿童的想象力。建构游戏作为想象性游戏的一种，是指有目的地利用各种物品创造出其他物品，如用积木搭建房子等。自闭症儿童不懂得怎样玩玩具，玩法单一、刻板，只关注玩具的某一部分。以搭积木为例，自闭症儿童在一堆积木中单一地分拣颜色，一味地搭高积木，给积木排序；而不允许别人弄乱他分拣好、搭建好的积木。因此，要先改变自闭症儿童的单一玩法（如把积木只往上搭高），使其接受并学会玩具的正确玩法。然后，训练者让儿童学习跟搭积木和看图仿搭积木。训练者搭建的同时儿童也跟着搭建，搭建完后，训练者把此物体的卡片或实物呈现到儿童眼前示范给儿童看，并让其模仿着一块玩。比如，在儿童和训练者搭出一列火车后，训练者用手推着火车走，同时嘴里说着“开火车了，轰隆轰隆……”在自闭症儿童学会仿搭后，训练者可以去掉参照物，直接给出指令让儿童搭建某物体。然后，训练者可以不指定要搭建某物体，而是让儿童自由搭建想搭建的物体。在儿童能自由搭建物体后，训练者拿走积木，让儿童另外去寻找其他可以搭建某个物体的东西。如训练者拿走积木后，可以拿来盒子（先不提示儿童），让儿童搭建一列火车。如果儿童不会，训练者可以进行提示，让儿童用盒子来代替火车长长的身子。

训练活动二：

自闭症儿童要学会与人玩扮演游戏需要经过几个阶段的学习。训练者先将部分假想动作教给他（吃东西、喝水、睡觉等），在他能听指令完成动作之后，再将一些生活用品（汤匙、梳子、镜子等）放在桌面上，让他去假装使用。然后，训练者加入一个玩具娃娃，带着儿童一起与玩具娃娃互动，给娃娃喂水、喂饭，给它洗脸、洗澡、穿衣、量体温、打针，帮它设计服装和发型等。等到这种游戏掌握后，训练者再将一个个游戏串起来，设计好主题和孩子一起玩，例如玩“做饭”游戏和“看医生”游戏等。

然后，慢慢地把儿童与物之间的扮演游戏迁移到与人之间的扮演游戏。这里训练者要帮儿童弄明白扮演的角色相互之间的关系，扮演者与扮演角色之间的关系以及角色所需要的动作和感情。扮演游戏不仅可以提高儿童的想象力，还能增强孩子与人之间的交往和沟通。根据孩子认知能力的不同，其所能参与的游戏层次也不同。儿童扮演游戏的层次是从玩物到动作再到角色的转化，因此训练者在设计扮演游戏时，要根据他们的实际认知水平设计相应层次的游戏活动。

训练活动三：

训练者可以通过绘画来训练自闭症儿童的想象力。可以让儿童进行信手涂鸦，以鼓励他们在一种自由方式中体验绘画的乐趣。要求儿童先学会画直线，在此基础上学画形状；可以用各种颜色来画形状，接着将形状组成一幅图案，这样由易到难、循序渐进地训练儿童。另外，还可以引导自闭症儿童将掺水的颜料滴在绘画纸上，用嘴或吸管向不同的方向吹，或者引导儿童用手指或手掌沾上不同颜色的颜料在纸上进行涂抹和点缀，然后训练者带着儿童观察画面，并让儿童对自己的画进行解释。还可以要求自闭症儿童画出熟悉的或者喜欢的现实生活中身边的人物、动画片或漫画里的人物，并引导其说出人物的特点，如大大的眼睛、瘦瘦的身材等，鼓励儿童使用夸张的手法来描绘人物对象。也可以画景物，如花草、树木、太阳、云朵、栅栏、小路等，并涂上不同的颜色。

训练活动四：

训练者可以利用补全故事的方法来培养自闭症儿童的想象力。训练者可以设计一些小故事，然后给一些地方留白，让儿童来补全。例如，“从前在一片森林里，住着三只快乐的小猪，大猪、二猪和小猪，他们叫……（让儿童起名字），有一天，它们一起来到……地方（让儿童说个地方），然后一起做游戏。在做游戏的时候，它们突然听到一个声音‘我可以和你们一块做游戏吗？’小猪们向声音传来的地方找去，看到……（让儿童说出是什么）。接着大猪说‘不行，因为……’（让儿童说个原因），但是二猪和小猪看到了它拿了好吃的食物，同意它加入，然后……”训练者也可以给儿童一个情境让其去想象。比如说“有一天，你在海边捡到一盏神灯，你把灯打开，出现了一位美丽的仙子，她说可以满足你任何三个愿望，你的愿望会是什么”；或者“有一天，你在路上看到眼前一道闪光，然后就有外星人出现在你面前，你觉得外星人长得是什么样的？然后外星人说可以带你到外太空去游玩，然后再把你安全送回来，你答应了，坐上了他们的飞行器，他们的飞行器是什么样的？你和他们一起飞到了外太空，你看到了什么？”训练者还可以引导儿童谈自己想成为一名什么，成为那个人后要做什么事情等；或者引导儿童去思考明天想做什么特别的、不一般的事情。这些方法对语言能力的要求较高，适合于那些语言能力较好的自闭症儿童。

训练活动五：

训练者可以准备一些对自闭症儿童有吸引力并有教育意义的动画片录像。让儿童在看动画片录像时，模仿其中的人物做一些想象性的动作，并且用自己的语言来描述和表达这些动作。看完后，训练者可以让儿童重演类似的动作和语言。然后，训练者鼓励儿童在模仿的基础上展示创造性的动作和语言。此外，对于一些语言能力较高的自闭症儿童，训练者可以尝试通过让儿童进行比喻来培养其想象力。例如，训练者问儿童："弯弯的月亮像什么啊?"最先，训练者可以拿来一些参照物让儿童选择（如香蕉、苹果、盒子等），若儿童答不上来，训练者可以进行引导，并要告知为什么像。等到儿童通过这个环节的训练后，可以去掉有意拿来的参照物，让儿童自由想象。

二、自闭症儿童思维力的特点及训练

（一）自闭症儿童思维力的特点

思维是借助语言、表象或动作实现的、对客观事物概括的和间接的认识，是认知的高级形式。思维是对输入的信息进行更深层次的加工，揭示事物的本质特征和联系，形成概念，并利用概念进行判断、推理，从而解决各种问题的过程。思维发展的顺序是从直观动作思维到具体形象思维再到抽象逻辑思维。直观动作思维是依赖动作进行的，当动作停止或转移，思维也跟着停止或转移。在具体形象思维阶段，思维依赖于事物的具体形象进行，具体形象思维在儿童时期占主要地位。抽象逻辑思维是思维的最高水平，以语言为媒介，进行概念学习、判断和推理。在儿童时期，抽象逻辑思维开始萌芽。自闭症儿童思维的早期发展类似正常儿童，先发展出直观动作思维再到具体形象思维，但是他们思维的发展停滞在直观动作思维和具体形象思维阶段，抽象逻辑思维出现时间晚，发展水平低并且发展缓慢。

思维的特征表现在其间接性、概括性和对经验的重组上。自闭症儿童的思维多是形象性的，他们需要依靠视觉图像来认知和理解事物。理解能力作为思维能力的体现，是对事物本质特征和内在规律的把握和认识；自闭症儿童的理解能力有限，对一连串言语信息的理解能力很差；难以理解抽象的概念和符号，数学学习有困难；他们也无法理解非语言的沟通线索，对沟通情境理解有困难。因为他们认知上有先入为主地关注事物某些部分或细节的偏好，所以难以把握整体，缺乏把相关事物与事情联系起来的归纳能力，缺乏逻辑性，不能理解因果关系；缺乏整体计划的能力，较难同时完成步骤相对繁多的训练要求（一般不能同时完成 3 步以上的要求），因此，他们不会制订计划和进行有策略的思考，从而达到目标。在学习的过程中，由于概括能力低，他们难以找到不同问题的共同性，概念和经验的泛化能力弱。

自闭症儿童思维能力的不足还体现在其逻辑推理能力上，逻辑推理能力体现了思维的间接性。自闭症儿童很难了解物与物、人与物、人与人之间的相互关系。通过“心理理论”的研究，高功能自闭症儿童也很难建立起“站在他人的角度考虑问题、了解他人的想法、预测他人的行为”的能力，他们善于分析，不善于综合，不擅长进行假设推理，不擅长领会和处理与情境有关的信息（常常环境改变而自闭症儿童的处理方式不变）。当前有研究结果表明，智力正常的自闭症患者能进行具体推理但不能进行抽象推理，当推理涉及同时考虑两个方面的维度时仍存在困难。

（二）自闭症儿童思维力的训练

1. 自闭症儿童思维力训练中的注意事项

思维具有以下几个特征：概括性、间接性和对经验的重组。思维的概括性使得人们的认识活动摆脱了具体事物的局限性和对事物的直接依赖。概括是人们形成概念的前提，也是思维活动能迅速进行迁移的基础。思维的间接性使得认识可以超越感知觉提供的信息，从而揭示事物的本质和规律。思维不是简单地再现经验，而是对已有的知识经验进行改组、建构的过程。它的过程包括对外界输入信息的分析、综合、比较、抽象和概括。因此，在培养自闭症儿童的思维能力时可以从思维的过程着手，注意培养思维的这些特征。

由于自闭症儿童的思维主要是直观动作思维和具体形象思维，他们理解事物往往依赖于感知、动作和具体的形象或表象，而抽象逻辑思维能力很差。所以要想提高他们的思维能力，首先要尊重他们的思维特点，充分发展他们的直观动作思维和具体形象思维，只有这样才能更好地发展其抽象逻辑思维。但是，又不能消极地等待自闭症儿童抽象逻辑思维的出现，在培养他们直观动作思维和具体形象思维的同时，要循序渐进地培养其抽象逻辑思维，以促进抽象逻辑思维尽早发展。

自闭症儿童可以认识个别的事物，但他们很难理解事物之间的联系。他们更多地是看到事物的细节或单个的事物而忽视了整体的意义，从而影响了他们的理解能力和逻辑推理能力的发展。因此，在训练儿童思维力时要注重培养儿童的整体意识，让他们学会把握事物之间的关系。

训练者要灵活地运用多种方式和手段发展自闭症儿童的抽象逻辑思维。例如，自闭症儿童对概念的理解有困难，他们难以接受和理解抽象的概念，经常将空间、数目、颜色、尺寸等混淆，不能正确认识和区分。如果训练者在教学时能够灵活地借助于手势、表情和姿势来传达信息，有助于他们接受这些概念。如在教学反义词组高—矮、大—小、胖—瘦、长—短、粗—细、对—错等概念时，可以充分利用手势的暗示作用，帮助儿童来掌握和理解这些概念。另外，由于自闭症儿童的理解能力有限，训练者要确保自己的指导语简洁、明确、易懂。

2. 自闭症儿童思维力训练的活动设计

训练目标：培养和提高自闭症儿童的思维能力，特别是抽象逻辑思维能力；提高儿童的概括能力及对概念和抽象关系的理解能力，能利用概念进行判断和推理；提高其解决问题的能力。

训练活动一：

训练者依照从具体到抽象的顺序教给自闭症儿童概念。对于具体概念，训练者可以利用图片、实物或录像等，让儿童观察它们的特征，让其了解它们的属性、作用以及与人之间的关系。接着，训练者说出某事物具体概念及其特征，让儿童找出相应的图片或实物。然后，训练者拿出某物体的图片或实物，要求儿童说出事物的概念。抽象概念对于自闭症儿童来说是理解的难点，训练者要尽量使概念的学习具体化，使抽象概念的学习根植于儿童的自身经验，比如对于一些上位的概念，可以找它的原型或者分析它的特征来学习。如学习“水果”这一概念，可以找来香蕉、苹果等原型来学习。对于一些抽象形容词，如胖、瘦、高、矮、长、短、大、小、美丽、漂亮、丑陋、悲伤、高兴等，可以利用图片法；对于一些属性词如软、硬、凉、热等，可以让儿童通过动作去体验；对于一些品质形容词，如善良、邪恶、聪明、勤劳、懒惰等，可以通过故事或生活情境法描述其特征（例如，邻居每天早上6点多就起床了，然后搞卫生，买菜，做早餐，再去上班，是一个很勤快的人）。训练者举的例子最好是儿童熟悉的人物或事物。

训练活动二：

训练者给出几张图片，让自闭症儿童选出一张与其他图片不同的图片，如训练者给出玫瑰、菊花、月季、百合花以及白菜的图片让儿童挑选，等到儿童挑选出白菜的图片后，引导儿童说出此图与其他图片的不同在哪，并说出其他图片为什么相同。然后，训练者再给出树、花、草、蔬菜和动物的图片，让儿童挑选，引导儿童说出为什么挑出来的图片不同，为什么其他的图片是同类，帮助儿童形成植物的概念。先让儿童对下位词所指事物进行分类，再到上位词，培养他们的概括能力以及对“类”的理解。

训练活动三：

训练者可以给自闭症儿童展示一些图片，通过一段描述，要求儿童从所示图片中选出符合描述的图片。例如，训练者描述道：“警察要抓一名小偷，那小偷身材很瘦，高高的个子，眼睛很小，鼻子很大，穿着一件皮夹克，下面你帮我找出那个小偷的图片。”或者对某事物的描述：“那个东西皮是黄色的，形状是弯弯的，吃起来是软软的，请你找出那个东西的图片。”通过这种办法，可以培养儿童根据特征来判断事物的能力。

训练活动四：

训练者通过让自闭症儿童来拼图，培养其重视整体以及注意整体和部分关系的能力。训练者先让儿童拼分解部分少的图。在拼图前，训练者让儿童观察完整的图案，然后让儿童照着完整的图案进行拼图。等到儿童能熟练拼好这种图案后，再让儿童拼分解部分多的图案，这时，儿童更要注意部分与整体的关系以及部分与部分之间的关系。

训练活动五：

训练者利用配对的方法来培养自闭症儿童对事物关系的理解，以训练其逻辑推理的能力。训练者给儿童一些图片（每次不宜过多，可以等儿童配对完再给新的图片），图片是两两相关的（如笔和纸，鞋子和袜子，粉笔和黑板，手套和手，碗和筷子，桌子和凳子，锤子和钉子等）。训练者从里面挑出一张图片，要求儿童选出一张与之有关的图片放在一起。儿童选出图片后，训练者询问为什么把这两张图片放在一起。等到这些图片配对完，训练者再给出另外一些图片。等到儿童对这种类别的图片都能配对后，图片的内容可以转到人的职业等方面上。例如给出相属关系的图片（如医院和医生，学校和老师，警局和警察，邮局和邮递员等），再给出一些相反关系的图片（如老师和学生，医生和病人，警察和小偷，父母和子女，长的东西和短的东西，远的事物和近的事物，大的物体和小的物体，等等），帮助儿童理解相近、相反关系。

要培养儿童对因果关系的理解，训练者可以选择一些具有因果关系的图片要求儿童进行配对（如下雨和打伞，妈妈把玩具拿走了和娃娃哭了，门铃响了和开门，地上扔了香蕉皮和有人摔倒了等），配对完要求儿童说出配对的原因。此外，培养儿童对因果关系的理解，训练者在日常生活中要多向儿童问为什么，例如儿童要求喝水，训练者问为什么，儿童回答渴了。

训练活动六：

训练者可多利用实物（如玩具、食物、木棍或手指头等）让自闭症儿童理解数量的概念。①数数阶段。训练者给儿童出示一些物品，带着儿童一边点着物品一边数数。接着训练者要求儿童单独点着物品一一对应地数数。然后，训练者用图片上的图形取代物品要求儿童数数。最后，训练者去掉其他的辅助物，要求儿童单独数数。②数量比较阶段。训练者可以给出两堆物品，先让儿童分别数出是多少，接着问儿童哪个多。然后再用图形取代物品，让儿童进行数数和比较。③排序阶段。训练者给出有图形的图片要求儿童从小到大（从少到多）排列，然后用数字图片取代图形图片要求儿童从小到大或从大到小排列，让儿童指出代表最大和最小数量的图片。④分解数字阶段。训练者拿来一堆物品，要求儿童数数，然后从中拿出几个物品放到另一堆，再要求儿童分别数两堆物品是多少，再问其总共是多少；训练者再把物品重新分成两堆，要求儿童分别数数，再问其总数。依照这样，训练者可以把物品分成不同的两堆甚至更多堆，这可以帮助儿童形成数量包含的观念。⑤加减数量阶段。训练者按照从物品到图形到数字的顺序训练儿童，先给儿童一些物品，要儿童数出是多少；再给儿童一些物品，要求数出是多少；再要儿童数出一共是多少；然后要儿童把这些物品放到一块，接着要儿童数几个物品出来放置一堆，再数剩下多少。如果使用图形，可以采用画图形（如画圈或三角形等）。⑥了解序数阶段。训练者把不同的物品或图片依次排开，先要儿童数有多少，然后问儿童第几个东西或图片是什么，如果儿童不知道，先带着儿童数到那个位置，然后要儿童回答，等到儿童了解后，要求儿童独立回答。多次训练后，训练者把图片换为数字图片，排开后要求儿童数出总数，并报告在第几个位置上的是什么数。在儿童对数量概念理解后，训练者可以帮助他们迁移到生活中来，如数钱币等。

训练活动七：

训练者可以通过讲故事设置问题情境，要求自闭症儿童想办法，训练他们解决问题的能力以及逻辑推理能力。例如，训练者给儿童讲：“明明打算周末去旅游，他没有相机，但是他的同桌红红有，他想第二天上学的时候向红红借，但是红红生病了没有来上学，那明明要想借相机的话该怎么办呢？”或者“乐乐和梅梅是好朋友，他们约好下午一起去买书，但是乐乐一直在约定的地点等，梅梅一直没有出现，乐乐想知道梅梅发生了什么事，该怎么做呢？”

训练活动八：

训练者利用“找规律”的方法，训练自闭症儿童的逻辑推理能力。训练者可以利用实物（或图片），如排一个水果再间隔排一个玩具，排了几个后，问儿童接着是要排水果还是排玩具；然后训练者可以加入另外一种东西（如木棍），训练者先排一个玩具再排一根木棍再排一个水果，排了一定数量后，问儿童接着该排什么。训练者也可以利用事物的其他关系（如大小、远近、长短、高矮、胖瘦或多少等），例如先排一个大的再排一个小的，如果有最大最小的话，要求儿童通过比较找出最大和最小的，第二大和第二小的。另外，训练者可以通过下棋和七巧板等，训练儿童策略思考和计划的能力。

扩展阅读 4-2

自闭症儿童钱币教学的个案研究

抽象逻辑思维的建立是自闭症儿童学习过程中的重点和难点，此研究探讨如何帮助一位高功能自闭症儿童建立金钱概念和学习钱币使用的方法。研究过程经过为期四个月的实验教学及学习迁移训练，及间隔一个月后的保留测验，教学结果显示该儿童的金钱概念及使用能力在教学前后有显著差异。

一、个案介绍

（一）个人发展情况

YY，男，生于 1994 年，剖宫产，健康状况良好。2 岁半开始说话，发育较同龄孩子迟。脑电图、核磁共振图、染色体检查均正常。韦氏智力测验得 64 分，葛氏自闭商数 89 分。2000 年进入普通小学随班就读，能与老师和同学进行简单的语言沟通，机械记忆好，抽象概念认知差，文字理解与数学应用能力差，行为退缩，且生活自理能力差。

（二）家庭教育状况

YY 的父亲是某医院主治医师，母亲是某高校教师，父母已离异。其教育原来主要由母亲负责，父母离异后生活起居主要由爷爷奶奶照顾。父亲工作很忙，经常不在家，无暇顾及其生活与教育。父亲与爷爷奶奶的教育态度不一致，YY 更希望得到父亲的认可与表扬，在爷爷奶奶面前情绪与行为问题更为多见。YY 五年级时，父亲安排其做过感觉统合训练，后又安排他做过两次听觉统合训练，未见明显效果。家人对其进行的生活适应性的教育很少且缺乏系统性，其缺乏金钱概念以及日常生活中不会使用钱币一直是家人头疼的问题。

二、确定个别化的教育方案

（一）前期评估

数概念是学习金钱概念及使用能力的基础（Jone，1997）。其中四则运算非常大的功用就是让特殊儿童能运用金钱。因此要帮助 YY 建立金钱概念就必须先对其数学概念及金钱概念与运用进行评估。

表4－1　个案教学前能力摘要

已具备的能力	尚未具备的能力
1. 认识百以内的数，知其顺序、大小 2. 有添加概念，掌握了百以内的加法运算 3. 有剩余、相差概念，掌握了百以内的减法运算 4. 有相同数累加概念，掌握了百以内的乘法运算 5. 认识除的符号，会百以内除法的笔算 6. 掌握了加减混合运算 7. 会认读小数，会小数点的移位 8. 会认读分数	1. 除法概念（含平均概念） 2. 分数概念 3. 加减乘除混合四则运算 4. 认识与使用钱币

（二）教学目标

1. 认识钱币

(1) 买东西要有付钱的概念。

(2) 认识各种钱币（纸币、硬币）。

(3) 会“角”到“元”的进制。

(4) 会清点钱币。

2. 使用钱币

(1) 会元、角的小数点写法，如1.2元。

(2) 会认识物品的标价（价签），并拿出相应的钱币。

(3) 会根据收银条上的数目，清点钱币。

(4) 会简单的付钱、找零钱。

三、教学方案的实施

（一）一对一直接教学完成概念准备

YY机械记忆好，一旦掌握方法就能熟练地进行加减乘除的纯数字计算，但抽象概念理解很差，他不明白钱是有价货币，即使在一张白纸上写下“100元”他都会认为那也是钱币，所以首先要让YY认识什么是“钱”。在这个过程中采用的是一对一直接教学，教学活动设计如下：准备了真正的钱币作为教具，直接出示并告诉这是“一角”、“五角”、“一元”、“五元”等，请YY看着钱币复诵，观其颜色花纹，并触摸质感，引发其视觉、听觉、触觉的整合性运作。接着，示范各种钱币间的换算，先是10张“一元”到1张“十元”的换算，再到10张“一角”到1张“一元”的换算。因为从“角”到“元”涉及单位的更替，所以将其置于“一元”与“十元”换算之后，由易到难，循序渐进。告知其规律后反复练习，并伴随口头提示，不断强化。

（二）游戏教学训练钱币使用

游戏是儿童生活的一部分，教师将钱币使用的目标融入假想的情景——开一家超市，让YY自愿参与角色扮演，YY完成学习目标的同时获得愉悦的情绪体验。设计如下：

角色：顾客——YY；超市老板——教师（可互换角色）

道具准备：收集超市的宣传海报，将物品图片及标价剪下制成卡片充当实物

游戏主题：(1) YY扮演顾客，到“好乐多”超市（YY自主命名）选购自己喜欢的物品。

(2) YY扮演老板，将超市物品分类摆设，找兑零钱。

学习目标：(1) 认识物品的价格标签，会认读、书写元、角的小数写法。

(2) 会计算购得物品清单的总价，并拿出相应钱数（等于或大于总价的最接近数）。

(3) 会找零钱。

在练习购物的活动中，可以把教学情境布置得更像商店一些，商品的陈列或标价方式，可以尽量仿照YY熟悉的商店（如社区内YY常去的商店或超市），练习的钱币尽量使用真实的钱币，购物的流程仿真一些常见的状况等，这样YY会更容易把课堂上的学习迁移到一般的生活情境之中。

（三）生活实景教学实现学习迁移

在实际购买物品的情境中，会有很多让人意想不到的状况，个案如果没有经过实际体验，学习适当的处理方式，可能会处处碰壁，无法弹性地解决问题。所以当YY在室内学会钱币的简单使用，也能分辨使用的情境之后，就带着YY到实际的情境中练习，他可以得到更实用的生活技能，比在作业单上反复练习应用问题要来得切合实际。在练习“超市实际购物”之外，还设计了让YY到快餐店“点餐”的教学活动。

在练习之前，教师预先对快餐店进行了调查，做了环境分析，并且先和店员打声招呼，麻烦他们尽量用简单的句型来和孩子对话，提供选择餐点的提示和延长等待时间，让YY可以从容地应对。然后设计了以下几个步骤：

步骤一：介绍快餐店有什么。进入一个主题之前，最先、也是最重要的事，就是介绍这个主题的关键词汇，如物品、地点、人物等。因为YY有跟随家长到快餐店就餐的经历，所以教师就先唤起YY有关点餐的经验。

步骤二：点餐。由于在实际的用餐情境里，给店员刚好的金额的情形比较少，因此设计了让YY依照点餐总金额来判断该拿几张钱币，老板应该找回

多少钱。

步骤三：做快餐店的好客人。到快餐店用餐也是极佳的生活教育机会，包括点餐的沟通表达技巧、用餐时的礼节、用餐后的收拾、垃圾分类的方法等，都可以设计到教学的活动之中。

除以上所举例子之外，教师和家长可根据日常生活状况，灵活设计教学方案，使YY在持续不断的学习中不断巩固。

四、效果

经过四个月的实验教学，YY建立了基本的金钱概念，使用钱币的能力比以前有了很大提高。YY认识了“一角”到“百元”不等面值的货币，购物知道支付钱币，并学会了简单找零（有时需要提供纸笔支持，进行笔算）。但有时在付钱时不能给出最接近值，而是将身上的钱全部掏出，因此还有待进一步强化训练。金钱使用教学之后，对生活中使用数学的情境有了切身体会，反之也加深了他对数概念的理解。在整个实验教学期间我们对YY钱币使用情况进行了初评，四个月实验教学后进行了第二次评量，其结果显示，除了教学目标2、4（会简单付钱、找零钱）外，其余目标都完成；在撤销实验教学的一个月间隔期后，又对YY的教学保留效果进行了第三次评量，结果显示YY除在目标“会清点钱币”“会元、角的小数点写法”“会简单的付钱、找零钱”上能力略微下降外，其他目标均保持良好的效果。

——慕雯雯，黎莉，张文京．自闭症儿童钱币教学之成效探讨．南京特教学院学报，2007（10）．

第五章

自闭症儿童的情绪调整与情感发展

情绪和情感障碍是自闭症儿童特有的障碍之一。自闭症儿童的情绪常常像汹涌跌宕的激流，他们的情感世界又如没有绿洲的荒漠。他们控制不了自己的情绪，也无法享受情感交流的乐趣。从现有的研究结果来看，要克服自闭症儿童的情绪问题和情感障碍，是十分艰难的。但通过教育和干预，可以让他们在一定程度上学会认识自己和他人的情绪，控制自己的情绪，并享受与周围人情感交流的乐趣。在本章中，我们先分析一下自闭症儿童的情绪特点，然后再探讨如何通过教育训练，促进他们的情绪调整和情感发展。

第一节　了解自闭症儿童的情绪

情绪是人对客观事物是否符合自己的需要而产生的态度体验，是伴随着人的认知过程和意志过程而出现的一种心理过程。自闭症儿童的情绪和正常儿童明显不同，既冷漠麻木，又暴躁易怒。他们在社会交往中的许多怪异行为都与其情绪失常有关。在本节中，我们对自闭症儿童的情绪特点进行阐述，并对其情绪问题的成因进行分析。

一、情绪的含义与成分

在分析自闭症儿童的情绪之前，我们先来了解一下情绪的含义和成分，这样有助于我们更好地认识自闭症儿童的情绪特点。

（一）情绪的含义

所谓情绪和情感是对客观事物是否满足自己的需要而产生的态度体验及相应的行为方式。在定义上，情绪和情感是一致的，当然这两者也有区别，它们的区别在下文中将会具体阐述。

人的认知过程是对客观事物本身的反映，而人的情绪和情感并不反映事物本身的属性，它是对主体与客体之间关系的反映。情绪与情感总是与主体的需要相联系，脱离人的需要，情绪和情感就无从产生。当客观事物满足自己的需要时，就会产生积极的情绪体验，如愉快、兴奋；当客观事物不能满足自己的需要时，就会产生消极的情绪体验，如痛苦、愤怒等。所以，面对同一事物，不同需要的人往往会产生不同的情绪。例如，同样是考试得了70分，有的学生高兴，有的学生伤心。为什么？因为需要不同。一般来说，那些与人的需要没有直接关系的客观事物或事件，作为一种中性刺激物，是不会引起个体的情绪和情感的。

（二）情绪的成分

情绪是一种复杂的心理现象，它包括三个不可分割的成分：主观体验、生理唤醒和外部表现。在情绪活动中，这三种成分处在不断地相互影响和相互作用之中。

主观体验是指一个人对情绪状态的自我感受。情绪是对客观世界的一种特殊的反映形式，反映的是主体的需要和客观事物之间的关系。凡是与人的需要有关的事物，由于对人有着一定的意义，必然使人对之产生一定的态度，并以主观体验或内心感受的形式表现出来。每种情绪都有不同的主观体验，它们代表了人们不同的感受，构成了情绪的心理内容。

生理唤醒是指一个人在情绪活动中所发生的生理变化。任何情绪都有其生理基础，并总是发生在一定的生理唤醒水平上。情绪是脑和神经系统活动的结果，大脑皮层、丘脑、下丘脑和边缘系统等脑结构与情绪活动存在着密切关系。在神经系统的控制下，情绪的生理唤醒突出地表现在呼吸系统、循环系统、消化系统、内分泌系统等活动的改变上，这些生理变化往往反映出情绪的性质和强度，是我们了解和研究情绪的客观指标。例如，人在紧张、激动和愤怒时，会伴随血压增高、心跳加快、呼吸加快、肠胃收缩减少、肾上腺素分泌增加等生理变化。

外部表现是指表情，可以被他人直接观察到，包括面部表情、动作表情和言语表情。面部表情是情绪在脸部肌肉活动上的表现，如高兴时嘴角上翘、眉毛上扬，悲哀时嘴角下弯、眉毛低垂。动作表情是情绪在身体姿势和四肢动作上的表现，如高兴时手舞足蹈，愤怒时暴跳如雷，恐惧时缩成一团。言语表情是情绪在声音特征上的表现，包括一个人说话时的声调、节奏、快慢等，如悲伤时声音低沉、节奏缓慢，快乐时声调较高、节奏较快。

上述三个成分在情绪的产生中缺一不可，任何单一的成分都不足以构成情绪，只有当三种成分整合时，情绪才能产生。例如，当一个人假装快乐时，他只有快乐的外部表现，但没有真正的主观体验和生理唤醒，因此算不上真正的情绪过程。

二、自闭症儿童的情绪特点

（一）情绪简单，复杂情绪缺乏

人有四种基本情绪，即快乐、愤怒、恐惧、悲伤，这是最简单的情绪。这些简单的情绪自闭症儿童都具有。但自闭症儿童的情绪发展停留在简单情绪上，缺乏高级的复杂情绪，像骄傲、自豪、羞愧、内疚、轻蔑、尴尬、懊悔等复杂情绪，自闭症儿童往往很难发展出来。即使有的复杂情绪能出现，也出现得非常晚，远远落后于正常的同龄孩子。由于缺乏这些复杂情绪，他们对他人的情绪情感无法认识，也难以和他人交流感受，产生情感上的共鸣。

（二）情绪冷漠，主观体验贫乏

主观体验是情绪的重要组成部分，而自闭症儿童的主观体验相当贫乏。他们的大多数情绪是由低级的生理功能引起的，主观体验肤浅、简单。正因为主观体验贫乏，所以自闭症儿童表现出情绪冷漠的特点。

情绪冷漠是自闭症儿童最明显的特征之一。他们经常避免与他人的眼神接触，表示出茫然和冷漠；不主动与他人接触，也不愿意和父母亲近。对父母的离去，他们也不表现出任何的依恋，甚至是不关心、毫无反应，如同没看见一样。有的孩子把父母看成是陌生人，如果父母因工作需要暂时离开，再次相见时，他们就好像从来不认识一样。当父母离开或家庭发生变故的时候，他们也不会表现出焦虑、恐惧、害怕或紧张。一些群情激奋的集体情感，也不能引起他们应有的共鸣。对新奇的事物，自闭症儿童也缺乏应有的兴趣。他们在幼儿园或集体中不能与伙伴发展友谊，也很少去关心和体验亲人的表情及情感反应。

（三）情绪暴躁，不易控制，外部表现简单

一方面，自闭症儿童的情绪冷漠，但另一方面，他们又情绪暴躁，喜怒无常，不易控制。由于存在明显的语言发育落后及社会交往能力的障碍，他们的情绪表达方式往往很简单，只会用哭闹、尖叫、发脾气，以及自伤、攻击他人等冲动的方式表达他们的情绪反应，严重的会有撞墙、扯头发或咬手等自伤行为。正常儿童的表情丰富而准确，他们可以借助于面部表情、动作表情、言语表情等多种方式表达同一种情绪，而自闭症儿童的表情则简单而粗暴。

正常人的情绪表现和刺激事件、刺激情境都是对应吻合的，例如，高兴

了我们会笑，伤心了我们会哭，狂喜时我们会手舞足蹈，悲痛欲绝时我们会号啕大哭，这些都是适宜的。但是，自闭症儿童的情绪很不稳定，有时会表现出极不适宜的、异常的、激烈的情绪反应。比如，有时候会在兴奋的气氛下哭泣，也有时候会在悲伤的气氛下欢笑，一点点小事就会让他们暴跳如雷。

（四）情绪并非针对具体的人和事情，具有弥散性

正常儿童的情绪产生有明确的刺激对象，例如，被老师批评了感到伤心，考试考得好感到高兴，委屈了觉得愤怒，上台演讲前感到焦虑，一旦刺激解除，情绪就会发生改变。但自闭症儿童的情绪有时并没有明确的刺激对象，情绪的发作并非针对特定的人和事情，具有弥散性，所以，常常让周围的人觉得非常突然，猝不及防。有时他们会产生一种在正常人看来是莫名其妙的、可能与幻想有关的恐惧和焦虑。

（五）情绪不能转化为持久的心境和情感

所谓心境化就是情绪反应相对持久稳定，情绪反应的时间明显延长。也就是说，情绪一旦被激发，即使刺激消失，还会转化为心境，持续一段时间。随着年龄的增长，正常儿童的情绪体验逐渐加深和延缓，出现心境的体验。例如，有的孩子在受到批评后，并没有当场发作，却在事后为此闷闷不乐好几天；有的孩子一次考试考得很好，会为此高兴好几天。但自闭症儿童缺乏这种心境的体验，他们的情绪转换迅速，极不稳定。

自闭症儿童的情绪不能转化为持久的心境，更难以发展出高级的情感。因此，情感相比心境而言，具有更大的稳定性和持久性，不因情境的改变而转移，如友谊感，并不以朋友一时的表现而变化。

三、自闭症儿童情绪问题的原因

（一）生理原因

情绪的产生是脑神经多种部位的整合活动，主要涉及下丘脑、网状系统和边缘系统中的杏仁核以及额叶皮层。下丘脑的信号影响网状结构，网状结构接受来自中枢和外围两方面的冲动，向下传导引起各种情绪的外部表现，向上传递则可使某种情绪处于激动状态，并经过大脑皮层的活动被主体体验到。

美国医学家鲁克推断，精神病患者的情绪障碍是这个系统活动失常的结果。他们认为患者低沉、淡漠，对一切毫无兴趣，内心体验极为贫乏，麻木不仁，甚至医生告诉他“你的母亲死了”，患者仍然无动于衷，这些现象的产生可能和网状系统的减弱和损伤有关。专家研究后还发现，脑边缘系统中的

杏仁核在情绪控制中也起着重要作用，是赋予感觉经验以情绪意义的一个重要环节。国外有一个医学案例：一个年轻人因病切除了杏仁核，从此对人完全失去兴趣，宁可离群索居，对亲朋好友一概不识，面对亲人的悲痛无动于衷。因此，情绪发展有其重要的脑神经学方面的生理机制。①

有的研究者认为，自闭症儿童大脑中枢神经（包括前庭系统和周边神经）的感觉刺激调整功能受损，也就是脑干无法将各种感受器接收并传达来的所有感觉刺激完成初步的调整作用，乃至大脑皮质无法加以统整、判断认知而作出适度的行为反应，进而使自闭症儿童在新事物、新环境面前无所适从而产生情绪问题。因为脑神经的变异，使得自闭症儿童情绪的生成过程、强弱程度、表达方式等，都具有与众不同的特点。

（二）认知原因

现代情绪心理学家认为，情绪和情感的产生由环境事件、认知过程、情绪反应三个环节构成。其中，认知因素是决定情绪和情感发展的关键因素，这就是人们常说的“刺激—评估—情绪”说。所谓评估过程就是认知活动。当自闭症儿童对一个客观情景产生错误认知之后，随之而来的是不正常的情绪反应。

自闭症儿童在监控自己的内心活动状态和情绪反应上有困难，他们很难认识到饿、渴、痛苦、疲劳这些感觉所导致的情绪波动。他们的自我意识微弱，对自己的情绪缺乏觉察力，更没有调控力，因此常常难以控制自己的情绪。

自闭症儿童无法认识自己的情绪，也无法解读别人的情绪。由于他们自身的情绪异于常人，再加上他们语言的有限性，使得别人很难理解他们的情绪。由于失去了与常人共同的情绪体验，他们和常人之间没有情绪共鸣，即使他们感受到了对方的情绪，也无法与自己的感受连接起来，更难以进行情感分享。

（三）环境原因

自闭症儿童的情绪问题也与周围的环境有关。这种环境因素包括周围人对待他们的方式和态度、教育他们的方法和过程。众所周知，一个自闭症儿童必然会和正常社会生活环境所要求的存在距离，因此在我们有意识地教育和训练他们的过程中，我们的要求也必然会和他们的现状产生矛盾，从而引起其情绪反应。80% 以上的自闭症儿童拒绝环境改变，其行为相当固执而刻

---

① 甄岳来．孤独症儿童社会性教育指南．北京：中国妇女出版社，2008. 194.

板。每当家长和训练者试图阻止或改变其刻板行为时，立即会引起他们强烈的情绪反应和发泄。

教育训练中训练者没能切实根据自闭症儿童的实际能力制订训练计划，没能找到适合儿童接受的教育训练方法，没能在社会适应活动中根据儿童的实际状况提出合情、合理的要求，也会诱发儿童的情绪问题。

同时，周围人的负面情绪也会影响到自闭症儿童的情绪。例如，家长的坏情绪往往引起儿童的坏情绪，儿童的坏情绪又引起家长的坏情绪，造成情绪上的恶性循环。

上述诱发因素不是自闭症儿童情绪异常的根本原因。但是，它却能加剧儿童异常情绪发作的频率和强度，是其情绪恶化的重要影响因素。自闭症儿童不良情绪发作的次数越频繁，发泄的强度越大，他们的情绪障碍就变得越严重，矫正起来就越困难。

第二节　自闭症儿童的情绪调整

自闭症儿童的情绪问题，一直是生活和教学中的重大问题，如果不能及时处理，会对儿童造成很大的伤害，并出现更大的行为问题，如撞墙、咬手等自残行为，甚至可能会危及儿童自身及他人的生命安全。自闭症儿童早期所呈现的情绪困扰或行为问题，若未得到学校和家庭的重视，给予特别辅导，等到进入青少年阶段，这些问题会趋向严重。因此，处理自闭症儿童的情绪问题非常重要。

一、自闭症儿童情绪问题的处理策略

（一）仔细观察，认真分析

导致自闭症儿童情绪问题的原因很多，也很复杂。训练者平时要仔细观察儿童情绪问题发生的频率、强度、对周围环境和儿童本身的影响，并做好详细记录，在此基础上认真分析其原因和目的，以便及时处理或根据实际情况调整、改变教育、训练方法。

首先，当情绪行为发生时，要看看自闭症儿童是否受生理因素的影响，如饥饿、渴、快速生长期等因素。生理原因使自闭症儿童的情绪极容易失控，从爆发到高潮速度很快，常常没有我们看得见的原因。要了解自闭症儿童情绪的生理原因，必要的时候给予理解和安慰并及时请医生检查治疗。

其次，情绪、情感的正常发展必须要有相应的智力因素支撑，自闭症儿童大多数存在智力障碍，对一个客观刺激因素会产生错误的认知评估，对应当引起情绪反应的反而麻木不仁，不该引起情绪反应的却反应激烈。在这种情况下，要提高儿童的认知能力，引导他们给客观刺激一个合理的评估，从而改善其情绪反应。

再次，家长情绪是孩子情绪的诱发因素。家长不能从内心深处接受孩子患病的现实，必然通过情绪表现出来，孩子对父母的坏情绪具有高度敏感性。这就需要自闭症儿童的养护者和训练者接受孩子的客观情况，调整好自己和孩子相处时的情绪。不应因为自己的语言、情绪和行为的不当，诱发孩子的坏情绪，以减少诱发孩子坏情绪的外在因素。所以，改善家长自身情绪是建设孩子健康情绪的一个重要环节。另外，如果情绪问题是因为固执、刻板行为受到限制而引起的，那训练者就要适当调整处理刻板行为的方法。

【案例一】

领会自闭症儿童的情绪

每当丁丁眉头紧锁的时候，我就知道他此刻的心情很烦躁，需要发泄。我马上让他去跳床发泄自己的情绪。每当他眼睛斜视，左右看时，我知道他在神游呢！我会不停地喊他的名字，把他的思绪拉回来。每当他非常安静地坐在那儿，眼神凝聚，你读什么他就读什么，这说明他现在态度认真，思考问题。我会抓住这宝贵的几分钟，把学习要领教给他，他马上就能学会，而且效果非常好。

【案例二】

你听得懂尖叫声中的“语言”吗

一日午饭时间，学生们都有序地就座，按部就班进餐，苗苗把椅子一摔，气呼呼的紧抱双臂，使劲皱着眉头。

“怎么了？赶紧吃饭!”没有任何反应。

“怎么了？再不吃饭就收盘子了哦。”

这时苗苗改变了一贯保持的姿势，双手迅速地将衣服盖在头上，随即又拿下扯在口中撕咬，“啊……”一声刺耳的尖叫声，大厅中所有就餐的老师同学都抬起头来寻找声源，紧接着又是一声刺耳的尖叫：“啊……”

苗苗是轻度自闭症儿童，随着年龄的增长，她在诸多方面都有很明显的进步：课堂上积极发言、主动参与集体活动、与同学愉快交往……看到这些表现老师心里真的很欣慰，但令人头疼的是，她乱发脾气的坏习惯却没有“根治”，动不动就会没有来由地大哭大闹、惊声尖叫。对于她的这一点，班中学生早已经习以为常了，只要她一发脾气，同学们都会大笑着说：“苗苗又犯病了！没吃药吧。”其实不然，原因不在于吃没吃药，而是另有其因。

自闭症儿童常常因为没有足够的言语去表达自己的愿望、需求或其他遭遇的感受，就会乱发脾气，大人们也往往揣摩不透孩子所有的想法，没有及时去满足他们的愿望或需求，去帮助他们及时解决困难。在这种情况下，孩子常常会尖叫和发脾气。

她尖叫的原因，老师猜想：一可能是第四节课有什么事让她不高兴了，二可能是她想吸引大家关注她。当第二声“啊……”戛然而止时，老师把她请出了大厅，她随即躺在了操场上，尖叫哭闹，对她的这一举动，老师没有理睬。大概过了三四分钟，她停止尖叫和发脾气，情绪也稳定了下来，老师问明了原因，她也知道了自己不应该这样，慢慢地从地上爬起来，随老师进入大厅就餐……

（二）把握时机，积极处理

导致自闭症儿童情绪问题的原因复杂，发生时间、频率也不固定，随时随地都有可能发生。因此，作为训练者一定要在认真分析原因的基础上，切实把握好时机，用科学的、符合儿童实际的方法进行积极的处理，切忌消极应付。那么，面对自闭症儿童的负面情绪，如何进行积极处理呢？下面是一些可行的做法。

1. 接纳孩子的负面情绪

孩子的情绪问题发生以后，不能进行简单的压制，那样会适得其反。首先要接纳孩子的情绪。具体做法包括：拥抱孩子，让孩子有安全感；允许孩子自由地表达情绪；用心倾听，读懂孩子的情绪；先处理情绪，后处理事情，不急于下判断；与孩子一起讨论解决问题的方法，鼓励和引导他们自己想办法。

在接纳孩子负面情绪时，家长和训练者要注意以下几点：不要嘲笑孩子的情绪；不要给孩子的情绪贴标签；不要在孩子情绪不好的时候，给他们讲大道理；不要“以暴制暴”，不要恐吓，造成恶性循环；不要让孩子利用情绪威胁你，不要当孩子情绪的“奴隶”。

2. 变换情景

若自闭症儿童情绪不好是因为听到某种声音、见到某人或某物，或者改变了环境中的一些事物，则可以采用离开刺激情景或在原情景中加入喜欢因素的方法。例如，离开让他难受的地方，放一些他最爱听的音乐，看他喜欢的节目（若知道他喜欢哪个电视节目可事先录好）等。

【案例三】

小林自从一次发高烧后就不肯进教室上课，每次拉他到教室门口他就跑开，还使劲挣扎，眼泪鼻涕一起流。我硬把他拉到教室里，他就把教具一扫而光，把桌子掀翻，还打人、咬人，哭闹时能持续两三个小时。后来我采取转换环境的方法，把教具搬到教室门口，采用他喜欢的教具，每次不知不觉地把教具往教室里面移一点。移了四天，移到教室里面时他意识到了，又开始闹情绪。我又想了另一个办法。小林比较喜欢音乐，每次上课之前，我在教室里先把录音机打开，放他喜欢听的音乐，再带着他走进教室。同时采用温和的教学方法，以玩的形式给他上课，让他在一种轻松、愉快的气氛中玩耍、学习，感到身心放松。经过一周的时间，小林的情绪慢慢好转，上课也比较认真，进步较快。

3. 外力辅助调控法

当自闭症儿童情绪不稳定时，家长或训练者可一边用柔和的语言加以安慰，一边轻微地晃动其身体的一部分或把他的头搂入怀中（不宜抱起，只轻轻搂过来即可）；对情绪激动的儿童，则可让其被动做出较强烈的动作，如快速转动身体、挥舞手臂、快走等，使其注意力从原情绪状态中分散出来。

4. 预告

若要改变环境的布置或到一个新环境中去学习，要采用预先告知的方法，让自闭症儿童有个心理上的准备，并在进入新环境前先停留一下，熟悉四周环境，使其情绪保持稳定后再由熟悉的人陪同进入。一个全新的环境对自闭症儿童影响会很大，应该有熟悉的人在场指引。

5. 适当发泄

当自闭症儿童有负面情绪时，要让他们有适当的发泄。对以哭闹为主的，可以让他们一次性哭个够，并使他们认识到哭闹是没有用的。可以在哭闹中加入动作限制，使哭闹伴随着不良体验；或采用束缚法，抱紧他的头或夹紧腿，或不能离开椅子到处走，总之是让他们发泄，但又让他们体会到发泄中有不舒服之感，不想再采取哭闹方式发泄了。

6. 及时肯定，捕捉时机

自闭症儿童在发泄过程中若出现积极的情绪状态，如哭一会儿就不哭了，或不在地上打滚了，则马上提供奖励物质或满足他的一项要求。但如果他坚持原来的要求，如要坐在地上而不坐在椅子上，则仍不给奖励，只是呈现奖品但不给予，直至其完全符合要求为止。

7. 事后继续教育

在自闭症儿童情绪稳定后，对能理解语言的儿童可重新让他们进入原场合或原刺激情景，以培养其适应和调控能力。这时训练者可先口头提示："未经允许可以拿商店或别人的食物吗?"等他们有正确的认识之后，再带他们进入原来的刺激情景，训练他们在这一情景中有合理的情绪和作出正确的行为反应。

8. 耐力训练

忍耐、等待、有序等方面的训练应随时贯穿训练中。例如，自闭症儿童越急着吃饭而不想洗手，就越不让他吃饭。如果此时儿童闹情绪则不予理睬，更不能满足，直至他按指令去洗手。完成指令后必须给予表扬。鼓励他参加那些需要等待、轮流进行、要坚持连续性注意的运动，像钓鱼、滑梯等都是很好的练习。

9. 在孩子不闹情绪时进行教育

自闭症儿童在恶劣情绪状态下，其认知是受到扭曲的，往往没有理性可言。而在孩子情绪相对较好的时候，让孩子反观自己的情绪障碍，进行自我认知是一个有效的方法。要帮助孩子学会辨别情绪失控的信号，教给他们一些控制情绪的策略和方法，并鼓励他们运用这些方法。

扩展阅读 5-1

如何应对自闭症儿童的尖叫和发脾气

自闭症儿童常常发脾气，因为他不能用言语来要求得到他想要的东西。可能他尖叫是为了得到糖果、糕点或者冰淇淋，或者在当时使他感兴趣的古怪东西，或者是因为生活常规受到了干扰。出于人的天性，家长处理这种情况的办法，往往是给孩子想要的东西去安抚孩子使他安静下来，因为他们从痛苦的经历中知道，这种尖叫可能会持续几个小时。不幸的是，那个孩子也是出于天性，不久就"认识到"，要想得到想要的东西，最迅速的途径就是大声喊叫、跺脚、踢东西——简而言之，大发脾气。虽然他不能用语言来理解，但通过他和父母的行动，就学会了。

防止而不是鼓励发脾气的办法在于，当他真的表现了这种行为时，务必不要给他想要的东西。这样做需要勇气和决心，因为这一方针不仅要在家里，而且要当众付诸实践。要是孩子在街上或者商店里发脾气，唯一的解决办法就是尽快把他从现场拖走。

面临日常孩子大发脾气的大多数家长，在绝望中试图用拍打孩子的办法来阻止尖叫。这种做法头几次可能有吓唬的效果，但如果经常这样做，孩子就不再理睬而继续尖叫。较好的做法是把这种办法放到偶尔的、必须立即采取措施的紧急情况下使用。这种对尖叫不予理睬，当他安静下来才给予奖励的办法，需要时间才能起作用（还需要钢铁般的意志，加上聋子一样的耳朵），但这是最终能成功的办法。面对孩子的尖叫和发脾气不予理睬，且当孩子安静下来也不给予奖励是没用的，反之亦然。

（三）合理要求，逐步提高

情绪是指有机体的需要是否获得满足而产生的具有情境性的反应。由于对自闭症认识上的误区，致使家长会对孩子产生不合理的期待，康复目标过高，或者辅助不到位，使孩子难以达到要求。孩子经常处于沮丧中，容易爆发情绪。因此，降低目标，合理期待，辅助到位，让孩子感受成功，是建设孩子积极情绪的途径之一。在日常生活、教育训练活动中，训练者一定要充分考虑自闭症儿童年龄、智力、病程、教育训练程度、接受能力等因素，以及训练内容、时间安排等实际情况，充分考虑儿童的需要，对儿童提出合理的要求，并根据儿童的发展水平逐步提高要求。

减少自闭症儿童的情绪冲动非常重要，因为情绪冲动在很大程度上妨碍了学习和社会关系。但情绪的自我控制对自闭症儿童具有难度，它需要情绪调节机制和认知能力共同作用，而且需要对自我形象有正确的期待和要求。自闭症儿童到了小学中年级以上，随着自我意识的发展，应该启动情绪的自我控制机制，当然，开始时需要外界帮助，逐渐让其走向内部控制。

二、自闭症儿童不良情绪的矫正方法

（一）行为矫正法

行为矫正是依据学习原理来处理行为问题，从而引起行为改变的一种客观而系统的、有效的办法。其中的许多方法对处理自闭症儿童的情绪问题有着积极作用。

1. 正面练习

当自闭症儿童情绪问题发生时，要求其立即将双手放在头上，从头开始，到肩、到腰、再到腿（坐姿、站姿均可），每个部位停留 15～30 秒钟。如果儿童有一定的语言表达或数数能力，训练者可以叫他数数（从 1 数到 30）来计算时间，同时也在一定程度上分散其注意力。如此反复练习，直到情绪稳定为止。

2. 忽略与增强

当自闭症儿童发生扯头发、打头、用头撞墙、咬手、在地上打滚等行为时，如果训练者急着哄他或试图抱起他等，他可能会发作得更厉害。因此，在没有影响到儿童自身或他人生命及财产安全时，训练者可以故意不予理睬，最好在儿童情绪好转前不要正眼看他，他的脾气反而会逐渐停止发作，待到正常情绪出现时，再予以及时增强，从而以增强良好行为来减少该行为的发生。训练者还应在儿童情绪良好时，充分运用表扬、鼓励等方法给予间歇性强化，以增强其良好情绪的出现与保持。

3. 厌恶制约

对有自伤、特别是严重自伤和攻击他人行为的自闭症儿童，训练者可以适时采用厌恶制约，即把自伤和攻击他人等行为症状与不愉快的体验结合起来，利用产生不愉快甚至痛苦体验的条件刺激来代替自伤和攻击他人等异常行为，使他在更深程度上体验行为与结果之间的关系，从而使其自动阻止并消除自伤和攻击他人等不良行为。对一般咬手行为可用黄连、胡椒等有苦味、辣味的东西涂在所咬之处；对严重咬手指、手腕、打头等自伤行为，可用橡皮筋弹击（注：力度不能太大）所咬之处及其周围。但是，这种方法使用时应十分小心。

4. 隔离

当自闭症儿童发生捣乱（抛掷玩具、损坏玩具等）、攻击他人（咬人、打人、踢人、在楼梯上推人、吐口水、揪头发等）、发脾气（哭叫、跳闹、饭桌上乱扔食物等）等情绪问题时，训练者应立即（在不良行为出现的 5 秒钟内）取消他正在进行的活动或撤除他正在享用的正性强化物，或将他与其他人和当时情境隔开，转移到正性强化物较少的情景中去，即所谓的暂时隔离。暂时隔离的时间一般遵循一岁一分钟的原则，也可根据其身心发展的特点和情况的严重程度酌情考虑时间的加减。如果是使用隔离室，那么，隔离室的设计应相对科学，严防其自伤。

（二）认知行为疗法

认知行为疗法的基本着眼点在于信念、认知的改变上。它试图通过帮助自闭症儿童摆脱消极的观念，转而接受更积极的思想，从而保持身心健康，改变行为。它遵循教育和学习的原理，吸收了行为矫正技术，对儿童进行指导和训练。

1. 认知功能训练

认知能力一般泛指认识事物的能力、感知的能力、思维的能力等。自闭症儿童从婴幼儿时期起，认知能力发展就严重不足，无法对周围事物进行合理的分析、综合、归纳、整理；对人与人之间关系的理解更是极度缺乏，许多儿童对人际交往和沟通中最基本的语言都无法理解，往往会因为无法理解“等一下”之类的话而发生情绪问题。因此，长期进行认知功能训练，提高儿童的认知水平是改善其情绪问题的重要方法。

2. 沟通控制

高功能自闭症儿童表达能力较强，沟通手段和方式较多。当他们出现情绪问题时，训练者应积极鼓励他们不拘形式（如通过笔和纸、电脑等）地将心中的感受表达出来，促使他们与人沟通，并引导他们通过主观努力去解决行为问题，从而逐步达到以沟通促进情绪自我控制的目的。对于一般功能的儿童，也同样可以使用这种方法，如使用沟通板、图卡、手势以及简单字词等表达内心的要求和愿望，与训练者进行合理的沟通，从而以沟通缓解内心的压力和不快，进而逐步控制或稳定情绪。

3. 自我控制能力训练

自我控制就是自己对自己实施行为矫正的程序。自闭症儿童和正常人一样，在日常生活中，由于不断地学习和不断地社会化，使得他们的某些行为和某些刺激物紧密地联系在一起。在日常生活中，控制行为的刺激物和手段很多，其中物质转移和语言指导对训练儿童自我控制能力非常有效。

（1）物质转移。当儿童出现情绪问题时，训练者立即将其注意力转移到他们感兴趣的物件（如食物、玩具等）上，并在一定程度上满足（但不是立即满足）其要求。

（2）语言指导。语言指导主要包括两方面：第一，在上述物质转移的基础上，用语言逐步代替物件；第二，加强对自闭症儿童在对待和处理日常事物的思考方式、方法等方面的指导，不断强化其内心积极、正确的语言，进而提高他们的自我控制能力。心理学家艾里斯（Ellis）的合理化情绪治疗理论认为，情绪不是由某一种诱发事件本身直接引起的，而是由个体对这一事件的解释和评价引起的，不合理的信念会引起不良的情绪反应。通过语言指导可以改变儿童的一些不合理信念，以此来改变自己的情绪。

稳定的情绪是对自闭症儿童进行教育训练的基础，也是引导他们参与社会活动的基础。只有情绪稳定，儿童才可能接受教育训练、习得日常生活活动和学习技能，逐步发展人际交往和社会适应能力。因此，训练者一定要在理解和宽容儿童的基础上，从儿童的实际出发，认真分析其情绪问题产生的原因和儿童对训练的接受程度，采取积极的态度、恰当的措施处理其情绪问题，以促进其全面发展。

第三节　自闭症儿童的情感发展

情绪是情感的基础，二者密不可分，不过情绪和情感也有区别。通常把那些与生理需要相联系的内心体验称为情绪，如由于饥饿而产生的烦躁；而把那些与社会需要相联系的内心体验称为情感，如爱情、友谊、荣誉感等。情绪可以由对事物单纯的感觉或知觉而直接引起，如蓝色使人感到宁静，幽香的气味使人感到舒畅；情感则是由对事物复杂意义的理解所引起，如明确了自己工作的重大意义而产生的责任感。情绪带有极大的情境性和暂时性，随着情境的改变和需要的满足而减弱或消失；情感则带有很大的稳定性和持久性，不因情境的改变而转移。

自闭症儿童不仅存在情绪的失常，更存在严重的情感障碍，他们的情感世界常被形容成“没有绿洲的荒漠”。如何让这荒漠长出绿草，是摆在家长和训练者面前的重要而艰巨的任务。

一、自闭症儿童情感发展的障碍

情感需要和情感表达是人特有的心理能力，这种需要和能力并不完全是后天教育的结果。不管是否受过教育，正常人都会有自发的情感需要和情感体验，都具有表达情感的能力。例如，会依恋自己的父母，会感激他人的帮助，会对异性产生爱情。但自闭症儿童却不具有这种情感体验和表达的能力，其情感能力无法自然生成。

自闭症儿童的情感发展障碍主要表现在以下几个方面。

（一）情感交往的动机不足

了解他人，将他人作为自己的认知对象，根据他人的表情、动作等外部表现，体察与推断他人的内在感受，从而根据这一判断来调整自己和他人的情感距离，这是人的心理需要之一。但是，自闭症儿童缺乏这一心理需要，他们的高级情感需要极其微弱。这种心理需要的缺失除了遗传因素之外，还和他们后天的经历和处境有直接的关系。因为情感是在人与人的关系中产生的，人们追求情感分享，一定是在情感沟通中得到了正面的强化。但是，自闭症儿童在与人交流中，所得到的指责、命令、冷落、排斥等负面的感受多于正面的感受，这使得他们本能地疏远他人，失去了情感交往的兴趣。

（二）缺乏移情能力

所谓移情，就是设身处地地体察他人的情绪和情感，站在对方的角度理解其需要和感受，这是情感沟通建立的基础。但自闭症儿童严重缺乏移情能力，他们极端的“自我中心化”使他们完全不能理解自己和他人的关系，不会站在对方的角度考虑问题，思维方式和行为方式都以自我为中心。他们在语言互动上，多以表达自己感兴趣的话题为主，且对别人的反应毫不在意；他们的举止也不会顾及别人的感受和反应。可以说，自闭症儿童的极端自我中心化给移情带来了难以逾越的障碍。在移情中，同情心是一种重要的情感体验，它是一种对他人的不幸和痛苦所产生的感情共鸣。自闭症儿童普遍缺乏对他人的同情心。

（三）缺乏情感协调机制

情感性交往的维持需要大脑中具有一种“调节机制”，提出人际交往发展干预法的葛斯汀博士将这种机制称之为“情感协调机制”。情感交往中，同伴间有高度的弹性和变化性，为了成功互动，每个人必须过滤自己脑海里的信息，以便及时向对方传递自己的信息，也需要及时感受对方微妙的情绪变化，所以，几乎是每时每刻都要做好瞬时判断，然后根据对方的情绪和行为决定自己的做法。情感交往没有特定的目的，也没有可预测性，但双方的沟通系统却不会混乱。这主要依赖于“情感协调机制”，这种机制使得双方会共同努力，即使在出现误解的时候，也能化解障碍，维持交往。自闭症儿童缺乏这种情感协调机制，使他们无法与人有情感互动。而情感协调机制的缺乏是与他们移情能力的缺乏密切相关的。

由于交往动机、移情能力、情感协调机制三方面的缺乏，使自闭症儿童无法真正与他人建立情感联系。有些自闭症儿童会试图去建立和别人的情感沟通，但是，当对方不能获得平等的情绪表达和情感满足时，交往往往就会中断。如果对方只出于责任或利益来维系与自闭症儿童的情感交往关系，那么这不是真正意义上的情感交流。有很多高功能自闭症儿童有很好的行为习惯，少部分儿童能表达情绪，还能理解别人的情绪，但是仍旧不足以和别人建立友谊关系。[①]

二、自闭症儿童情感发展的训练

(一) 理解和表达情感的训练

1. 情绪与情感的理解

理解自己和他人的情绪情感是情感发展的基础。训练时可以从教育孩子辨认不同的情绪开始。首先可以帮助自闭症儿童辨认他人的情感。例如，两个训练者 A 和 B 可以扮演不同的角色，来让孩子了解什么是“高兴”。其中 A 给 B 一颗糖，B 露出笑容。这时 A 问孩子：“他怎么了?”如果孩子回答“他高兴了”，就给予表扬或奖励。如果孩子不能回答，就给予适当的辅助。等孩子学会辨认“高兴”之后，再教他辨认其他情感。例如，A 假装抢走了 B 手里的糖，B 做出生气的表情，A 问孩子：“他怎么了?”如果孩子说“他生气”，就给予强化，否则给予辅助。在训练中，要慢慢减少辅助让孩子能独立辨认各种情感。

除了辨认之外，还要教孩子理解情感产生的基本原因，如需要得到满足会高兴，失去东西会难过，碰到危险会害怕等。同样可以让两个训练者来扮演不同的角色。例如，像上述情境，A 假装抢走了 B 手里的糖，B 做出生气的表情，A 问孩子：“他怎么了?”如果孩子说“他生气”，A 再继续问：“他为什么生气?”如果孩子回答“他的糖被人抢走了”或接近的答案，就表扬或奖励他。如果回答不出，训练者给予辅助。

等孩子学会辨认由他人表演的、比较明显的甚至是夸张的各种感情之后，训练者可以用图片来进行相同的训练。图片中人物的面部特征可以有意地加以夸张，以引起孩子的注意。例如，代表“高兴”的图片中嘴角可以高高地翘起，比真实状态要更夸张。训练者可以制作基本情感图册，如“高兴”的情感图册、“伤心”的情感图册，可列举各种可能导致这一感情的例子，并用图片表达出来。例如，妈妈给孩子新玩具的图片和孩子笑的图片，然后，训练者指着图片问孩子：“这孩子怎么了?”“他为什么高兴?”

图片辨别之后，还可以利用照片。照片的辨别比夸张的图片要难一些，因此，可以利用照片进行难度更大的训练。下面是利用照片进行情感理解训练的两个活动案例。

---

① 甄岳来．孤独症儿童社会性教育指南．北京：中国妇女出版社，2008. 198.

【案例一】 情感照片排队

训练目标：帮助自闭症儿童认识各种基本情感，如快乐、悲哀、生气、害怕、厌恶、激动等。

材料准备：从杂志上剪下来的若干照片，每种照片能表现出一种基本情感。

训练过程：

① 把照片摆在桌子上，和儿童讨论照片上的人的情绪和情感。

② 让儿童找出哪张照片上的人是生气的、悲哀的、高兴的等；让他们把所有类似情绪的照片放在一起。

③ 让儿童把 3 张或 3 张以上的照片按情感强弱的程度排列，如快乐、比较快乐、很快乐。

【案例二】

半边脸

训练目标：帮助儿童认识情感并使儿童理解他人的情感。

材料准备：从杂志上剪下来的若干面部照片、硬纸板、胶水。

训练过程：

① 把照片粘在硬纸板上，再把每张脸剪成两半。

② 让儿童看每幅照片的一半，然后让他猜那个人是什么情感；再让他看另一半，看看孩子的理解是否准确；最后把两张半边脸拼到一块儿。

2. 情绪与情感的表达

情绪表达包括两大部分：个人情绪的表达和社会性情绪的表达。个人情绪的表达包括高兴、生气、恐惧、难过等基本情绪与惭愧、尴尬、骄傲、困惑等复杂情绪。社会性情绪的表达包括要求他人拥抱、玩游戏、与人分享、感谢他人、帮助他人、安抚他人等。

对于能力差的自闭症儿童，要先训练他们辨识自己与他人的情绪，了解何为喜怒哀乐的表情；对于能力较好的，可以通过情景模拟、角色扮演、社会性故事等方法来进行情绪表达的训练，同时教导他们处理情绪的策略。训练时可以故意制造某种情境，例如，提供给他喜爱的食物、练习难度较高的学习单、漠视或者拒绝他的请求等，然后让自闭症儿童产生喜怒哀乐的情绪，随即教导他们如何表达情绪。

例如，训练者给孩子一颗他最喜欢吃的糖，然后问他："你觉得怎样?"引导孩子说出"我很高兴"。如果孩子准确表达了自己的情感，给予表扬或奖励；如果孩子不能表达，训练者可以提供恰当的辅助，例如，可以一边挠孩子痒痒一边说"高兴"。当孩子会表达一种情感之后，还要在自然的场合中经常地重复练习。例如，训练者每次给孩子一个玩具时都可以说："你有玩具了，你很高兴。"

对所有的自闭症儿童，运用视觉提示的方法都是有益的。可以使用代表不同情绪的图卡或者文字，或者让他们用颜色代表情绪感受，帮助他们表达情绪。如果不能表达，训练者可以给予辅助。

此外，为了让孩子养成表达的习惯，父母和训练者要学会在孩子面前准确地表达各种情绪和情感，给孩子提供模仿的榜样。如对孩子说："你真乖，妈妈很爱你。""你现在不听话，爸爸生气了。""奶奶生病了，妈妈心里很难过。"

扩展阅读5–2

我的成长

小时候，我最难解决的问题是对人没感情。当时，爸爸妈妈经常找一些和我年龄相当的孩子跟我玩，我总是不理别人，有时还以发脾气的方式拒绝别人。他们每天都问我为什么不和同学说话，我说出了心里话："我不想和同学说话。"因为当时我觉得和同伴玩很痛苦，自我封闭倒很快乐。上小学五年级时，我想和同伴交往的愿望逐渐强烈起来，可是总因为交往方法不对而引起别人的误会。爸爸妈妈知道情况后，不但鼓励我和同学交往，还告诉我正确的交往方法。

就在那一年，我在感情这个难题上有了重大突破。那年，班上的一个小男孩因为在生日那天太兴奋了，吃完午饭上学时，过马路被一辆大卡车撞了，送到医院后，因抢救无效，于当天夜里死亡。当这个不幸的消息传到班上时，全班同学哭成一片。我被这种悲伤的气氛感染了，也伤心地哭起来。回到家后，我把这件事告诉了爸爸妈妈，他们告诉我，我永远也看不见那个同学了，从此以后他就不存在了。我一边听一边哭，他们也流下了眼泪。我流的是同情的泪，而他们是流下了激动的泪。因为他和我已是5年的同学，也经常在一块儿玩，所以我对他已经有了感情。那天夜里，我悲痛得失眠了，就写了一篇关于这件事的作文，文章中不仅流露出真情实感，而且是第一次用第二人称。爸爸妈妈和老师在这之前从没教过我用第二人称写作文。当时，老师还把我的那篇作文给全班同学读。从那以后，我对身边的每一个人都逐渐产生了感情。

——甄岳来．孤独症儿童社会性教育指南．北京：中国妇女出版社，2008. 316 ~ 317.

（二）社会沟通训练

社会沟通训练可以提高儿童的沟通能力，促进情感交流的产生。训练者可利用社会故事、连环漫画、角色扮演、录像示范等多种方法进行训练。

1. 社会故事

社会故事法是根据自闭症儿童的需要，由父母或者专业人员来撰写简短故事，故事的内容描述的是一个社会情境，以及该情境中所涉及的相关的社会线索和恰当的应对技巧。编写社会故事的目的主要是培养自闭症儿童在相应情境中表现出适当的行为反应。社会故事有助于自闭症儿童明白别人的要求，从而作出适当的反应。训练者也可通过社交故事，向儿童指出哪些是良好的社交行为，并表扬和肯定他们做出的努力。关于社会故事法，将在第六章会有较详细的介绍。

2. 连环漫画

连环漫画也是一种社会故事，运用在幼儿或沟通能力较有限的儿童身上。它利用简单的线条图，由线条、符号或文字构成，用一张或多张图描述两人或两人以上的对话中，提供适当的视觉提示和互动，加强自闭症儿童的理解，也可以让父母和训练者理解自闭症儿童的观点、感受和想法，进而教导自闭症儿童一些社会沟通的技能。教学步骤如下：

（1）介绍和示范连环漫画会话。先让儿童了解，当两人对话时，可以借着图画来表示，并认识最基本的图形。

（2）建立漫画符号字典。选好基本图形后，说明各种图形代表的意思，可依儿童习惯、喜欢看的漫画书，建立个别化的漫画字典。先教一两个漫画符号，再根据儿童的学习进度逐渐增加，然后学会用图画的方式来进行对话。

（3）情境对话教学和增强使用。以一个儿童经常出现问题的情境为主题，利用漫画会话教导儿童情境线索和互动沟通技能。

3. 录像示范

录像教学是通过让自闭症儿童重复观看社会事件和社会沟通的录像，学习特定的社会沟通技巧的过程。录像制作的步骤如下：

（1）确定社会情境。

（2）确定要教的社会行为或沟通内容。

（3）录下要教的熟悉的大人或同伴表现出的社会行为或沟通内容。

（4）录像中特定的社会线索、社会行为或沟通内容要明显突出。

（5）限制录像中使用口语的数量。

利用录像教学时的注意事项：

（1）要儿童每天观看（若儿童有兴趣可一天看多次，然后随着教学的推进，视儿童掌握的情况而逐渐减少观看的次数）。

（2）在实际活动发生前观看。

（3）将录像内容配合视觉线索或提示（如课表、线索卡、社会脚本）。

（4）演练特定的社会行为或沟通内容。

（5）在实际情境中使用视觉线索或提示。

（三）移情能力和友谊感的培养

如前所述，自闭症儿童的移情能力缺乏，很难和同伴建立友谊，但这并不意味着不能培养这种能力。经过特别的启发和教育，他们在高级情感的发展上也会有进步。自闭症儿童的情感发展，会经历以下几个阶段：① 只有安全依赖型依恋；② 简单情感交流型依恋；③ 初步地体验、解读别人的情绪，具有初步的同情感，形成初步的“移情”；④ 追求情感交流，有意寻找朋友。这一情感发展的过程和正常孩子是一样的，只不过他们在某一点上停滞或出现得晚。因此，我们可以遵循这一情感发展的逻辑，将情感发展沿途的每一个局部放大、重复，给孩子足够的刺激，在一定范围内可以促进其情感发展。当然，这种促进作用也是有限度的。在有限的空间，做无限的努力，是父母和训练者应有的态度。

在移情能力和友谊感的培养过程中，要创造条件让孩子体验和理解别人的感受，创设情境让孩子体验情感共鸣，培养孩子对周围人的关心和同情。要特别注意培养孩子和同龄伙伴之间的情感沟通和情感依恋。相较和成人沟通，自闭症儿童和同伴之间的情感沟通更具难度，因此，要把这一点作为训练的重点。

下面是两个移情能力与友谊感训练的案例。

【案例三】

你生病了吗

训练目标：体验并表达不幸，学会关心和安慰别人。

训练过程：

（1）请孩子在小被子上躺下，让他假装生病，回想自己生病的情形并表现出来。

（2）父母和其他家人轮流用温柔的态度和轻轻的动作做一些照顾病人的事情，询问孩子的感受，并安慰他。

（3）换父母或其他家人假装生病，让孩子进行安慰和照顾。

如果有几个孩子，则让他们轮流扮演生病者和安慰者效果更好。

【案例四】①

他是我的好朋友

训练目标：培养孩子对伙伴的情感依恋。

训练过程：

（1）创造孩子和伙伴共同生活的机会。

（2）体会生活中伙伴带来的快乐。

（3）用物质形式强化与伙伴的友好感情。

（4）在与伙伴分离以后，引导孩子回忆与伙伴的共同生活，引起孩子对伙伴的回忆与思念。

（5）以物质的形式传递对伙伴的感情。让孩子期待与伙伴的交往。

（6）分享孩子与伙伴的友情，让孩子学习维持伙伴关系的技巧。

提示与解析：

（1）整个过程需要父母的辅助完成。关注点放在孩子的心理体验上，如果孩子的情感体验是不愉快的，不可以勉强。

（2）父母需要给孩子讲解自己最好的伙伴，讲自己和伙伴的故事，让孩子看到父母是如何表达对伙伴的感情的。

（3）孩子可能始终无法与伙伴之间实现顺畅的、自觉的情感交流，但是，如果在父母的引导下能理解伙伴和自己的关系，相处时有快乐的体验就可以了。

（4）一般而言，单纯的情感交流在能力相当的伙伴之间才可能建立。

对自闭症儿童的情感教育，是一个长期的过程，需要父母和训练者坚持不懈的努力。当孩子没有进步、没有回应的时候，我们可以变换不同的训练方法，但不要轻易放弃。同时，父母和训练者自身要充满爱心，情绪稳定，创造出一种积极、温暖和愉快的氛围，这种氛围比训练活动更加重要。

① 甄岳来．孤独症儿童社会性教育指南．北京：中国妇女出版社，2008. 211.

第六章

自闭症儿童的社会交往训练

自闭症作为一种广泛性的儿童发展障碍，症状表现复杂。在自闭症的三种主要障碍中，社会交往障碍是自闭症的核心障碍，社会交往能力的缺陷也是自闭症最根本的问题。因此，对自闭症儿童进行社会交往能力的训练对其症状的减轻有着至关重要的作用。

自闭症儿童的社会交往障碍主要是指社会认知与社会交往技能上的缺陷，因此，对自闭症儿童社会交往能力的干预方式也相应地分为认知取向与技能取向的干预方式。前者所包含的代表性方法有社会故事法、认知行为矫正法等，后者则包含以同伴为中介的训练、行为自控技能的训练、游戏能力训练等方法。本章着重阐述以认知方法为基础的社会交往训练、以同伴为中介的社会交往训练、以电视示范和人际关系发展干预为主的社会交往训练、形成自控技能的训练、形成游戏技能的训练以及以音乐为基础的社会交往训练六种方法。

第一节　以认知方法为基础的社会交往训练

以认知方法为基础的研究始于20世纪90年代，它主要是基于认知心理学的原理，认为社会信息的加工和理解是社会行为的基础和中介，通过增强患者的社会认知能力来改进患者的社会行为表现，重视对患者社会关系和社会交往认识理解能力的培养。

以认知方法为基础的社会交往训练主要包括三个方面：恰当注意并理解各种社会信号、学会无声的自我对话以提醒自己的行为、自我评价和鼓励自己的行为。总的来说，目前针对第一方面训练的案例与研究比较普及，并得到了很好的运用。社会交往发生在社会环境之中，除了满足自闭症儿童社会交往能力提高的外部条件，提供促使他们进行社会交往的外界刺激，如同伴的主动邀请、敲门等外，社会交往的顺利展开还需要儿童自身的内部条件的满足，这种内部条件就是儿童能注意并理解各种社会交往的信号。

社会交往总是要求人们将他人的动作、语言以及当时的情境加以注意并理解，如一个儿童说“和我一起踢毽子吧”，第二个儿童必须对这句话先注意，并理解这句话所包含的意义，才会使两个人之间的社会交往真正发生。而自闭症儿童在社会交往上的困难也表现在对社会信号的不注意以及错误理解社会信号。就以上例子来说，自闭症儿童往往对第一个儿童所做出的邀请置若罔闻，也可能将第一个儿童的邀请看成是一种威胁、危险等。由此，第一个儿童与自闭症儿童之间的社会交往行为就会被中止。

一、提高注意社会交往信号的能力

很多人都遇到过这样的情境：在地铁或者公车上，我们会对那些被父母抱在怀里的婴儿微笑，或者逗逗他们以吸引他们的注意，这时婴儿会凝视我们，或者对我们笑，总之会对我们有短暂的注意。这是比较早的对社会交往信号的注意。而自闭症儿童一般不会有这样的注意，他们只专注自己的小世界，继续做自己的事，对社会环境的信号往往视而不见、听而不闻，这也使他们失去了很多进行社会交往的机会。

一般来说，训练自闭症儿童注意外界信号，主要有结构性较强的教育方法和自然性较强的教育方法，教育者在训练时，应该将两者结合起来，交叉使用。

（一）结构性教育方法

结构性教育方法要求做到客观环境的结构化、作息过程的视觉化、学习任务的视觉分解以及将选择与奖励图像化。教育者采用直接干预的方式，目的是帮助自闭症儿童习得具体技能。教育者往往发出重复性的指令直到孩子学会规定动作为止。据此教育者要做好以下几个步骤：

第一，教育者应该选择一定的方式，教会自闭症儿童面对社会交往信号时应如何进行行为反应的规则，这些方式包括教育者示范、躯体辅助、电视示范等。

例如，当别的儿童对自闭症儿童发出一起玩的邀请时，自闭症儿童应该面向该儿童，具与其有目光的接触，并有一定的语言或行为反应。如果自闭症儿童刚开始不懂的话，教育者可以让自闭症儿童看一段相似情境的视频，或者教育者扮演自闭症儿童与他人进行社会交往，以帮助其学会对社会环境信号产生注意。

第二，教育者可以和自闭症儿童一起反复实践面对社会信号时的行为规则。训练刚开始时，自闭症儿童可能对某些重要的社会信号不能加以注意，这时候教育者可以提供一些辅助。

例如，教育者可以示范走路的过程中不小心摔倒，并说“来拉我一把”，和教育者一起的自闭症儿童这时候应该将注意力转移到教育者身上。他应该看看教育者，并表示关切，如果自闭症儿童不能做到，教育者可以以解释或提问的方式帮助自闭症儿童，如“我刚才说什么了”，“你想说什么吗”或者“我摔倒了，你是不是应该问‘痛不痛’”，等等。这种实践过程应该反复进行，每当自闭症儿童表现出注意力的进步时，教育者应适时给予物质或者精神强化，以帮助自闭症儿童维持和扩展注意力训练的成效。

第三，在不同的社会环境为自闭症儿童提供不同的社会信号，变换不同的教育者轮流进行干预，以提高自闭症儿童对不同环境中有关的社会信号的注意。并且，随着训练的深入，社会信号可以由直接具体逐渐变得隐晦含蓄。

（二）自然性教育方法

自然性的教育方法是在自然环境和家庭环境中进行的。这种教法结构比较松散，重视自闭症儿童的主体性和行为的自然性。教育者和儿童自然交往玩耍，对儿童进行的干预往往是间接的，对其行为也有一定的比较自然的辅助。教育者并不直接决定自闭症儿童应该做什么或者怎么做，而是运用情景教育的原则尽量激励自闭症儿童的交往动机。儿童往往可以自己选择活动。在自然性教育的过程中要对自闭症儿童的进步有一定奖励。不一定要达到规定动作或表现出正确行为才给予奖励，只要儿童显示出交流意向或行为努力，就给予奖励。

例如，当自闭症儿童和家长一起在家的时候，该儿童在一个人玩玩具，妈妈叫她吃饭，该儿童可能没有反应，这时候爸爸或者妈妈都可以主动问他“刚才妈妈说了什么”。如果该儿童并没有注意，妈妈可以重复一遍所说的话，直到自闭症儿童能大致复述为止。一旦他能达到大致复述，教育者可以给予一定的奖励，以鼓励其对社会交往信号多加注意。

研究表明，培养自闭症儿童对社会交往信号的注意对其社会交往和社会互动能力有很大的促进作用。当然，教育者在这个过程中要有灵活选择合适方法的能力和耐心的态度。

二、提高理解社会交往信号的能力——社会故事法

提高理解社会交往信号的能力，其实就是提高社会认知、理解他人想法

的能力，为交往与沟通行为做好准备。提高自闭症儿童的社会认知能力，最主要和最有效的方法就是使用社会故事。使用社会故事能为自闭症儿童讲解必要的社会知识和社会沟通与交往技能。社会故事法是由美国密歇根社会学习和理解中心的格瑞女士（Gray）所倡导并引入到自闭症儿童教育领域的一种方法。

格瑞将社会故事法定义为：根据自闭症儿童的需要，由父母或者专业人员来撰写简短故事，故事的内容描述的是一个社会情境以及该情境中所涉及的相关的社会线索和恰当的应对技巧。编写社会故事的目的主要是培养自闭症儿童在相应情境中表现出适当的行为反应的能力。

（一）社会故事的制作

使用社会故事来提高自闭症儿童社会交往的能力，第一步就是要选择一个比较恰当的主题。社会故事的撰写是具有个别化性质的，针对不同的自闭症儿童，所使用的社会故事应该不同，社会故事所使用的词汇也应该与孩子的发展程度相吻合。教育者应该根据自闭症儿童在生活中的问题来确定社会故事的主题，主题往往是由一个特定社会情境引发的一种特定行为。通过社会故事为自闭症儿童提供一些与情景相关的社会知识，以达到帮助他们改善行为的目的。

1. 制作社会故事所使用的几种句型

格瑞将社会故事分为完整句型和基本句型，其中基本句型包含了描述句、观点句、指导句和肯定句；完整句型则在基本句型的基础之上还包括了控制句和合作句。控制句和合作句的使用频率不是很高。下面我们介绍一下这些句型。

（1）描述句。

描述句一般描述的是与某个特定社会情景相关的信息，可以说明事件及其发生的原因，用来帮助自闭症儿童提高观察和识别外在环境的能力。描述句一般都提供了社会故事最重要的部分。例如，“当铃声响起时，大家就停止休息，各自回到座位上等待老师的到来”。

（2）观点句。

观点句即解释性句子，主要是描述他人内心状态的句子，也包括描述他人想法、健康状况等相关信息的句子。观点句主要用来培养自闭症儿童理解他人的能力。例如，“妈妈看见我和其他小朋友说话会非常高兴”，“这个老师很喜欢我”。

（3）指导句。

指导句也叫指示性句子，是指示个体如何做才能达到目标行为的句子，以帮助自闭症儿童对某个特定情境作出合适的行为反应。例如，“当其他小伙伴对我笑的时候，我也可以对他笑一笑”，“我会努力对别的同学有礼貌”。需要注意的是，指导句在社会故事中不要应用过多，否则会使故事的说教意味太浓，而不易为儿童所接受。

（4）肯定句。

肯定句即评论性句子，往往直接跟在上述三种句子之后，主要是教儿童根据社会价值观和社会规则对故事中的特殊情况表达意见。这种句子既能向儿童传授一定的社会观念，也能为儿童提供精神上的帮助和支持。例如，在“这个老师很喜欢我”这个句子之后，加上肯定句“这很好”。

（5）控制句。

自闭症儿童的兴趣一般能通过控制句表现出来。这类句子为自闭症儿童提供策略，使其在合适的地点和时间能回忆起社会故事的内容，并能使用情境中所提供的社会技能。例如，“当有些人说：‘我改变主意了！’我可以想成：‘这主意也许会更好！就像一只毛毛虫蜕变成为蝴蝶一样。’”①

（6）合作句。

合作句主要说明他人在自闭症儿童学习新技能或行为时是如何提供帮助的。例如，“在我学习使用玩具汽车装货物时，我的妈妈会在旁边帮我”。

社会故事作为一个媒介，主要为自闭症儿童解释其所处环境中发生的事件，而不是对自闭症儿童的行为进行指导。六种不同的句型都扮演着特定的角色。此外，它们在社会故事中以合适的比例出现也相当重要。一般来说，在四种基本句型中，不要用太多的指导句，尽量保持指导句与其他句型的比例为1：5。

另外，随着训练的深入，如果自闭症儿童基本掌握了教育者所期望的行为之后，教育者可使用部分句即不完整句，要求自闭症儿童以填空的方式补全句子，使自闭症儿童能主动去猜测特定情境会如何发展或者猜测下一步应该如何来反应。例如，“妈妈看见我和其他小朋友说话会感到____”，让孩子用填空的方式完成句子。这样，孩子会有更多的参与感和独立性。

2. 制作社会故事的几点要求

教育者撰写社会故事时，要注意以下几点：

---

① 视觉性支持策略在自闭症儿童教学上的运用．中国孤独症网，http：//www.cautism.com/2011/8－12/11812154222347_ 2.html.

首先，要以自闭症儿童的兴趣、需求以及能力等为依据；社会故事的内容一般都包括所发生的事件、人物、时间、地点以及原因等。

其次，描述社会故事时突出积极行为，少描述消极行为，一般使用比较肯定的语句。用以表达故事的语言，可以是第一人称，也可以是第三人称，可以根据不同的情况进行选择。在叙述不良行为时，使用第三人称比直接使用第一人称效果要好。例如，"有的孩子会不小心伤害到别人。这时他会不好受。他要对别人说'对不起'。这样就没关系了"。

再次，编写社会故事，使用的句型要遵循简单、具体、形象、易懂的表达原则；同时，可以借助图像、图片、照片等视觉形象材料，充分发挥视觉图像在提高自闭症儿童理解能力与学习兴趣上的作用。

（二）社会故事的应用与实施

社会故事制作完成后，要对自闭症儿童讲解社会故事。在讲解社会故事时，尽量选择比较轻松自然的环境，为自闭症儿童从社会故事中学到有益的社会知识提供环境支持。讲解完故事之后，教育者可以对社会故事的情节进行示范，也可以让自闭症儿童朗读该社会故事。格瑞提出了三种实施社会故事的方法，分别是：

第一，在自闭症儿童可以自行阅读故事的条件下，可以让他在教育者朗读完一遍故事之后，重新念一遍，循环往复。

第二，在自闭症儿童不能自行阅读故事的情况下，可以将社会故事录制成录音带，指导自闭症儿童跟着录音带阅读社会故事。

第三，使用录影带呈现社会故事，这种视听兼容的方法对能与不能进行自行阅读的自闭症儿童都有效。

不管使用什么方法实施社会故事，教育者都要注意一些细节，如具备善意和耐心的态度；尽量选择在自闭症儿童比较轻松、高兴，而不是烦躁、不安的状态下实施社会故事；一次只介绍一个社会故事，等等。另外应该注意的是，在实施社会故事的过程中，应检视儿童对该社会故事理解的程度，以确定其学习成效。

下面是一个使用社会故事来提高自闭症儿童理解社会交往信号能力的案例。

【案例】

洋洋是一个自小就患有自闭症的6岁小女孩。妈妈经常会带洋洋到市里的少年宫活动。妈妈发现洋洋和别的小朋友在同一间活动室里的时候，她总是一个人玩儿。在妈妈的耐心教育之后，洋洋偶尔会关注或者用目光注视一下他人，但是她不会和别的小朋友一起玩，即使别的小朋友主动邀请，她也是视而不见。妈妈为此而准备了一个故事，故事主要包括以下几句话。

“小朋友们在同一个教室玩积木的时候，往往会三两个一起来玩。”

“小朋友们在一起玩积木时，往往会偶尔看对方，还会聊天。”

“如果我和同教室的小朋友一起玩积木的话，老师和妈妈看见了会很开心的。”

“和别的小朋友一起玩的游戏有很多，如堆积木、拼拼图、扮家家等。小朋友们一起玩这些游戏都会很开心。”

“很多小朋友都会合作搭积木，这样能比较快使积木成形。”

“当我和别的小朋友一起在同一个教室玩积木的时候，小朋友叫我一起玩的时候，我应该看着他们，在他们靠近我之后，一起玩我面前的积木。”

“当我看到有小朋友在一个人玩积木的时候，我可以看着他，并叫他的名字，叫他一起玩。”

根据洋洋的特殊情况，洋洋妈妈写的这几个句子，几乎概括了社会故事的基本要素，其中第一、二个句子是描述句，第三、四句是观点句，第五句是肯定句，第六、七句是指导句。刚开始洋洋妈妈在洋洋每次去少年宫之前都会给洋洋讲述该社会故事。当洋洋不能理解其中的句子时，她会用图画、图片、示范等视觉方式帮助其理解社会交往的信号，提高洋洋的社会认知能力。洋洋妈妈会在自己读完社会故事之后，让洋洋自己阅读，降低干预程度，在洋洋遇到阅读困难的时候再提供协助。刚开始的 12 天，在进入少年宫活动室之前的几分钟，少年宫的老师会再向洋洋讲述一遍社会故事。随着洋洋理解社会信号能力的提高，如洋洋能表现出渐渐用目光关注别的小朋友，并能和小朋友偶尔对话，洋洋妈妈就将社会故事干预的频率减小了。

一般来说，随着干预的进展，教育者会渐渐改变社会故事干预的方案，这个改变在时间上是有要求的。一般在干预进行半个月左右就可以对方案有所调整。比如，洋洋妈妈在干预开始的前 12 天会让少年宫的老师在洋洋进入活动室之前的几分钟对其讲述一遍社会故事，但是 12 天之后，就取消了这个干预手段。这样也有利于看出哪些环节在训练的哪些阶段影响着社会故事干预的效果。

第二节　以同伴为中介的社会交往训练

人际交往能力的培养是在与人交往的过程中实现的，同伴群体因其本身具备的一些特质，对儿童的身心发展具有不可替代的作用。自闭症儿童在解读自己和他人心理状态的能力以及理解他人立场与感受的能力上有缺陷，即心理理论上的缺陷，使其社交技能明显落后于正常儿童，他们需要通过社会交往训练发展社交技能。以同伴为中介的社会交往训练是自闭症儿童比较容易接受的训练方式，也是训练他们社会交往能力的初始阶段。自闭症儿童在与同伴，特别是与正常发展的同伴的交往中能得到很好的发展。

以同伴介入的方式对自闭症儿童社会交往行为的干预主要包括两方面：训练同伴对自闭症儿童的社会交往行为积极反馈，并强化自闭症儿童的社交行为与意向；训练同伴教给自闭症儿童新的社会交往技能，以提高其社会交往能力。[①] 在培养与强化自闭症儿童社会交往技能时，以同伴为中介的训练主要采取一对一的方式。训练刚开始时选择一个固定同伴，时间长了之后可以加入其他同伴。

一、训练同伴强化自闭症儿童的社会交往行为

正常发展的儿童一般情况下不愿意和自闭症儿童进行交流，所以，以同伴为中介的社会交往技能的培养需要实现对同伴的挑选、教育和鼓励。选择同伴时，应尽量选择那些非常愿意合作、与自闭症儿童年龄相仿、与自闭症儿童具有相同兴趣与爱好、最好在训练开始前就认识并愿意与自闭症儿童交往的正常发展的同伴。对同伴进行教育主要是使他们了解自闭症儿童的一般情况和交往特点，掌握在什么时候、如何对自闭症儿童的不同表现做出不同的反应等训练自闭症儿童的具体方法。因为正常儿童一般不愿与自闭症儿童进行社会互动和交往，所以，有些时候可给同伴提供一些奖励以保持他们对训练的兴趣，这种奖励的方式对于年龄较小的同伴更加有效。

正常儿童的加入对自闭症儿童社会交往技能的提高非常有利。对于自闭症儿童而言，培养社交与互动技能不应有太多的人，所以，刚开始最好是固

---

① 黄伟合．用当代科学征服自闭症：来自临床与实验的干预教育方法．上海：华东师范大学出版社，2008. 151.

定的同伴，时间长了也可以加入其他的同伴。具体训练方法有同伴训练者和同伴榜样、团体游戏等。

1. 同伴训练者和同伴榜样的使用

这种方法是通过指导正常儿童如何与自闭症儿童进行社会交往与互动，来促进自闭症儿童社会交往技能的发展。具体做法是让同伴来吸引自闭症儿童，启动他们之间的互动，之后对自闭症儿童进行社会交往的训练。教育者适时对他们的社交行为进行反馈，当自闭症儿童进行了正确的社会互动行为时，教育者就会给他提供他喜欢的奖励物品，以增加自闭症儿童的社交行为。例如，教育者告知两个正常同伴如何引领自闭症儿童做游戏，教会他们主动邀请该自闭症儿童参与到游戏当中，再告诉该自闭症儿童如何与其他两位同伴一起做游戏，当自闭症儿童表现出与同伴的社会交往行为时就对其进行奖励。

2. 团体游戏

玩游戏是儿童的天性，也是其最佳的学习方式。游戏能提供给儿童更多的互动机会。团体游戏是训练自闭症儿童与正常儿童社会交往互动的有效方法之一，它通过团体的形式来促进自闭症儿童社会互动能力的发展。教育者在使用团体游戏时，首先应该通过对自闭症儿童的观察来评估他们的喜好，从而选择其感兴趣的、适合他们的团体游戏。对于年龄较小的儿童，起初应该选择一些动态性的或者感官性的游戏，由易到难。如“搔痒”（同伴在儿童身上搔痒，使他们笑起来）、“叠罗汉”（儿童躺在地上，将一些枕头一个个重叠起来，到一定高度时，枕头会一下子掉下来，这一变化会给他们带来意想不到的惊喜）、“小蚂蚁上树”、玩球、追，等等。团体游戏的过程也是激发自闭症儿童参与社会交往与互动的过程。在这个过程中，训练同伴的主动性很重要。

二、训练同伴教给自闭症儿童新的社会交往技能

同伴介入，不仅能强化自闭症儿童所学到的社交技能，还能帮助其掌握新的社会交往行为与技能。近20年来自然教法在这一方面取得了比较大的发展。自然教法强调的是对自闭症儿童的训练应该在自然的集体环境和家庭环境中进行，正常儿童在训练过程中对自闭症儿童主要起到示范和强化的作用。

（一）对同伴的要求

美国自闭症研究者皮尔斯（Pierce）等人根据自然教法的原理提出，同伴作为自闭症儿童的帮助者，为了帮助自闭症儿童学习新的交往技能，应该做

到以下十点：[①]

（1）提高注意力。同伴应该使用一定的方式，如拨弄能发出声音的玩具、叫其名字等，取得自闭症儿童的注意，取得注意的同时就开始了交往。

（2）给予自闭症儿童选择不同活动的机会。为了使自闭症儿童有兴趣和动力参与同伴的社会交往，同伴应给予其选择不同的游戏活动的机会。

（3）提供不同种类的玩具。同伴要依据自闭症儿童的兴趣提供不同的玩具，以保持其学习的动力和主动性。

（4）为自闭症儿童示范合适的社会行为。正常发展的同伴儿童表现出来的社会交往行为和交流必须是恰当的，这能给自闭症儿童做好示范和榜样。

（5）奖励自闭症儿童的努力。同伴在自闭症儿童表现出努力时，尽管行为不是那么完美，也应该适时给予积极的鼓励，以帮助自闭症儿童恰当社交行为的形成。

（6）鼓励语言交流。自闭症儿童社会交往技能的困难在一定程度上是因为他们不愿意与他人有言语交流，同伴可以要求自闭症儿童开口说话并与自己交流，告知自闭症儿童如果他做到，会得到最能吸引他的奖励。

（7）进行语言对话。同伴可以根据当前情境中的事物，主动与自闭症儿童进行交谈，一般交谈的方式都是评论或者询问等。

（8）轮换机会。同伴在游戏过程中提醒自闭症儿童轮换机会，避免自闭症儿童在游戏时只顾自己玩，这样有助于其养成合作与分享的习惯。

（9）对游戏活动进行口头描述。同伴经常性地描述正在进行的活动与游戏，这就给自闭症儿童提供了一个学习社会性语言的机会。如同伴会经常在游戏时说“我们现在正在……”之类句型的句子。

（10）帮助自闭症儿童学会关注事物的多种属性。自闭症儿童一般情况下只会注意一件事物的某一种属性，同伴可通过经常描述该事物的其他属性以帮助自闭症儿童去注意他平时忽视的东西，这也有利于其达到对物体的整体认识。

（二）对教育者的要求

在同伴教自闭症儿童新的社会交往技能的过程中，教育者也要做到以下两点：其一，同伴同样只是一个孩子，教育者要为同伴准备一个教学的蓝本，使参与训练的同伴有据可依；其二，教育者还可以先为同伴示范如何执行教

① 黄伟合．用当代科学征服自闭症：来自临床与实验的干预教育方法．上海：华东师范大学出版社，2008. 154～156.

学，使其熟悉游戏程序与规则，再让他去与自闭症儿童玩该游戏。教育者还应该对同伴的进步给予一定的奖励和鼓励。

除了同伴参与训练过程，教育者可以和同伴一起为自闭症儿童演示社会交往，一起训练和提高自闭症儿童的社会交往技能。

以同伴为中介的社会交往训练过程是自闭症儿童掌握新的社会交往技能的过程，需要的是教育者、同伴和自闭症儿童的共同努力。研究表明，分别对自闭症儿童和同伴进行训练，对自闭症儿童的社会交往行为的发展具有促进作用。如果能对自闭症儿童与他们的同伴进行同步的训练与干预，会使自闭症儿童的社会交往行为得到更加明显的提高和巩固。

第三节　以电视示范和人际关系发展干预为主的社会交往训练

从教育干预的角度说，对自闭症儿童的社会交往训练除了以认知为导向的训练方法和以同伴为中介的训练方法外，还可以使用课程、示范等方法来进行，以帮助他们掌握并使用社会交往技能。本节着重讨论电视示范的训练方法以及“人际关系发展干预”训练课程的操作方法、步骤及相应的注意事项。

一、电视示范法

示范法是指示范者先表现出一定的语言与行为，为观察者提供其模仿的榜样。模仿是人类学习的一种重要方式。行为主义认为示范对儿童的行为形成具有重要的影响，如果儿童常常看到其他儿童的一些亲社会行为或者攻击行为，他们就更可能表现出相应的亲社会行为或攻击行为。自闭症儿童普遍具有比较好的视觉接受与学习能力，以及一些机械记忆能力，所以，示范法对他们的行为形成具有明显的作用。

（一）影响示范效果的因素

示范方法产生干预效果的大小主要取决于以下几个方面。

1. 示范者行为结果的性质

当示范者的行为结果是积极的，自闭症儿童观察该行为体验到的是愉快的情绪，那么该行为就较有可能持续下去；相反，如果示范者行为的结果是消极的，自闭症儿童观察该行为体验到的是负面的结果或情绪，该示范行为产生的干预效果就比较小。

2. 示范者本身的特性

示范者如果对自闭症儿童吸引性高、相似性多，那么示范效果就会更好。所以，所选用的示范者一般都是自闭症儿童比较喜欢的人，或者在年龄与兴趣上与他们有共同点的人，例如，自闭症儿童的父母、好朋友或者所喜欢的动画人物等。

3. 自闭症儿童本身所具备的特性

要根据自闭症儿童的实际情况来决定对什么行为进行示范，以提高模仿产生的可能性。在使用示范法时，自闭症儿童的行为基线水平与所示范的行为不能相差太大，如果太大，会降低模仿产生的可能性，对示范效果产生负面影响。

4. 环境

不同的环境适合示范不同的行为，教育者要根据示范行为的性质、特点选择合适的环境。

（二）电视示范法的运用

示范法分为很多种，效果比较明显的是电视或录像示范。首先，电视示范是一种主动干预的方法，对自闭症儿童本身行为的约束力比较小，容易调动自闭症儿童学习的积极性与兴趣。其次，电视示范方法受客观环境的限制比较小，教育者可以通过电视示范教自闭症儿童学习各种环境和情境中的社会交往行为；再次，电视示范方便、经济、效果好，是家长、教师等教育者选择的较好的教育方式。使用电视示范法要注意以下几点：①

第一，教育者所示范的社会技能，必须具有实用性和价值性，能帮助自闭症儿童在不同的社会情境中学以致用。如果学习的社会技能脱离实际，或者该社会技能与自闭症儿童的基线水平相差太远而不能掌握，示范法就发挥不了应有的作用。

第二，教育者对自闭症儿童的发展水平要有比较全面的了解，如兴趣、注意力、社会信号理解程度、语言发展程度等，这是选择社会交往技能训练方法和训练目标，以及选择合适的电视录像的重要依据。

第三，电视录像中所示范行为的地点最好与自闭症儿童社会交往行为的

① 黄伟合．用当代科学征服自闭症：来自临床与实验的干预教育方法．上海：华东师范大学出版社，2008. 142～143.

地点相同或相似。自闭症儿童往往对环境的不同比较敏感，如果电视里的地点与他行为的实际环境一样或者尽量相似，他们比较容易将注意力集中在示范行为上；而如果不同，地点和环境的差异则会分散他们的注意，影响电视示范的效果。

第四，电视录像中一般包括两个角色：示范主体和示范客体。前者的社会交往行为是自闭症儿童需要模仿的行为；电视中的示范客体主要起一种配合的作用，该客体是社会交往行为所指向的对象。如电视里是一个儿童与老师在教室里，儿童作为示范主体，而老师是示范客体，儿童的社会交往行为是看向老师，并向老师招手。该电视录像是要自闭症儿童模仿示范主体的行为，向自己的老师投去目光注视和招手示意。

第五，示范的行为应该渐进地由易到难，数量由少到多，这种渐进程度应建立在自闭症儿童对前一个示范行为掌握的基础之上。

第六，使用电视示范法要根据儿童的实际情况和发展状况适时作出调整，并且可以将电视示范法和其他教育方法结合起来使用。有的自闭症儿童可能只需要观看一次示范就可以了，而有的则可能需要观看很多次。在使用电视示范法的同时，还需要教育者根据孩子的情况选择其他干预方法一起使用，如呈现一些图像表示反馈或者教育者用语言提示等。

第七，帮助自闭症儿童将所学到的社会交往技能扩展到日常生活中。第三点提到电视录像中的地点与自闭症儿童社会交往行为的地点最好一致，有利于自闭症儿童掌握示范行为。但当自闭症儿童掌握了基本的社会交往行为之后，地点和环境的渐进变化，反过来也有利于自闭症儿童将社会交往技能进行泛化和扩展。

电视示范法是所有示范方法中比较优越的一种，除此之外，教育者示范也是示范法中比较好的一种。教育者示范的要求和电视示范的要求大致相同，只是教育者示范法相对于电视示范法来说较直接，教育者就是示范主体，自闭症儿童与示范者可以面对面接触。这种方法要求教育者对自闭症儿童认真观察、及时反馈以及适时奖励。

二、人际关系发展干预法

人际关系发展干预法由美国临床心理学家葛斯汀提出，在第一章已有简要介绍。葛斯汀认为，人的社交行为有两种：工具性社交行为和经验分享性社交行为。工具性社交行为属于静态系统，具有高度的可预测性和清晰的目的；参与互动者把互动对象当做满足需求的手段，互动对象是谁并不重要，例如到商场买东西、想取得某件物品等。经验分享性社交行为属于动态系统，是自己与同伴分享彼此的内心世界，在这个过程之中，互动双方的行为无特定目的和规则，难以预测，个体需要对同伴的信息进行评价、反应与共鸣，然后再评价、再反应以保持彼此良好的互动。例如，参加朋友聚会就属经验分享性社交行为。人们在这两种行为中所需要的技能是不同的。

尽管自闭症儿童可能学会一些社会行为，但一般情况下他们的社会行为只停留在工具性社交行为层面，无须情感投入，只能满足自己的一些基本需求。这种行为可以通过行为训练、社交故事等方式获得。但经验分享的社会交往行为需要一种独特的信息处理程序，叫"情感协调机制"，这才是建立真正持久的人际关系的保证。由于这种技能的复杂性，它无法通过行为训练的方式而获得。

（一）人际交往技能发展的六个阶段

葛斯汀将儿童人际交往技能的发展分成了六个阶段，分别是：

（1）调适阶段（0～6个月）：婴儿渐渐能在互动中充当主动参与者。

（2）互动学习阶段（6～12个月）：婴儿已经学会了经验分享以及与同伴互动的能力。

（3）即兴变化和共同创造阶段（1～1.5岁）：幼儿开始具有调整自己、避免人际交往中与他人的互动失衡的技能，开始理解即兴互动，并能随着情境的变化即兴互动。

（4）分享外部世界阶段（1.5～2岁）：幼儿开始走出"自我中心"，理解不同的人对同一事物的看法很可能会有所不同，并肯定这种不同的存在，并且经过发展会渐渐过渡到分享彼此内心的状态。

（5）分享内心世界阶段（2.5～4岁）：儿童认识到人的外部表现和内心世界可能是不一致的，他们开始与同伴交流自己的内心世界，同伴在他们的想象世界中成为重要的合作对象。

（6）联结自己与他人阶段（4岁以后）：儿童学习到了人际交往与互动的技能，心理理论能力初步建立，开始产生同伴情谊，建构独特的自我概念。

以上六个阶段，正常儿童无须家长的专门指导，能在内在机制的基础之上自发习得，但自闭症儿童往往无法了解人际互动的意义，也很难进行真正的社会互动与交往。自闭症儿童的社交技能只停留在工具性层面，局限于满足自己的基本需求，他们无法在动态系统内运作。他们不了解与他人互动的原因是什么，也无法真正融入社会互动，无法享受与他人的经验分享过程。

（二）人际关系发展干预课程的内容

葛斯汀根据儿童交往技能的六个阶段设置了专门的人际交往干预课程，

这一课程主要是使用游戏的方式进行。针对每一个发展阶段，葛斯汀设置了六级活动课程，一共24个阶段，每级活动都包括四个阶段。这六级活动过程前后衔接，分别被称为“新手”、“学徒”、“挑战者”、“旅行者”、“探险家”、“伙伴”。在对自闭症儿童进行人际关系发展干预课程之前，需要对其人际交往技能进行评估，判断儿童的人际交往能力处于六阶段中的哪一阶段，从而确定干预的目标以及训练方案。

1. 新手阶段

活动训练的目的主要是让自闭症儿童形成情感调适的能力，在尽可能少的外界提示或协助下，给予儿童有趣的活动，将其注意力吸引到训练者身上。其四个阶段如下：

（1）帮助自闭症儿童在没有外界帮助的情况下，自主地把注意中心转移到训练者的面部、声音、手势等上面。这时候训练者可以通过变高变低自己的声音、拿儿童喜欢吃的食物或者玩具等方式来吸引自闭症儿童的注意力。例如，训练者说话的时候，先压低音量，然后逐渐大声，再变回小声。

（2）培养自闭症儿童的社会参照能力，使其除了能注意所从事的活动之外，也能觉察到外界环境的变化。外界环境的变化主要是由训练者来掌控，这种变化最好具有趣味性，如搔痒痒之类的突然袭击，这样才能吸引自闭症儿童的注意。一旦吸引住儿童的注意之后，训练者可以逐渐加大与儿童之间的距离。例如可以和儿童玩这样的游戏：在儿童正在做某件事时，对他进行“偷袭”，如蒙住眼睛。预先定好的游戏规则是，在偷袭中，如果孩子把眼光定在偷袭者身上，这个人就必须定住不动，并做出滑稽的表情或发出好玩的声音来逗乐孩子。接着，训练者退到一定距离后，准备再次偷袭。

（3）引导自闭症儿童主动参与训练者的活动，建立两者之间的伙伴和合作关系，以培养自闭症儿童的适应能力。在这个过程中，训练者由“主导”的角色变为“引导”的角色，要让儿童有合作的感觉，而非被指使。例如，训练者告知儿童他要做什么，训练者唱“丢手绢，丢手绢，轻轻地丢在小朋友的后边……”并加上手势辅助，儿童根据歌词会有相应的行动。在游戏的过程中，训练者可以给予微笑、点头，与自闭症儿童建立伙伴关系。

（4）让自闭症儿童尝试体验和同伴一起活动的新鲜感。例如，在“停下来、走”的游戏中，训练者同孩子站在一起，握住孩子的手。训练者说“走”，两人开始肩并肩行走，直到训练者说“停”，然后静静站住约30秒，让孩子有时间用视觉参照训练者。当孩子熟练游戏后，训练者可不说话，让孩子无须语言提示就可以和训练者一起行走或停止。[①]

2. 学徒阶段

这一级活动主要整合了第一级活动中不同的元素，具有较高的组织性和可预测性，主要任务是教会自闭症儿童在游戏中与同伴成为伙伴和共同的调控者。其四个阶段如下：

（1）教会自闭症儿童注意到人际关系的变化，并依次调整自己的行为，使儿童享受和喜欢人际关系中的变化。

（2）这是一个转化的阶段，通过增加活动类型的变化，促进儿童与同伴之间的不同的互动。例如，在“过家家”游戏中，训练者和儿童分别扮演爸爸和妈妈，并按角色要求完成不同的活动。

（3）教会自闭症儿童学习在真实的生活中成为负责的同伴。这个阶段一般都采取对话、角色扮演游戏等，鼓励参与游戏的孩子们进行双向互动。

（4）这一阶段是“双人游戏”阶段，训练自闭症儿童在游戏中负起更多的责任，如主动向同伴提出需求或者发出邀请等。以语言游戏为重点，让儿童了解在对话中保持同伴好奇心的重要性。

3. 挑战者阶段

主要目的是培养自闭症儿童分享内在经验、融入同伴团体的能力。此级活动将从“成人—儿童”互动模式过渡到“儿童—儿童”互动模式。这一级活动在前两级活动的基础之上，也分为了四个阶段的发展：

（1）自闭症儿童与同伴正式产生互动，成为互动伙伴。如共同完成一个游戏，在游戏过程中遇到障碍时互相鼓励等。这一阶段活动也包含“自言自语”，以帮助其进行自我指导和自我控制。

（2）培养自闭症儿童感受与其他儿童共同进行创造性活动的乐趣与自豪感。可以给自闭症儿童和其他儿童提供一些类似于创作音乐、剧本、建筑模型等方面的任务，让他们学会享受共同创作的过程。

（3）这一阶段主要关注社会交往过程中的即兴创作和发挥，帮助自闭症儿童学会灵活而迅速的反应能力和适应能力。所使用的游戏有即兴创作音乐、动作、笑话等。

（4）这一阶段主要通过非言语游戏、对话、传话等多种方式，教会自闭症儿童理解和表达情绪等非言语信息，并帮助其理解自己的感受，促进儿童成为社交中真正的同伴。

---

① 王梅，张俊芝. 孤独症儿童的教育与康复训练. 北京：华夏出版社，2007. 118.

4. 后三级阶段

前三级阶段的活动主要是针对年龄比较小的儿童，而后三级阶段的活动比较适合于年龄稍长的儿童和成人。

第四阶段——旅行者阶段：活动的主题从对外部事物和人物的外部行为转移到了内在的个体经验，言语是他们分享的主要工具。他们开始讨论自己对他人的想法和感情以及对外界事物的看法。

第五阶段——探险家阶段：目标是训练自闭症儿童在没有道具的帮助下，也能与他人进行想象力的互动，即将想象力从熟悉的物品和事物上扩展到不熟悉的物品和事物上。

第六阶段——伙伴阶段：这一阶段个性化比较强，因人而异，主要是帮助自闭症儿童了解自己与他人的不同特点，建立起独特的自我认识和自我概念。这个阶段的目标不仅仅针对自闭症儿童，也包括正常儿童。只有经历过这一阶段，人才会具有建立真正友谊的能力。

人际关系发展干预是针对自闭症儿童的特点而设计的系列课程。该课程重视儿童的需求，强调内在动机的发掘，整个设计循序渐进、体系完整。训练者通过设计不同的游戏，鼓励自闭症儿童主动参与，感受与他人的互动与社会交往，并慢慢要求他们养成共同控制的能力，培养他们活动的责任感，以帮助他们成功地进行社会交往与互动。

在干预的过程中，要正确发挥父母与同伴的作用。父母主要是引导式参与的角色，并需要学会引导互动过程，让自闭症儿童学会与父母分享。为了吸引儿童的注意力，父母还应该学会一些夸张的语调、表情、动作，并能用这些非言语信号对自闭症儿童进行引导。而同伴在整个训练过程中都扮演着重要的角色，尤其是在训练的第三级活动中，当活动模式转换为“儿童—儿童”模式之后，会频繁地把同伴引入到游戏活动之中。

第四节　自闭症儿童社会交往训练的其他方法

自闭症儿童的社会交往训练除了以上几种比较典型的方法之外，比较常用的方法还包括行为自控技能的训练、培养自闭症儿童的游戏技能、音乐治疗等。本节将对这些方法进行简要介绍。

一、行为自控技能的训练

行为自控技能是指自闭症儿童通过对自己行为的观察与记录，获得奖励与惩罚来增加自己恰当的行为，减少自己的问题行为。学术界一度认为只有那些与正常儿童智力相当的自闭症儿童才能受益于行为自控技能训练，但最近的一些研究表明，即使有智能障碍的自闭症儿童以及有其他发展性障碍的儿童通过行为自控技能训练也能获得进步。

对自闭症儿童进行行为自控技能的训练工作主要包括三大部分：做好充足的准备工作、进行自控技能的训练、训练结果的保持与扩展。①

（一）做好充足的准备工作

为了有效地对自闭症儿童进行行为自控技能的培训，训练者首先要做好训练的准备工作。准备工作主要包括以下几个方面：选择对象行为；确定干预目标；规定记录手段以及确定奖励物品。

1. 选择对象行为

做好准备工作的第一步就是选择对象行为，这也是使训练者与自闭症儿童对干预程序达成共同认识的第一步。对象行为可能是适应行为，也可能是问题行为，并且在数量上没有过严的要求，可以是一个，也可以是多个。当对象行为只有一个时，训练者应该选择对自闭症儿童影响最大或者其表现最明显的行为作为对象行为。对象行为不能过于笼统，而应具体化。比如将“不能与他人进行社会交往”，作为对象行为就会过于笼统，而“不看他人”这种类型的对象行为就会具体很多，并有利于训练者对行为进行观察与记录。另外，训练者也可以鼓励自闭症儿童参与到确定对象行为的任务中，以帮助其培养与他人合作的能力，不过这是在条件允许的情况下，如果自闭症儿童不愿意，训练者不能勉强。

2. 确定干预目标

准备工作的第二步就是确定干预的目标，使得训练有一个确定的方向。训练者在确定干预目标时，要以儿童当时的行为状况为基础，目标一般都是儿童通过努力能够成功实现的行为状况。通过训练，可以再慢慢提升干预目标的标准。比如，第一次设置的目标可能是“十分钟没有出现问题行为”，通过训练，自闭症儿童问题行为渐渐减少之后，干预目标可以重新设置为“半小时没有出现问题行为”。

一般情况下，干预的目标主要是增加自闭症儿童的适应行为、恰当行为，减少其不良行为；并且主要是通过考查行为在一定时间段里出现的次数或者

① 黄伟合．儿童自闭症及其他发展性障碍的行为干预．上海：华东师范大学出版社，2003. 217～222.

时间比例这两个数据来评定目标是否达成。前者主要是在评定恰当行为的增加时使用，后者主要是在评定不良行为的减少时使用。

3. 规定记录手段

自闭症儿童要观察记录自己的行为，训练者首先得为其准备好记录所需要的材料。比如，当对象行为是恰当行为时，训练者可以事先准备一个计数器，当儿童每做出一个恰当行为，训练者指导其在计数器上按一下，最后儿童凭借其在计数器上的积分来获得相应的奖励；当行为是不良行为时，训练者可以提供儿童一个时间表以及定时发声的手表，如果儿童在手表发出的每两个声音之间的时间段里没有出现不良行为，训练者就教他在相应的空格里打钩，最后儿童也可凭借其得分的多少获得相应的奖品。

4. 确定奖励物品

准备工作的最后一步就是根据儿童的喜好，自己决定奖励物品。但对于那些不能表达自己喜好的自闭症儿童，训练者应该通过注意与观察、了解并决定奖励物品。奖励物品的设置可以按照由小到大的原则，在训练的开始阶段，使用比较小的奖励物品及时鼓励自闭症儿童的恰当行为，等进步较大之后，可以使用较大的奖励物品。另外，奖励应该遵从实物奖励和精神奖励相结合的原则，积极的鼓励和赞赏对其社交行为的改善也具有很大的促进作用。

（二）行为自控技能训练的步骤

对自闭症儿童进行行为自控技能的训练，主要分为以下三个步骤。

1. 辨别对象行为和非对象行为技能的训练

正确辨别对象行为和非对象行为，是自闭症儿童准确记录对象行为的前提。在这个阶段，训练者通常会使用示范的方式，做出不同的动作与行为，让自闭症儿童判断该动作是不是准备阶段所确定的对象行为。如果自闭症儿童回答正确的话，训练者给予其奖励；如果儿童回答错误，训练者应指出其错误，并继续训练，直到他们会辨别对象行为与非对象行为为止。比如对象行为是在游戏的时候看身边的伙伴发生了什么，训练者会示范各种相关的观看的动作，然后问自闭症儿童是否是所确定的对象行为。

2. 记录对象行为技能的训练

让自闭症儿童学会记录对象行为，告知他们在记录了自己的恰当行为或不当行为后会得到奖励。例如，当对象行为是“与人说话交往”，自闭症儿童应该在每次与人说话之后，在记录表上用相应的符号记录下来，如果他做了对象动作却没有马上记录，训练者可以进行提醒；如果他既做了对象动作，又做出了相应的记录，训练者应该及时鼓励。成功记录一次对象行为之后，自闭症儿童会得到奖励物品，之后可以继续重复该训练。

3. 奖励自闭症儿童的行为自控技能训练

奖励除了针对自闭症儿童的对象行为之外，还应该包括自闭症儿童的行为自控技能，比如对自己行为及时记录的能力。这有利于自闭症儿童独处，也能对自己的行为进行必要的控制与管理。

（三）训练结果的保持与扩展

为了保持与扩展自闭症儿童行为自控技能的训练结果，训练者需要做好以下几点。

1. 增加行为自控技能训练的时间

训练者开始训练自闭症儿童时，训练时间一般都比较短，随着训练的进展，时间应该相应加长。例如，刚开始时训练者在手表上设置的是每五分钟发出响声，以后就可以把发生响声的时间间隔设置为十分钟，甚至是半小时。其实，训练时间的逐渐拉长，在一定程度上也反映了自闭症儿童的独立性在逐渐提高。

2. 撤销对自闭症儿童的辅助

训练开始时，自闭症儿童离不开训练者的辅助，但随着训练的开展，要减少对他们的辅助，这能帮助他们提高独立性。训练者对自闭症儿童的辅助方式可能多种多样，在撤销的过程之中应该一种接一种、渐渐地撤销。例如，提醒儿童用积分去换取奖励时，可以先撤销对儿童的言语辅助，再撤销手势辅助，最后撤销眼神辅助。

3. 提高预定目标

训练开始时，训练成功的标准一般比较低，这样给自闭症儿童更多的机会获得奖励。随着训练的深入，自闭症儿童如果在比较低的标准上获得成功，训练者可以渐渐把标准提高一个层次。但应防止把行为目标提得太高太急，反而会造成训练的挫折或者倒退。提高目标的进度应该根据自闭症儿童的训练效果来定。

4. 淡出训练者的存在

随着自闭症儿童在训练中的进步，训练者应有计划、有步骤地退出训练场地。训练者并不是真正离开训练场地，而是找一个窗口观察或者让其他人员留意儿童的行为。另外，训练者还应帮助自闭症儿童扩展行为自控技能的应用范围，将训练所使用的方法引入到其他的环境中去。例如，第一次训练的时候场地可能是在自己的家里，训练内容为“和其他小朋友一起玩”；下一次的训练就可以设置在亲属家。在这个过程中，训练者应该慢慢撤销帮助，渐渐减少自己的存在，以帮助自闭症儿童提高控制和管理自己行为的能力。

二、培养自闭症儿童的游戏技能

游戏对于儿童的成长是至关重要的。儿童的社会交往在很大程度上是以不同种类的游戏形式来实现的，儿童也是通过游戏的方式来接触和学习外部世界的。儿童的游戏能力主要包括两种，即独立游戏能力与社会游戏能力。自闭症儿童在游戏能力方面存在着严重的缺陷。例如，在独立游戏时，不能理解玩具的功能，也很少能加入到社会游戏中去。

（一）独立游戏能力的培养

1. 自闭症儿童独立游戏能力的缺陷

独立游戏能力主要是指用玩具做游戏的能力。对自闭症儿童进行独立游戏的培养，有利于他们语言和认知能力的发展，是发展社会游戏能力的基础，也是提高自闭症儿童社会交往能力的有效途径之一。独立游戏主要包括三部分：感官性游戏、功能性游戏和想象性游戏。自闭症儿童与正常儿童独立游戏能力的差异也可以在这三个方面显示出来。

在感官游戏能力方面，正常儿童在出生后两三个月就会对一些物体感兴趣，注意到它们的颜色、气味以及发出来的声音等，而自闭症儿童往往缺乏这种全面性的注意，他们只会注意其中一两种属性，并且自闭症儿童会表现出重复玩同一种玩具或者对玩具只执行同一个动作的行为表现。

正常儿童大约在 1 岁之后就渐渐发展出功能性游戏能力，用玩具家具来布置房间、用玩具厨具“做食物”等，但自闭症儿童的功能性游戏能力出现时间较迟，进行功能性游戏的时间较少、水平较低，很多自闭症儿童很难注意到玩具的功能。

自闭症儿童在想象性游戏能力上的缺陷较前两者更为严重。正常儿童在 3 岁以后就会在游戏中呈现想象性的特点，这种想象性主要体现在两个方面：第一，用一种事物替代另一种事物，如用树枝做筷子；第二，能把一个不存在的物体想象为存在，如用树枝在空空的碗里不断地夹并送往嘴里，好像在吃东西。而自闭症儿童在这两方面都表现出很严重的缺陷。

2. 自闭症儿童独立游戏能力的培养方法

对自闭症儿童进行独立游戏能力的培养，主要有两种方法，分别是以训练者为主导的教导性干预方法以及以儿童为中心的自然培养法。两种方法侧重点不同，但紧密联系、缺一不可，训练者应将两种办法有效结合起来运用于实际的培训中。

（1）教导性干预方法。

教导性干预方法是一种以训练者为主导的干预方法，由训练者决定训练的内容、进度、频率等，不过这些决定都建立在对自闭症儿童详细了解的基础之上。运用教导性干预方法培养自闭症儿童的独立游戏能力时，应遵从以下要求：

第一，训练的环境应相对固定，以避免环境的变化导致儿童出现紧张与不适应的情绪。场地应该选在比较安静的地方，以避免训练中不必要的干扰。

第二，训练的时间表应以视觉形式呈现出来，如视觉作息表。

第三，选择的玩具应该是儿童比较喜欢的玩具，以保证其学习的动力和注意力。自闭症儿童的学习动力不稳定、注意力也很难集中和维持，这要求训练者具有良好的态度与恰当的方法。例如，在训练的过程中训练者适时使用一些奖励来强化自闭症儿童的学习动力；为了吸引和维持自闭症儿童的注意，可采用音乐的方式，让其边唱歌边做游戏。

第四，独立游戏能力的培养要有一个具体的目标，并要以儿童的发展程度为基础，具有可行性。

第五，在培养自闭症儿童想象性游戏能力时，也可选择一些与真实物体差别较大或者抽象性程度比较高的物体，如将硬纸壳拼折成钱包，进行买卖游戏等。

第六，训练者在训练过程中可以通过示范、辅助等方式帮助自闭症儿童掌握游戏技能，但帮助应随着训练的过程以渐进的方式逐渐减少，以培养儿童真正形成独立游戏的能力。

（2）自然培养的方法。

自然培养的方法是一种以自闭症儿童为中心的干预方法。它强调根据儿童的发展程度来制定教育与干预的目标，重视训练者对儿童发展规律的尊重。自然培养方法与教导性干预方法相比，在提高自闭症儿童想象性的游戏能力上具有更显著的作用。

使用自然培养方法时，要注意以下几点：首先，训练者对儿童的发展水平和兴趣要有一个基本的认识和评估。了解儿童的发展水平可以帮助确定干预的出发点，了解儿童的兴趣可以提高干预活动过程中自闭症儿童的积极性。只要自闭症儿童的行为与干预目标没有冲突，那么干预应该以他们的兴趣与感觉为依据。其次，要为儿童提供不同的活动内容与玩具。选择玩具的过程可以由训练者与孩子共同完成。例如，带着儿童一起去买相应的玩具，通过训练者的示范与辅助等，教儿童用不同的玩具进行一些功能性或想象性游戏。再次，训练者可以为自闭症儿童创造参加社会性活动的机会，然后再进行模拟。例如，先带着儿童去超市买东西，回到家再重演超市里买东西的场景，这也是想象性游戏的一种。

（二）社会游戏能力的培养

1. 自闭症儿童社会游戏能力的缺陷

社会游戏能力是指自闭症儿童与他人（同伴）一起做游戏并互动交往的能力。正常儿童不仅与父母有游戏性的交往，更重要的是他们与同伴之间也会随着发展有不同程度的游戏性交往。同伴之间的游戏主要分为：单个游戏、并行游戏和互动性的社会游戏。自闭症儿童在这三种社会游戏上也表现出与正常儿童不同的特点。

正常儿童在单个游戏的情况下，不同的孩子处于同一个环境中，虽然距离较大也没有彼此间的合作，但他们会关注甚至模仿其他儿童。而自闭症儿童在相同的环境中对其他儿童的游戏毫无知觉，也不会主动去注意他人在做什么。

并行游戏中，儿童的游戏内容和玩具都大致相同，如大家在同一间房子里折纸飞机，虽然他们之间没有明显的合作，但是正常的儿童会去模仿、评论他人的飞机，而自闭症儿童模仿能力有限，并行游戏中对他人的动作与结果关注很少。

互动性的社会游戏要求儿童一起玩同一个游戏，遵从相同的游戏规则，有合作、竞争等社会化行为。这种游戏对自闭症儿童来说难度是最大的，很多自闭症儿童对他人的靠近会产生恐惧感，在互动性游戏中他们往往比较被动。

2. 自闭症儿童社会游戏能力的培养方法

对自闭症儿童进行社会游戏能力的培养，可以在不同的环境进行，如家庭环境、集体环境，前者的训练者为家长，后者的训练者为教师。不管在什么样的环境中，进行社会游戏能力的培养都得从游戏伙伴、游戏环境和游戏玩具三方面来组织。但两种环境对训练者的要求还是有细微的不同。

（1）家庭环境中社会游戏能力的培养。

家长在自闭症儿童社会交往能力改善上有着不可替代的作用，家长为自闭症儿童创造良好的条件需要做到以下几点：

第一，为自闭症儿童物色游戏伙伴。游戏伙伴一般是与该自闭症儿童年龄相仿或者稍微大一点的正常儿童，正常儿童的数量可以多于自闭症儿童。不过，在训练的初期，为了使自闭症儿童能够接受，游戏伙伴一个就可以了。如果游戏伙伴和自闭症儿童在某些方面具有一点共同性那就更好了。

第二，选择合适的游戏环境。社会游戏的环境要求和独立游戏相似，社会游戏的规则应该简单易懂，以帮助自闭症儿童理解和按规则行为。除了简明易懂的游戏规则外，如果游戏具有一个比较固定的开始程序和结束程序就会更好。例如，在游戏开始与结束时，分别安排一个儿童都喜欢的小项目，帮助自闭症儿童对游戏保持良好的印象并产生期待。

第三，提供游戏所需要的玩具，教会自闭症孩子有关的游戏技能。父母要为儿童提供一些可与人共用的玩具。如自闭症儿童与其他儿童要扮演教师上课、学生听课的情境，父母就应该准备一些相应的上课需要的用具。当自闭症儿童对某些游戏不能独自完成，父母应事先将其教会，以保证社会游戏取得成功。

（2）集体环境中社会游戏能力的培养。

集体环境中训练者一般都是教师，教师也要从游戏伙伴、游戏环境和游戏玩具三方面来组织社会游戏。集体环境下对游戏伙伴的要求与家庭环境下大致相似，以正常儿童略多于自闭症儿童为宜，这方便教师有效安排社会游戏。从环境方面看，一般情况下，社会游戏的场所都是相对比较小的室内场所，如教室、活动室等，以避免儿童分心而影响训练效果。游戏材料上的要求和家庭环境中的训练也类似。

集体环境下教师的干预程度根据其参与程度的不同分为直接干预和间接干预。前者比较适合于社会游戏能力较低的自闭症儿童，而后者适合于社会游戏能力相对较高的自闭症儿童。教师根据不同的情况选择不同的干预方式，在一定条件下也可选择直接干预和间接干预交替使用。

教师的直接干预包括三点：第一，选择自闭症儿童喜欢的活动作为训练背景，并选择其愿意与之配合的伙伴。第二，用语言提示、示范、形体辅助等方式帮助自闭症儿童接近伙伴。如对自闭症儿童 A 说："A，去和 B 一起玩拼图吧。"如果 A 不为所动或者未完全理解话的意思，教师可为其示范。第三，用语言提示、形体辅助的方式帮助自闭症儿童在活动中善始善终。自闭症儿童一般对他人的活动很漠视，可能在自己玩过玩具之后就独自离开了，这时候教师应该运用语言提示或者形体辅助的方式帮助其回到活动中，并在游戏结束时予以提醒。

教师的干预主要表现在解释和影随两方面。教师的解释可以帮助自闭症儿童与正常儿童之间互相理解。如当自闭症儿童表现出与他人一起玩的意愿，这种意愿一般比较隐晦，同伴很难察觉，这时候如果教师加以解释，说“B，A 想和你一起玩拼图哦”，这样会帮助自闭症儿童与正常儿童一起玩游戏，提高其社会游戏能力。影随的意思就是教师跟随着自闭症儿童，以帮助自闭症儿童与其他儿童共同游戏。当自闭症儿童不能遵循社会游戏的规则时教师可以就近给予提示，待其行为合乎规则时教师可以与其保持相对较远的距离。

三、音乐治疗

（一）音乐治疗的含义

美国哈佛大学教授霍华德·加德纳（H. Gardner）提出的“多元智力理论”认为，音乐智力是人重要的智力成分，这种能力主要包括了对声音的辨别及韵律表达的能力。音乐治疗是一门年轻的应用学科，还没有一个统一的学科定义标准。音乐治疗研究者张鸿懿教授认为，“音乐治疗以心理治疗的理论和方法为基础，运用音乐特有的生理、心理效应，使求治者在音乐治疗师的共同参与下，通过各种专门设计的音乐行为，经历音乐体验，达到消除心理障碍，恢复或增进心理健康的目的”①。

音乐治疗可以用在很多儿童心理问题的治疗上，如智力障碍、语言障碍、精神障碍等。有研究表明，自闭症儿童普遍具有独特的音乐能力，表现为对音乐具有良好的感知与反应能力，有的自闭症儿童甚至会表现出惊人的音乐感和辨音能力。同时，自闭症儿童一般对音乐具有很强烈的兴趣，参与音乐治疗的主动性比较高。

音乐治疗对自闭症儿童的影响主要表现为以下四个方面：促进自闭症儿童认知功能的发展、帮助自闭症儿童控制情绪、促进其语言能力的发展以及提高自闭症儿童进行社会交流的能力。音乐本质上就具有交流的功能，能有效促进儿童社会化的过程。音乐治疗能为自闭症儿童创造交流的机会，以发展其社会交往的能力。

（二）音乐治疗的内容与方法

音乐治疗是训练者利用各种音乐体验的方式进行的以帮助自闭症儿童达到健康状态的系统干预过程。它主要包含了四种手段：自由即兴法、结构性即兴法、歌谣式和听音乐式。其中即兴（音乐创作）法和听音乐式两种手段对自闭症儿童社会交往能力的提高有比较显著的影响。即兴音乐创作为自闭症儿童提供了一种非语言以及前语言形式的互动模式，引发自闭症儿童建立

① 张鸿懿．音乐疗法（一）．中国自然医学杂志，1999（1）：51.

非语言的交流模式，并引发其积极情绪，能有效帮助自闭症儿童提高社会交往能力。听音乐这一手段也包含了互动的过程，有利于自闭症儿童社会互动能力的发展。

心理咨询师刘凤琴对一名具有社交障碍的自闭症儿童使用了音乐治疗，并取得了显著的成效（见扩展阅读6－1）。在对该儿童进行社会交往方面的观察后，针对其较强的音乐能力，主要从目光接触、听从指令、注意力的集中等方面进行训练。

1. 目光接触

目光接触是社会交流与社会交往正常进行的前提条件。除了言语之外，很多重要的信息都是通过目光接触的形式进行传达的。自闭症儿童不能进行社会交往的首要表现就是没有眼神接触，即使有，与人眼神接触的时间也相当短暂。鼓励自闭症儿童与他人进行眼神接触，增加与他人对视的时间是目光接触训练的主要目标。音乐对于自闭症儿童来说具有独特的趣味性和吸引力，在帮助自闭症儿童与他人进行眼神接触上有着不可替代的促进作用。例如，选择一首比较合适的曲目，将自闭症儿童引入音乐状态，鼓励其向身边的人问好，保持且尽量延长眼神接触。训练者在适当的时候应该给予表扬。当然，选择曲目是具有个性化的，可以根据不同的个体、不同的场景选择不同的曲目。

2. 听从指令

自闭症儿童在社会交往上的障碍还表现在对社会交往的漠视，不能遵循社会的习俗规范，不能理解和听从他人的指令。训练自闭症儿童听从指令的主要目的是使其能通过对别人言语的注意理解他人的意愿，将自己与他人联系起来，促进自身的沟通能力。

听从指令训练的程序一般为：训练者发出指令—儿童完成该指令—强化。其中指令的设置应该遵从渐进的由易到难的原则。指令应尽可能具体、简明、清晰，以保证自闭症儿童能理解。在训练过程中训练者的干预和协助应随着训练的开展逐渐减少，以帮助自闭症儿童形成独立的听从指令的好习惯。

利用音乐来训练自闭症儿童的社交能力，主要是利用音乐本身的趣味性。训练者发出要求其完成的音乐指令，使音乐成为训练者与自闭症儿童之间感情的基础，加强自闭症儿童的认同感，以促进训练的效果。

3. 注意力的集中

音乐治疗能促进自闭症儿童注意力的提高。自闭症儿童在选择注意客体、维持注意时间、在客体之间切换注意力等方面均存在困难，而音乐治疗能针对这些困难加以训练。例如，可以合理地利用儿歌，利用儿歌对自闭症儿童强烈的吸引力，借助儿歌进行相关的教学活动，以训练他们集中注意力。另外，也可使用一些比较有趣的电影，让自闭症儿童进行角色扮演，训练他们对自己所扮演角色的注意，以提高其社会交往能力。

当然，音乐治疗除了以上几个方面之外，还能在帮助自闭症儿童建立伙伴关系、寻求帮助等方面发挥显著作用，在此不再赘述。

（三）音乐治疗的实施要求

音乐治疗中，训练者与自闭症儿童之间的关系应该是平等的，训练者应该为儿童创造一个比较自由、宽松、自然的环境，使自闭症儿童感觉放松与安全，配合音乐本身的自由与欢快，促进自闭症儿童人格的健全。

在使用音乐治疗进行社会交往训练时，训练者应该注意以下几点：

1. 确定符合儿童特点、切实可行的音乐治疗方案

好的方案是实施的前提。音乐治疗方案的确定应符合以下几个特点：①个性化。每个自闭症儿童的症状并不完全相同，方案的制订应该以其具体情况为依据。②沟通性。制订的方案需要能激发自闭症儿童的沟通与交往的欲望，因此，在选择音乐活动或乐器时要加以注意，多鼓励儿童的模仿与创造。③可接受性。方案的制订要以自闭症儿童的认知发展水平为基础，从易到难，具有趣味性和吸引性。④步骤性。方案的目标不是一步就能达成的，要分步走，一步步完成。

2. 训练要坚持长期性和循序渐进

对自闭症儿童进行社会交往训练是一个长期的过程，有时进步很缓慢甚至会出现暂时倒退，但训练者一定要坚持，相信坚持就会有成效。一般情况下，训练都是遵从渐进性的由易到难的过程，这个过程的进度以自闭症儿童在训练过程中的发展为基础。

3. 训练要以团体治疗为主，个别治疗为辅

当音乐活动以团体形式出现时，如合唱、歌伴舞等，更有利于自闭症儿童学会与他人交流、与他人有身体接触，促进自闭症儿童合作、分享、遵守秩序等社会化的行为。

4. 训练要重视早期干预

根据皮亚杰儿童发展的四阶段论，当儿童发展到形式运算阶段（十一二岁至成年）时，音乐治疗就比较难起作用了，因此，音乐治疗要及早进行。在感知运动阶段（0～2 岁）要使用音乐促进儿童感知能力与动作技能的发展；在前运算阶段（2～7 岁）要扩展自闭症儿童音乐活动的内容与形式；在

具体运算阶段（7～11 岁）要帮助自闭症儿童发展与同伴交流的能力以及一些高级认知能力。

5. 将治疗内容生活化

音乐治疗的内容一般都比较贴近儿童的生活，具有较强的实用性，将所学到的内容用于日常生活应该是音乐治疗的终极目标。

扩展阅读 6-1

通过音乐疗法提高自闭症儿童社会交往能力的案例

林某，10 岁，男孩，独生子，主动语言较少，对集体活动不能适应，社会交往能力差，其父母均大学毕业，工作繁忙，经商，家庭经济情况较好。2000 年 4 月，医生诊断为儿童自闭症。2003 年 9 月入幼儿园，歌谣、儿歌背诵较好，但由于不能参加集体活动，干扰正常教学，老师不愿接收，2004 年 3 月退园。现在厦门某自闭症机构接受训练，经过多方面的观察了解，发现他在音乐方面很有天赋，节奏感和模仿能力都极强，对音乐旋律特别敏感。

一、训练前为期一周的社交行为观察结果

林某对他人缺乏关注，对同龄的小朋友无任何社交表示；和他人没有主动的目光接触，被动目光对视时持续时间短暂；注意力短暂，而且不集中，常常不能听从指令和正确回答问题；偶尔会出现尖叫，不顺心时常通过发脾气来达到目的；偶尔还有攻击性行为。这些表现反映了林某对社会交往的反应极为漠然，非常缺乏交流的技能。

二、训练内容与方法

音乐治疗，每周个别训练 2 次，团体训练 2 次，时间为 3 个月。具体做法如下：

（1）目光接触。首先由一名教师弹奏《你好》歌，引入音乐状态，让林某与身边的每一个同学以及治疗师问好、握手，并保持目光接触，尽量地延长目光接触时间，并给予适当的表扬和鼓励。让林某通过音乐培养兴趣以便与治疗师建立良好的关系。同样，在活动结束时，让其唱《再见》歌并和每一位同学和治疗师说再见（目光对视）。

（2）听从指令。在音乐治疗活动中，将一个较复杂的指令分为几个简单的步骤。例如，让一名老师在钢琴上弹奏《铃儿响叮当》这首曲子，让林某能够跟着钢琴声，用铃鼓打出节奏。目的是提高林某的配合能力，训练听从指令，培养兴趣以便与治疗师建立良好的关系。首先，让林某学习站起来；

当他做得足够好的时候，再教他第二个步骤：站起来，拿起铃鼓，两手打开，做预备动作；当他做得足够好时，教他第三个步骤：站起来，拿起铃鼓，准备，跟着琴声打节奏。当把这些指导语融入歌曲后，就可以有效地帮助自闭症儿童在音乐活动中学习听从连续的指令。在治疗师的协助下林某连续几次完成指令后，当《铃儿响叮当》音乐响起的时候，林某就能够独立地完成这项任务了。

(3) 集中注意力。在音乐团体治疗中，我们先让自闭症儿童观看了美国电影《音乐之声》中的一个精彩片段——玛莉亚教七个孩子学唱《哆来咪》这首歌曲。之后分配角色，由这些自闭症孩子分别扮演这七个角色“do re mi fa so la ti”。再一次观看影片，引导孩子注意观察自己的角色，这样孩子能够在轻松愉悦的状态下完成任务，同时也能够提高他们集中注意力的能力。林某扮演的是“ti”，当快要到“ti”演唱的时候，我们要提醒他，有时用眼神，有时喊他的名字，引起他的注意。

三、训练效果

经过3个月的训练，林某各方面的能力都取得了一定进步。目光接触训练在初期取得了较好的效果。第4周时，林某的目光接触时间较开始时明显延长，可以达到10 s，并且能够按照治疗师的要求进行目光交流。指令听从训练也取得了较好的效果，进展比较顺利。林某由一开始不能完成任何指令，进步到能够听从治疗师发出的大部分简单指令，如捡球、扔垃圾、伸手要物、帮忙倒开水等。训练结束时林某能够主动地完成扔垃圾的指令，完成其他指令时也只是需要简单的言语提示；能够非常配合地听从治疗师和父母的话，并严格按照要求去做；能集中注意力观看别人的表演，专心参加小组的活动，但有时候也会开小差；在小组中与他人轮流参与活动，能够积极加入小组，在小组中等待开始。

——刘凤琴．音乐治疗对自闭症儿童社会交往障碍的改善作用．中国音乐教育，2009（7）．

第七章

自闭症儿童的日常生活技能训练

日常生活活动指人们为维持独立生活，每天所必须反复进行的、最基本的一系列身体动作，包括进餐、洗漱、如厕、穿衣等方面，它是个人从事学习、生产劳动或娱乐活动的基础，对人的生存发展及人格形成都有着重要的影响。因此，日常生活技能的训练是自闭症儿童必不可少的训练内容之一。对正常人来说，他们在童年时期通过不断的学习和实践，能很好地形成各种日常生活所必需的能力，这种能力对他们来讲无须作特殊努力就可以获得；但对于自闭症儿童来说，他们的这种能力往往是欠缺的，需要经过艰苦的训练才有可能获得。然而，在现实生活中，有些家长只注意智力、社交技能等方面的训练，忽略了日常生活技能的训练，这使得那些具有自闭症倾向的儿童错失了最佳的日常生活技能学习的时期，从而导致很多自闭症儿童生活自理困难，直到八九岁时仍然不能独立地穿衣和吃饭。所以，我们需要及时对自闭症儿童的日常生活技能进行训练。

第一节　日常生活技能训练的一般方法

行为疗法是指以减轻或改善患者的症状或不良行为为目标的方法，具有针对性强、易操作、疗程短、见效快等特点。行为疗法的理论和具体实践方法有很多，包括行为塑造法、系统脱敏法、厌恶疗法等具体方法。对于自闭症儿童的生活技能训练，行为疗法是最重要的方法。例如，我们可以采用行为塑造法来训练他们不成熟的行为，利用系统脱敏法来克服他们对某些食物的规避，使用代币制法来纠正他们的不正确进食行为。下面我们重点介绍一下强化法、行为塑造法、链锁法和代币制。

一、强化法

凡是能增强行为反应的措施都称为强化，包括正强化（如表扬、鼓励、奖赏）和负强化（如减刑、撤销处分）；凡是能减少行为反应的措施称为惩罚，如批评、罚站、罚款、取消游戏资格等。一般来说，强化能促进良好行为的发生，而惩罚能抑制不良行为的发生。

强化法是训练自闭症儿童良好生活技能的最基本的方法，也是其他行为训练法的前提。运用强化法时，要注意以下几点。

（一）选择恰当的强化物

给予自闭症儿童的强化物应该是他们感兴趣的和所期望的物品。强化物有多种类型，包括消费性强化物（如水果、食物等一次性消费物品）、活动性强化物（如看电视、郊游等）、拥有性强化物（如买书、买衣服、拥有自由的时间等）、社会性强化物（如微笑、拥抱、口头赞美、通报表扬、授予荣誉称号等）。不管是何种强化物，关键是要让儿童知道他们的行为得到了训练者的肯定。针对不同年龄、不同个性的儿童，选择的强化物要有所不同。

（二）即时强化

在所需要的行为习惯出现后立即给予强化，不要耽搁很长时间。研究表明，即时强化的效果要远远优于延时强化。

（三）描述具体行为

给予强化物时，最好向自闭症儿童描述被强化的具体行为，如“你这个星期都能自己穿衣服，所以要奖给你一个玩具”，“你吃饭能坐在餐桌旁，所以妈妈要表扬你”。这样能使儿童明确今后该怎么做。

（四）防止饱厌

饱厌是指自闭症儿童对强化物已经不再需要，强化不再具有效果。因此，要适当控制强化物的发放数量和使用次数，并时常更换强化物。如果一下子给儿童很多贴纸，则贴纸的强化效果就会大大降低；如果天天奖励儿童玩具，玩具也就不再有吸引力。

（五）逐渐脱离强化程序

强化只是手段，不是目的。当目标行为的发生率因强化而提高，收到预期效果时，就应注意逐步脱离强化程序。一方面逐步减少强化物的使用量，另一方面逐步用社会性强化物代替可见强化物，或者寻找环境中的其他自然强化物。

二、行为塑造法

行为塑造法是指通过不断强化，逐渐形成某种新行为的过程。如果个体要学会一个行为，而他一开始还完全做不到或不会做，这时可以先找出某一初始行为予以强化，但这一初始行为必须是个体已经发生，且与目标行为接近或相似。当这个初始行为发生的频率增大时，就停止强化它，而强化下一个更加接近目标行为的反应。通过连续强化不断接近的反应，目标行为最后得以形成。因此，塑造法又被称为“连续接近法”。

对于自闭症儿童来说，很多生活技能的掌握是不能一步到位的，需要把最终行为的养成分为几个阶段和步骤，以便逐步增强、逐步养成。因此，行为塑造法在生活技能的培养中是非常重要的一种方法。

运用行为塑造法时要注意以下事项：第一，确定目标行为。目标行为要明确、清晰，说明行为发生的次数、行为的强度等。第二，选择初始行为。了解个体已有的行为水平，以便确定初始行为。这一初始行为应与目标行为接近或相似，并且在个体身上有时能发生，以便可以强化。第三，选择适当的强化物。第四，设计好塑造步骤。即确定从初始行为到目标行为之间需要过渡的几个阶段，这是一个关键性的步骤，影响到塑造程序能否顺利完成。设定的步子大小要适当，步子太大达不到塑造的效果，而步子太小则浪费时间，也容易让儿童厌烦。第五，把握好塑造的进度。从一个行为过渡到下一个行为不能太快，重复的次数不能太少，否则容易导致前一个行为的消退，也难以建立下一个新的接近性行为。但程序也不能进行得太慢，任何一步都不能强化太多次数，如果一个接近行为经过长时间的强化和重复而变得过分牢固了，那么新的接近性行为就会很难再建立。究竟何时由一个行为过渡到下一个行为，可借助经验法判别，例如 10 次行为中有 8 次以上能完成，则可进入下一步训练。

例如，要训练某儿童每次就餐时间不超过 30 分钟，可用行为塑造法：

目标行为：每餐吃饭时间不超过 30 分钟。

初始行为：该儿童每餐吃饭的平均时间为 60 分钟。

第一步：就餐时间不超过 50 分钟，则给予儿童所期望的奖励。

第二步：就餐时间不超过 40 分钟，则给予儿童所期望的奖励。

第三步：就餐时间不超过 30 分钟，则给予儿童所期望的奖励。

三、链锁法

很多生活技能是由一系列的环节或序列组成的，例如穿衣服的一系列动作、吃饭的程序、写字的笔顺等，都是一条刺激—反应链。所谓链锁法就是把目标行为分解为一个个紧密相连的环节，然后逐一进行训练的方法。

链锁法和塑造法都是形成新行为的方法，它们的区别在于：塑造法中的初始行为、中间过渡行为和目标行为之间是不同的，它们并不是目标行为的组成部分，只是实现目标行为的手段而已；而链锁法是把目标行为中包含的各个行为反应加以训练，使学习者掌握并串接起来而形成的一种新的行为，各个行为反应环节都是新行为的组成部分。

链锁法的具体步骤包括：①定义目标行为；②将目标行为分解成小的回合；③减少指令、辅助和强化，直到在开始或结束的链条中只有一个指令。

链锁训练有三种方式：

（1）整个任务呈现。每次训练都从链的开端一直进行到末尾，做完所有步骤后，再给予强化。经过多次练习后，就可以使自闭症儿童掌握所有步骤。

（2）逆向链锁。这是一种将整个刺激—反应链次序反过来进行训练的方法，即先训练最后一步，然后再教倒数第二步并与最后一步连接起来进行训练，再教倒数第三步并将之与最后两步联系起来，如此下去，逐渐逆向传递至链的开端。逆向链锁训练每次都能使行为处于完成状态，行为者每次都能获得相应的强化刺激，还能体验到完成整个动作的圆满感。

（3）顺向链锁。先教第一步，再教第二步，并将第二步与第一步联系起来，再教第三步……直到掌握整个行为反应链。

一般来说，如果行为链较短，那么三种训练方式没有多大差异，都可以采用。如果行为链较长，行为比较复杂时，用逆向链锁法更好。但逆向链锁法是反序进行的，和正常的生活情境有差异，在训练时要予以注意。

四、代币制

代币制是一种综合性的行为矫正方法，它能把矫正不良行为和塑造良好行为有效地结合起来。所谓代币是指可以累积起来交换别的强化物的东西，如塑料片、五角星、记号、点数、分数等有明确单位的东西。例如，教师对儿童在学校的良好行为以贴五角星来记载，当五角星积累到10个时，就给一支笔作为奖励。在这里，五角星就是代币，而笔是强化物。代币可以用来换取儿童感兴趣的强化物（如糖果、玩具、出去玩等）。系统地运用代币来矫正不良行为、形成良好行为的程序就是代币制。

代币制的操作程序包括：明确目标行为；确定代币；确定强化物；拟定代币交换系统；执行与实施；消除代币等。

代币制的优点主要表现在以下几个方面：

第一，使强化作用更加有效。代币可以马上发放，因此能即时强化良好行为；强化物多种多样，避免产生饱厌现象；同时，代币可以使儿童明确看到自己的进步，从而增强兴趣和信心，加速行为的改变。

第二，可以用代币惩罚儿童，这比体罚要好。当儿童表现出不良行为习惯时，可以罚代币，即收回儿童的一个或几个代币，这种惩罚方式克服了体罚的不足，而又具有同样的效果。

第三，代币本身是一种良好的教学工具。代币的应用可以教会儿童如何计算代币，如何用代币换取等价强化物，有利于其计算能力的提高。同时，在这个过程中，儿童要学会有效地使用和管理自己的代币，因此，他们的自我管理能力也会得到提高。

当然，代币制也有不足。它操作起来费时、费力，并且儿童对代币容易产生依赖性。在一个没有代币的情境中，儿童的行为可能会发生变化。要使儿童的良好行为习惯在没有代币的情况下仍能保持下来，就需要消除代币，而消除代币也需要一个较长的过程。

第二节 自闭症儿童的进餐训练

进食是保证人们生命得以延续的前提条件，是人最基本的生理需要。但对于自闭症儿童来说，他们的进食行为存在很多问题，主要包括对食物的挑剔和进食规矩的混乱两个方面，这对他们的生活以及自身的发展有严重的影响。

一、自闭症儿童进餐障碍的表现

这里所讲的进餐不仅仅是指独立吃饭，也包括喝水行为。自闭症儿童的进餐行为往往有着一些常人难以理解的表现。在实际生活中，经常会看到自闭症儿童由于手的动作发育不好或者手眼协调能力的不平衡而不能成功地吃饭或者喝水，他们或者在食物或水送到嘴里以前就已经完全撒掉了，又或者对这些食物或水有着特殊的癖好。综合来看，自闭症儿童的障碍主要表现在以下两个方面。

（一）对食物的特殊癖好

自闭症儿童对于食物有着特殊的癖好，下面是一些常见的现象：①他们不能接受把食物混合在一起而非要把每一种食物单独分开出来才会进食；②对食物分量特别敏感，若是稍微多点或者少点，他们也会拒绝进食；③对任何新的食物都会抗拒；④对特定食物的味道有着特别反应而拒绝进食；⑤食量很小但挑剔；⑥对食物的形状有着特殊的爱好，如对块状食物拒绝进食。

（二）进餐秩序混乱

自闭症儿童的进餐习惯尤其是进餐秩序很混乱，主要表现在：①依赖固定的餐具，不是该类餐具则拒绝进食；②不使用餐具，直接用手抓取食物；③自己不动手，非要父母喂饭；④食物四处乱撒；⑤不能固定坐在桌边进餐，而要在桌下或者其他地方进餐。

自闭症儿童的这些进餐障碍他们自己是难以觉察到的，必须在父母和训练者的共同干预下才能得到有效的改善。当然，我们必须注意到个体差异问题，不同的儿童在进餐方面的障碍有不同的表现，这就要求父母和训练者根据儿童的生活习惯来制订具体可行的训练方案。

进餐习惯的养成及进餐障碍的矫治，以行为训练方法为主。例如，对那些不能遵守进餐秩序的儿童，父母应该积极鼓励他们养成良好的坐姿，可以借助一些符号和标志性的物体来对餐桌进行一种关系的联结，如用儿童喜欢的桌垫来充当诱导物，使得儿童可以安静地坐下来；当儿童习惯用手抓取食物时，父母应该及时制止并做出正确的示范行为，甚至要到孩子身后手把手教他该怎样做；而对于那些挑剔食物的儿童，父母应该耐心地引导，可以不断的引入少量的新鲜食物，并在儿童进食后给予一定的奖励，或者采用一种图片展示的方法来帮助儿童克服这些障碍。当然，对自闭症儿童的这些进食障碍的克服不是一蹴而就的，它是一个长期的不断强化和练习的过程，所以，这就需要广大父母和训练者们有很好的耐性。

下面重点介绍吃饭训练、喝水训练及偏食障碍的克服。

二、吃饭训练

下面我们从最基本的进食训练入手，来看看训练的方法与程序。

（一）材料的选择

首先，选择合适的勺子。儿童比较容易操作勺子，因此一般选择勺子作为进餐工具。勺子不宜太大，一般自闭症儿童都不愿张大嘴吃饭。

其次，选择合适的食物。如果不是为了矫正偏食障碍，在训练时最好选择孩子喜欢吃的食物。面对喜欢吃的食物，孩子会有更大的积极性。需要注意的是，有些自闭症儿童完全不能接受对他喜欢的食物做任何变动，例如，他喜欢吃某个牌子的火腿肠，如果换成另一个牌子的火腿肠，他就无法接受。如果是这样的话，要么保持食物完全一致，要么用完全不同于孩子平常吃的食物来训练，会更有可能成功。

（二）训练程序

可以使用链锁法进行训练，整个任务呈现法、顺向链锁法或逆向链锁法都可以。如果是能力较强、年龄较大的儿童，可用整个任务呈现法；如果是能力较弱、年龄较小的儿童，可用顺向链锁法或逆向链锁法。下面是一个运用顺向链锁法进行训练的程序：

第一步：拿起勺子。

第二步：把勺子移至食物处。

第三步：把勺子插入食物容器里。

第四步：用勺子舀食物。

第五步：拿出盛有食物的勺子。

第六步：把有食物的勺子送入口中。

第七步：放下勺子。

（三）具体训练过程

根据上述程序，具体训练过程如下：

第一步：把勺子放到碗边，对儿童说“吃吧”，若儿童没有作出任何反应或者作出了错误的反应，要马上制止他的错误行为，并手把手教他拿起勺子，可以在他完成拿勺子的行为后给予一定的表扬或者奖励，直到他完全地形成了拿勺子的行为为止。

第二步：当儿童成功拿起勺子后，告诉他“把勺子放到碗里”。若是儿童不能完成这个动作，马上要帮助他完成该动作，或者进行正确的示范，直至他可以单独地完成这个动作为止。

第三步：当儿童学会把勺子放到碗里时，告诉他“舀食物”。若他不能独立完成或者把食物随处乱撒，则需要对他的不合适动作进行及时制止，并手把手教他怎样来完成舀食物这个动作，或者做出正确的示范行为，直至他可以有效地完成该类动作为止。在这个过程中，也需要对儿童的正确行为进行强化，而对其不合适行为进行小小的处罚。

第四步：在儿童学会舀食物后，要求他“把勺子拿出来并送入口内”。这时，若是儿童不能有效地完成，则需要及时地帮助他来完成，主要是保持手臂的平衡，一旦儿童能够将食物送入口内，训练者就应该及时地给予奖励和强化，直至该动作可以很顺利地完成。当然，此时训练者同样可以采用示范的方法进行。

第五步：在上述动作都能独立完成后，应告诉儿童“把勺子放在碗边”，若是儿童不能有效地完成，则应该及时地帮助他从口内拿下勺子并规矩地摆放于碗边，并给予一定的奖励和强化。同样，训练者也可以进行有效的示范。

当儿童能够用勺子独立吃各种不同的食物后，也可以教他用筷子吃饭。训练程序与用勺子吃饭类似，不过要事先教孩子拿筷子的正确姿势。

实施训练时，训练者要注意运用身体辅助和语言提示帮助儿童掌握动作。采用身体辅助即手把手帮助儿童来完成相应的动作，是一种有效的方法，但这种方法更适用于那些动手能力弱、年龄较小的儿童。对于那些能够自主进食却有不良的进食习惯的儿童来说，示范法更为有效，更能为儿童的正确进食提供榜样。另外，在训练时，要注意及时撤销语言提示，以免使儿童对语言提示形成依赖。例如，一旦儿童独立地完成把勺子放到碗里的动作，就要马上将语言提示“把勺子放到碗里”撤掉。

除了基本的进食训练之外，还有其他一些进餐习惯需要训练。例如，坐在餐桌前吃饭。很多自闭症儿童不肯坐在餐桌前吃饭，喜欢在吃饭时到处乱跑。训练之前，要让孩子知道，吃饭时一家人必须围坐在餐桌旁一起吃饭，可以不吃，但必须坐在餐桌旁；吃饭是一个独立活动，不要同玩游戏、看电视等活动混在一起。训练时，可以采用行为塑造法，刚开始，孩子能坐在餐桌前很短的时间就给予强化，然后慢慢拉长坐在餐桌前的时间。

三、喝水训练

自闭症儿童在喝水这个行为上也同样存在一些问题，比如他们不能使用杯子等工具进行喝水或经常把水洒出来。下面来看看喝水训练的方法与程序。

（一）训练程序

训练时要选择合适的杯子，大小适中，适合儿童抓握。训练程序如下：

第一步：学会拿空杯子。

第二步：拿起装有水的杯子。

第三步：把杯子移到嘴边。

第四步：把杯子放下，放好。

（二）具体训练过程

第一步：把空杯子放到儿童面前并告诉他“拿杯子”，若是儿童不能明白或者不能执行，训练者需要给他示范动作或者手把手教给他。在这个过程中，可以恰当地运用表扬手段，当儿童有效地完成一个动作时，训练者要表扬他；若他多次练习后仍然不能完成该动作，训练者则需要耐心地给他做示范，不断地刺激他，直到他能够拿起空杯子为止。

第二步：在空杯子里装上少量的水并摆在儿童面前，告诉他“拿杯子”，若儿童不能完成，就仿照第一步的表扬和示范的结合，直至他可以拿起装有水的杯子为止。

第三步：把装有少量水的杯子放在儿童面前，告诉他“拿起来并喝水”，若是儿童可以完成拿杯子的动作但不能完成喝水的动作，训练者就需要及时地进行正确的示范。在这个过程中，训练者可以有效利用奖励，或者在水里放点糖等方式，让儿童在喝水和吃糖之间形成一种连接并不断强化它，直到他可以有效地完成拿起水杯并喝水这一运作为止。

第四步：在儿童喝水后，马上告诉他“把杯子放好”，若是他不能完成，训练者应该进行示范或者手把手教他放好杯子，并不断地对该行为进行强化，直至其可以独立完成为止。

在上面的训练方法中，训练者更多的是借助于身体辅助，当儿童具备一定的模仿能力时，训练者可以更多地使用示范法。一旦儿童完全学会饮水动作，当他们口渴的时候会自己找杯子喝水。对于那些对固定工具有固着障碍的儿童，训练者同样可以引入新工具并不断进行示范教育，当他们顺利使用新工具时，应给予奖励来巩固他们的良好行为，最终让他们学会使用新工具。

扩展阅读 7-1

培养孩子独立喝水的故事

小好，男孩，7 岁。也许是生活在海边的原因，他长得眉清目秀，笑起来还有两个甜甜的酒窝。小好从出生就跟着奶奶，奶奶很疼爱他，对小好的照顾是无微不至。7 岁了，小好还不会自己穿衣服，甚至不会自己拿着杯子喝水。小好没有语言，想喝水的时候他就去抢别人的杯子，奶奶知道他渴了，赶忙拿出准备好的--瓶水，帮他打开，扶着让他喝。小好从来没有用过杯子，奶奶说，怕他把水洒在身上，用瓶子稳妥些。小好手的精细动作能力很差，自己不能拧开瓶盖，要么不用力，要么用很大的力，经常是瓶子打开了，可盖子不知飞哪里去了。喝完了水，不知道盖上盖子。

我们教小好独立喝水前先让他有一段玩水的经历，然后让他每次喝完水后就把盖子盖上。开始时，我们把着他的手，教他如何盖盖子。大约过了一个星期，有一次，我们发现小好自己扶着瓶子喝完了水，竟然自己将盖子盖上又拧了几下，不再将水洒得到处都是。虽然他还盖不好，但这足以让我们兴奋不已。

小好能自己拿瓶子喝水了，我们教他自己端着杯子喝水。小好不会一只手端杯子，手好像不会使劲。我们将杯子里放一杯底儿的水，他总是一只手扶着杯子把儿，另一只手要在杯底托着，这样才能把水送到嘴里。如果让他一只手攥着杯子把儿，身子就要歪到一边，好像杯子太重，端不住的感觉。每次喝水时，我们都要手把手地教他如何攥住杯子把儿。经过一段时间后，他就能够自己一只手端着杯子喝水了。

——王梅，张俊芝．孤独症儿童的教育与康复训练．北京：华夏出版社，2007．257～258.

四、偏食障碍的克服

很多自闭症儿童都有一定的偏食问题，严重影响了儿童的身体健康，同时偏食也是儿童一种固有行为的表现，所以一定要及时注意并采取有效的方法进行矫正。

在对自闭症儿童的偏食障碍进行矫正前，训练者要弄清楚他偏食的真正原因。首先，要排除儿童的生理原因，比如有些儿童可能对某些味觉不敏感；其次，要排除对进食行为的紧张心理，例如有些儿童是害怕吃饭这个过程而不是对某些食物害怕；再次，还要排除一些生理疾病，如一些肠胃疾病；最后，还需要对食物进行检验，如有些食物的做法不合适而导致该类食物不好吃等原因。在排除掉上述原因之后，训练者对偏食障碍的矫正才能真正具有成效。

一般而言，对于儿童的偏食障碍，会采用强化的方法来加以纠正。训练者选择儿童偏爱的食物作为强化物，要求他们进食那些他们不吃的食物。在选择他们不吃的食物时，训练者可以首先采用与他们喜欢的食物相似的食物，然后逐渐降低其相似性，最终达到与之无关的程度。具体操作方法如下：

第一步：寻找出儿童喜欢吃的食物和不吃的食物。训练者必须对儿童的饮食习惯非常了解，喜欢吃什么或者不喜欢吃什么。同时，训练者必须了解儿童在进食中的各种习惯，以防止强化进餐过程中可能出现的不合适行为。

第二步：在同一个桌面上放上儿童喜欢的食物和其他类似喜欢食物的不喜欢食物，把他喜欢的食物放在父母或者训练者这边，而不喜欢的食物放到儿童旁边。训练者发出指令“触碰不喜欢食物”。若是儿童做到了则给他喜欢的食物作为奖励，若是做不到，就拿走他喜欢的食物；而且，在他碰到不喜欢的食物之后的奖励要及时，以便在触碰不喜欢食物和得到喜欢食物间建立起联结。

第三步：指令儿童“拿起不喜欢食物”。若做到，则给予喜欢的食物进行奖励，反之则撤走该食物作为惩罚。

第四步：指令儿童“把不喜欢食物拿到手中维持一段时间”。若做到，给予强化，反之则给予惩罚。

第五步：指令儿童“闻一闻不喜欢食物”。若儿童做到则给予奖励，反之则有相对的惩罚，并且会回到前面的任何一个步骤上去。

第六步：指令儿童“将一小块不喜欢食物咬一咬”，此时最好配合示范行为。若儿童咬下小块不喜欢食物并咽下去，应马上给予强化，反之则撤去其喜欢的食物作为惩罚。

在实施过程中训练者要注意以下问题：首先，强化要及时，使得儿童能够在正确行为和强化物间形成一种联结；其次，要不断地进行反馈，给予儿童一定的表扬或者批评，让他们明白自己行为的正确与否；最后，对强化物的分量要有效地控制，最好是逐步增加，使儿童觉得他的努力是值得的。

第三节　自闭症儿童的如厕训练

自闭症儿童大多数存在一定的如厕问题，给自己的生活及父母和陪护人员等带来了很多的麻烦。一方面，自闭症儿童能否独立如厕，关系到父母和陪护人员的护理负担的大小；另一方面，他们能否独立如厕同样是其生活中自理的一个重要环节，对他们的身心健康有着重要的影响。

一、如厕的基本阶段

对正常人来说，如厕并不是一个复杂的行为，到了一定的年龄后，是可以轻松完成的。但对于自闭症儿童来说，如厕问题却并不是一个简单的问题，他们可能会在如厕的各个阶段上出现这样那样的问题，给他们的日常生活带来严重的不便。一般来说如厕行为大致应该包括三个阶段：感知与传达、选择场所和便前及便后的处理。

（一）感知与传达阶段

感知与传达阶段是如厕行为的第一个环节。一方面，大多数自闭症儿童的感知行为在一定程度上存在着迟缓的现象，他们不能及时地感知到自己的感受，从而出现不合时宜的大小便行为；另一方面，当自闭症儿童有了便感后，他们可能难以把自己所感受到的便感及时准确地传达给父母，甚至是在未表达出来时已经有了大小便行为。

（二）选择场所阶段

选择场所是如厕的第二个环节。每一个个体从来到这个世界的时候就已经开始了人生的社会化进程，在这个进程中学会了遵守各种各样的社会规则和要求。对于大小便而言，儿童知道必须在一个固定的地方——“卫生间”或者“厕所”内才能进行，而且知道选择合适的时间，即只有进入厕所后才能排便。而对于自闭症儿童而言，他们可能没有学会关于大小便的这个社会规则，从而出现了各种各样的随地大小便的现象。

（三）便前及便后的处理阶段

便前和便后的处理是如厕的主要阶段，正常儿童都知道在排便的时候有这样一个秩序：便前脱裤子—便后用手纸—穿好裤子—冲厕所—洗手—出卫生间或厕所。这样的秩序是不能打乱的，否则会给排便行为带来麻烦。但是，对于自闭症儿童来说，他们可能没有形成这种秩序意识，完全按自己当时的需要来安排和实施自己的行为，从而出现了各种各样的如厕问题。

二、自闭症儿童如厕障碍的表现

当上述三个环节都能顺利进行的时候，才算是养成了良好的规范的如厕习惯。但对于自闭症儿童来说，他们很难按照这三个环节来完成如厕行为，在各个阶段都可能表现出一定的问题行为。他们或者不能感知自己的如厕需要，或者不能正确处理便前便后的行为，或者选择了错误的地方。具体有如下表现。

（一）固着于某一固定的卫生间

有着这种如厕障碍的自闭症儿童往往比较固执，同时伴有其他的固着行为。他们可能只适应某一个或者两个熟悉的卫生间。当他们进入其他陌生卫生间的时候，即使是他们当时急须排便，也不能进行排便，甚至是大哭大闹乃至把大小便拉在裤子上。不过，假如把他们及时带回熟悉的卫生间时，他们可以很轻松地进行排便。这类自闭症儿童往往不能把已经学会的如厕基本技能迁移到新的环境中去，给自己和父母带来了麻烦。

（二）大便困难

有些自闭症儿童的小便行为没有任何异常，但他们在大便时会遇到各种各样的困难，比如不敢大便、随地大便等。有些在卫生间不敢大便的自闭症儿童，是因为他们害怕冲厕所时的那种水声，或者害怕水会溅到自己身上从而使自己感染上某种病菌；而有些随地大便的自闭症儿童，是因为他们呆在一个密闭的卫生间里大便时会产生强烈的恐惧感，从而拒绝使用卫生间。

（三）在卫生间里把自己弄脏或者弄脏卫生间

对于这类自闭症儿童来说，他们弄脏自己是因为他们很享受这种过程，即使他们明明知道卫生间的水或者手纸是不卫生的，但他们还是喜欢弄脏自己从而享受那种自以为舒适的感觉。另一方面，他们也可能是为了获得父母的注意和欣赏父母面对此种情景时的惊恐或者愤怒反应。有些儿童会通过一定的搞怪或者不同寻常的方式来获得父母的注意，满足自己被爱的需要，他们同样可能会因为父母的那些生气或者无奈表情而不断地重复此类行为。此时，父母最好是能够保持平静，切忌有一些过激的反应，并及时地给儿童做出正确的示范。若他们照做了，父母要给予奖励，以强化并巩固该类正确行为。

（四）随地大小便

很多自闭症儿童有随地大小便的习惯，他们不能意识到哪些地方可以大小便，而哪些地方是不能大小便的。当儿童有这种行为时，不管是父母还是教师都不能有过激的反应，而应该及时地把儿童带到卫生间，教他如何正确使用厕所；同时也要告诫儿童下次想大小便时告诉父母或者老师，这样慢慢地纠正其不适宜行为。当儿童学会控制自己随地大小便的行为并正确使用卫生间时，要及时给予奖赏，使得他的正确行为得以保持和延续。

（五）遗尿

遗尿是指在白天或者夜间反复排尿到床上或者衣物上。若儿童出现了这种遗尿现象，父母不要惊慌或随意指责儿童，而应该了解出现该现象的原因及改善方法。首先，要进行正规且仔细的身体检查，以排除生理性疾病；接着，要分析遗尿行为出现的心理原因，比如压力或者紧张，以便从原因入手解决问题。

（六）经常去厕所但不排便

很多自闭症儿童都有不同程度的刻板行为，他们做事按部就班，不理解事情发生的原因而一直重复该类行为。例如，他们不知道是因为有了如厕的生理需要才去卫生间，他们可能会因为如厕可以逃避上课而如厕，又或者只是纯粹地重复如厕行为。虽然他们并没有大小便，但他们会在卫生间里站上很长一段时间，从而满足自己刻板行为的需要。对此，父母和教师都不要指责或急切地要求儿童改掉这种行为，因为这样可能会增加他们的焦虑，使得他们陷入自责的痛苦之中。

三、自闭症儿童如厕训练的原则与方法

（一）训练原则

自闭症儿童的各种行为都是不断学习而形成的，所以训练者可以通过各

种训练方法来改善或者纠正他们的不良行为。如厕障碍是自闭症儿童的一个常见问题行为，也是父母和陪护人员最为头痛的问题之一，但因为大多数自闭症儿童都有行动迟缓的问题存在，所以在训练自闭症儿童正确如厕的时候要遵循如下原则：

1. 细心观察

细心观察是指对自闭症儿童进行观察以发现其在排便之前通常会有哪些表现，并把这些表现记录在心，让儿童身边的人都能够了解到。在观察儿童时，尽量做到自然观察，不要紧盯着儿童以免让儿童有被监视的感觉，从而造成心理紧张或者压力，出现一些不能控制大小便的行为。

2. 及时提醒

观察到儿童如厕前的表现之后，要及时提醒儿童，并告诫儿童要去卫生间，从而避免儿童随地大小便或者拉在裤子上的可能性。当然，在提醒儿童时要注意言行尤其是语言、表情，不能流露出紧张表情，更不能突然出声吓着儿童，要尽可能平静地告诉儿童该做什么以及该怎么做。

3. 辅助到位

辅助到位就是训练者要在儿童出现困难时及时给予指导和帮助。日常生活中，训练者可能会发现，有些儿童即使已经提醒他们去卫生间了，他们却找不到卫生间，这时训练者就需要指引他们或者直接带他们到卫生间；有些儿童即使到了卫生间也不知道该干什么，此时父母或者训练者就需要帮助儿童完成大小便行为，并告诉他下次遇到这种情况该怎么做。这样辅助几次后，观察儿童的行为是否有改善，若是有改善则需要对儿童进行强化，并不断减少对他们的辅助。

4. 持之以恒

在训练儿童一段时间后可能仍然没有看到相应行为的改善，对此，不能轻言放弃。儿童行为没有明显改善的原因可能不完全在于儿童，而是因为儿童身边的人有不一致的言行和态度造成了儿童的混乱，因此，训练者在对自闭症儿童进行日常生活技能训练的时候，要求全家共同参与或者指定专门的一个人进行训练。

（二）训练方法

对如厕训练来说，目前比较普遍的方法是强化法和一览表法。

1. 强化法

强化法是指为了建立一种适应性的行为模式，运用奖励的方法使这种行为模式重复出现，并保持下来。儿童的如厕行为可以划分为不同的环节，当其顺利且正确地完成某一个环节的时候，训练者可以提供给儿童喜欢的食物、玩具或其他物品作为强化物来强化和巩固该行为动作。

2. 一览表法

这是针对比较幼小且症状比较轻的自闭症儿童的训练方法。该方法首先把正确的如厕方法划分为有秩序的步骤并制成一系列图画，然后不断地展示给儿童看，让儿童模仿和学习。可以是一次展示一个步骤即一张图片，也可以是一次展示多个步骤即多张图片。平时就按照图示的步骤去训练儿童的如厕行为，一旦完成某一个步骤则给予一定的奖励，直到他们能够准确地按照图示步骤完成如厕行为为止。一览表法可以有效克服自闭症儿童对固定厕所的固着行为。

（三）具体训练过程

第一步：让儿童认识马桶，既可以是图片展示也可以是实物展示。

第二步：实物展示，要求儿童穿着裤子坐在马桶上，若是完成，就可以让他坐在上面进行自己喜欢的活动，若是不能，则要给予一定的惩罚。

第三步：让儿童学习不穿裤子或者垫着卫生纸坐在马桶上，并持续一段时间，最好是3～5分钟，若能坚持下来，给予奖励，否则要进行惩罚。

第四步：训练者当着儿童的面拿出卫生纸并扔到马桶里，再让儿童坐在马桶上，这是一个示范的过程，以告知儿童大小便应该是扔到马桶里的。

第五步：在白天把儿童带到卫生间马桶上坐着，在每一次尝试时，训练者都鼓励儿童在马桶里大小便，若是完成就给予表扬或者奖励，从而使得儿童能够把大小便和进入厕所、使用马桶联系起来。

在训练中，儿童的行为出现反复时，训练者不要过于大惊小怪，要鼓励儿童，希望他们下次可以做好。同时，在训练的时候要注意儿童的情绪状态，不能给他们过大的压力，避免他们的排便规律被打乱。

对于其他如厕行为也可以采用相应的方法来训练，如擦屁股、冲水等，这些都需要训练者进行指令并给予一定的强化。但要注意的是，训练者的语言指令要及时撤销，以避免儿童形成对指令的过度依赖。

第四节 自闭症儿童其他生活技能的训练

除了进餐和如厕障碍，自闭症儿童在其他日常生活技能上也存在着一些问题，如更衣、洗漱、睡眠等方面，他们或者不能正确有效地完成该类活动，或者在活动中存在一些不良习惯。在本节中，我们将集中谈论自闭症儿童在更衣、洗漱和睡眠这三方面的问题行为及训练方式。

一、自闭症儿童的洗漱训练

对于正常人来说，洗漱行为会因为需要而在适当的地方顺利完成，但自闭症儿童却存在一些问题，他们可能掌握不了洗漱的正确程序和方法，也可能在洗漱活动中伴随着其他不良行为。

（一）洗手问题及训练

1. 不能掌握洗手的方法

有些自闭症儿童不停地去洗手间，但他们的手还是脏的，这是因为他们没有掌握正确的洗手方法。一般情况下，我们会先用水把手打湿，然后涂抹香皂或洗手液，双手再搓一搓，最后用干净的水冲掉泡沫。但是，很多自闭症儿童却不能把握这种方法和顺序。他们可能只是把手伸到水龙头下淋淋就行了，又或者颠倒顺序，先擦香皂再弄湿手，甚至在洗完手后再去擦香皂。对此，父母要及时教给儿童正确的洗手方法，在他们能够顺利完成洗手活动时给予一定的奖励和强化，以巩固正确的洗手行为。

2. 对某些洗漱用品有特殊嗜好

有些儿童会喜欢待在洗手间，闻一闻、摸一摸香皂，却从不进行洗手活动。他们可能会把有喜欢气味的香皂直接送入口里尝一尝，也会因为对某一洗漱用具的固着，当不是自己习惯的洗漱用具时拒绝洗手甚至大吵大闹。对此，父母要及时制止他们的不适当行为，安抚他们的烦躁情绪，然后采取厌恶疗法来逐渐消除儿童的固着偏好。

3. 喜欢玩水

喜欢玩水的儿童常常以洗手为借口寻找机会玩水，这是因为他们喜欢水打在手上那种舒适的感觉。一些自闭症儿童的玩水现象过分严重，他们会把水洒得到处都是，甚至洒到行人身上，而且他们不分辨是否是干净的水，只要见到水就去玩，一旦愿望不能得到满足便对父母哭闹撒泼。对此，父母不能骄纵儿童，可以对他们的哭闹置之不理，让他们明白哭闹是换不来愿望的满足的，这种冷淡处理对那些以哭闹为手段威胁父母满足自己不合理愿望的儿童是一种有效的方式。

4. 拒绝洗手

有些儿童讨厌洗手甚至拒绝洗手。他们明明知道手脏了需要洗手却仍然拒绝，即使是父母的命令和强迫也很难令他们屈服。孩子出现拒绝洗手行为时，父母首先应该找出这个行为发生的原因，儿童可能会因为害怕洗手间的某些设施而不敢去，又或者是不喜欢父母的命令而拒绝执行，还可能是单纯地害怕洗手。在了解了原因后，父母要针对原因采取相应的措施，或者撤除令儿童害怕的设施，又或者改变要求方式。对于真正害怕洗手的儿童来说，可以采取强化物来诱导儿童，并给予奖励来巩固该行为。

5. 强迫洗手

强迫洗手是指儿童反复多次洗手却仍然摆脱不了“脏”感，明知已洗干净，却不能自制而非洗不可，甚至把手搓破也停止不了的现象。转移注意力法是一个很好的改善该行为的方法。转移注意力是要将注意力转移开强迫症状，选择某些特定的行为来取代强迫性洗手行为，可以是任何有趣的、建设性的行动，最好儿童感兴趣的活动，如散步、运动、听音乐、读书、玩计算机、打篮球等。当然，转移注意力不是件轻松的事，应巧妙的运用“十五分钟法则”，即延缓儿童的反应时间至少15分钟以上。另外，还可以采用生物反馈疗法、系统脱敏疗法、厌恶疗法、森田疗法、暴露疗法等来控制和改善儿童的强迫洗手行为。

（二）刷牙问题及训练

对于刷牙，自闭症儿童会出现和洗手相似的问题，可能有以下表现：①拒绝刷牙；②强迫刷牙；③对牙膏或牙刷有固着行为；④不能自主刷牙；⑤玩牙膏泡沫；⑥不能正确刷牙；⑦不在卫生间刷牙。刷牙活动对于自闭症儿童来说比较困难，可以先从漱口开始练习。练习方法同前面一样，先将目标分解为若干环节，然后看看儿童哪个环节有问题，再针对性地教育。具体过程如下：

首先，观察儿童在哪个环节出现问题，再针对具体环节解决问题；在针对具体环节时，可采用示范或者亲身辅助方法来训练儿童，并结合强化物来巩固正确行为。若是成功完成某一个环节动作，应及时夸奖儿童，反之则有可能受到处罚，直至他能顺利完成那个动作为止。

其次，帮助儿童制定一个秩序表，可以采用前面提到过的一览表法，把相应的环节制成一个有序的图标，教会儿童整个刷牙过程，从而克服那些对固定洗漱用具的固着现象。

最后，可以整体示范整个刷牙过程给儿童看，并让其试着完成，成功给予奖励，巩固成功行为，失败就继续练习。

二、自闭症儿童的穿脱衣服训练

（一）自闭症儿童在脱衣服上存在的问题

一般来说，脱衣服比穿衣服更容易学习和掌握，因此，可从脱衣服开始来训练自闭症儿童。正常儿童睡觉时会脱下衣服，衣服脏了会换下衣服，但对自闭症儿童来说，他们未必明白脱衣服的原因，会选择错误的时间和地点脱下衣服。主要问题表现在以下几个方面。

1. 不合时宜地脱衣服

某些自闭症儿童会在大庭广众之下脱下身上的衣服，然后独自玩耍，陪护人员和父母再怎么劝说也不能再次给他穿上衣服，直到他玩累为止。对这类儿童而言，他们不明白脱衣服的原因，或者只是一个简单的模仿行为，也可能单纯地为了自身的舒适。对此，父母和陪护人员应该时刻关注儿童，在他出现类似行为时及时制止。

2. 对某些衣服固着而拒绝脱下

自闭症儿童有一些固着行为，在穿衣问题上也可能会在出现同样的问题。如果他们喜欢某一件衣服就会一直穿在身上，拒绝换洗，可能会夏天穿着冬天最喜欢的羽绒服，即使是热得汗如雨下，他们也不会脱下羽绒服，并且拒绝父母和他人的帮助，对别人的劝解置之不理。对于有这种行为的儿童来说，他们不明白穿衣和脱衣的原因，不会根据日常需要作出相应行为，只是固着于自己某一方面的爱好。对此种情况，父母不能过于着急或者打骂、命令儿童该怎样做，而是应该告诉他原因，并让他从行为中看到不利之处，从而慢慢改善该行为。

3. 不能正确掌握脱衣服的方式

有些自闭症儿童想脱下衣服但是没有正确的方式，他们不拉下拉链就开始脱衣服，或者试图先脱里面的衣服再脱外面的衣服，最后不能完成而急得哇哇大叫，或者通过哭泣、发脾气等来宣泄自己的不满。此时父母或者陪护人员要教给儿童正确的脱衣方式或者进行正确的示范，帮助儿童改善他们的这种行为。

4. 按照固定的顺序脱衣服，一旦打乱秩序就会大哭大闹甚至重新来过

有些自闭症儿童有很强烈的秩序感，他们做很多事情都是按照固定的顺利依次完成，假若打乱了这个顺序他们会手足无措，宁愿重新来过也要按秩序完成。有些儿童习惯于“脱鞋→脱裤子→脱衣服”的秩序，某天家长若是帮助他先脱下了上衣，他就会吵闹要求把衣服穿回去，自己再按顺序脱下来。这时，父母和陪护人员不要认为儿童故意浪费时间，而是应该理解他们，采取后退法来逐渐帮助儿童克服这种秩序要求。

（二）自闭症儿童在穿衣上存在的问题

相对于脱衣服行为来说，穿衣服对自闭症儿童有更大的难度，不仅是因

为穿衣本身就相对复杂，还因为有些自闭症儿童手上的精细动作发展不是很完善，不能很好地处理穿衣动作上的一些细节，如扣纽扣。自闭症儿童在穿衣上存在的问题有以下五种。

1. 不愿意穿衣服

有些儿童不愿意穿衣服，父母追着团团转也不肯穿，若是强迫他们穿上衣服，他们也会搞破坏，比如弄坏弄脏衣服。一方面，儿童不明白穿衣服的作用，喜欢不穿衣服时那种毫无束缚的感觉；另一方面，可能是有了不好的榜样作用，看到了家人不穿衣服在家里走来走去。对此，父母需要给儿童做一个好榜样，要随时注意自己的穿着打扮和礼仪。

2. 穿不合时宜的衣服

有些自闭症儿童在夏天穿着冬天的衣服，冬天穿着夏天的衣服，或者穿着家居衣服外出，穿衣表现为不合时宜。有人认为这是儿童的搞怪行为，为了吸引家人的注意和关爱。当然，也不排除这个可能，但要是这样的行为经常发生，且屡教不改，就不得不考虑这是一种障碍行为了。

3. 不能掌握穿衣服的方法

穿衣服对大多数儿童来说都不是一个简单的任务，它本身就需要有很完善的精细动作能力，还要有细心等品质。对自闭症儿童来说，穿衣比脱衣更为困难，一方面是因为大多数自闭症儿童行动迟缓，精细动作发展不完善，另一方面是因为他们很难掌握正确的穿衣方法。这时，父母和陪护人员要耐心地教导孩子穿衣的方法，最好是身体辅助和示范相结合，再结合强化方法来共同实现。

4. 有穿衣的固定模式

与脱衣行为一样，有些儿童会有穿衣的固定模式，并且非得按照固定模式进行，否则就不依不饶。

（三）穿脱衣服训练的方法与程序

不论是脱衣服还是穿衣服的干预，都可以使用行为训练方法来训练儿童，最常使用的是链锁法。这里以穿衣服为例加以说明：

（1）材料选择：选择拉链或者扣子较大的衣服。

（2）分解步骤：把穿衣活动分解为一个一个的单一动作，让儿童逐步完成，并最终学会穿衣活动：

第一步：拿起上衣，分辨前后。

第二步：将一个袖子对准一个胳膊并穿进去。

第三步：穿上另一个袖子。

第四步：双手拉起上衣，对齐上下两头。

第五步：拉上拉链或者扣好扣子，最好从最方便的扣子入手。

第六步：整理衣服。

（3）具体训练过程：

训练方法可以用顺向链锁法和逆向链锁法。其过程分别如下：

顺向链锁法：

第一步：让儿童完成穿衣的第一步，给予奖励，反复巩固。其余步骤由训练者完成。

第二步：让儿童完成穿衣的第二步，并和第一步连起来做，给予奖励，反复巩固。其余步骤由训练者完成。

第三步：让儿童完成穿衣的第三步，并和第一、二步连起来做，给予奖励，反复巩固。其余步骤由训练者完成。

第四步：依此类推，直到孩子能完成全部穿衣动作。

逆向链锁法：

第一步：训练者完成穿衣活动的前面部分，留下最后一步。

第二步：让儿童完成最后一步。给予奖励，反复巩固。

第三步：留下最后两步，让儿童完成。给予奖励，反复巩固。

第四步：依此类推，直到儿童能完成全部穿衣动作。

训练过程中，训练者需要耐心指导儿童每个步骤和每个动作，在儿童不能完成时及时进行身体辅助或者正确示范，在儿童完成后及时强化，以巩固该动作。每一个动作和步骤的学习都可以依赖相似的方法，但强化物的安排需要逐步增加，让儿童觉得他的劳动是值得的。在学习过程中，要经常夸奖儿童，鼓励儿童继续下去，直至他们可以依次完成所有动作，顺利实现穿衣活动。当儿童完成最后一步后会非常有成就感，训练者要及时鼓励，让儿童体验成功。

穿裤子、鞋子也可以仿照上面的方法对儿童进行训练。穿鞋子的训练更为复杂，训练者更加要细化各个环节，耐心教导。对于那些有固定穿衣模式的儿童的训练，可以综合运用语言指导、奖励、惩罚等方法。

三、自闭症儿童的睡眠问题及干预

（一）自闭症儿童的睡眠问题

相对于正常儿童来说，自闭症儿童在睡眠持续时间、睡眠潜伏时间、夜醒和白天嗜睡上都有着很大的差异，3～5岁的自闭症儿童尤为突出。研究发现，自闭症儿童的睡眠问题主要表现为以下七种情况。

1. 不愿意睡觉或者不愿意上床睡觉

不愿睡觉的自闭症儿童即使在睡意很浓的时候也不会睡觉，在睡意的催使下感到不舒服或烦躁而放声大哭、发脾气，父母很难控制或者安抚；不愿上床睡觉的自闭症儿童睡觉时会选择地板、沙发甚至是床下等地方睡觉，一旦父母将其放到床上就马上惊醒，非要离开床铺才能入睡。

2. 抗拒起床

抗拒起床是自闭症儿童睡眠障碍的常见现象，是指儿童不愿意起床，并伴随着一系列的抗拒行为，如吵闹或者大发脾气。

3. 在睡觉时间尖叫

一种情况是在他人睡眠时大声喊叫影响他人休息，这可能是因为他们想引起父母的注意和安抚；另一种情况则是夜间惊恐，指儿童在睡眠中突然痛苦尖叫并惊醒，醒来后却不记得任何恐怖的原因。

4. 早晨很早起床或者睡眠时间很少

这里的早起不是一种良好的生活习惯，而是一种睡眠障碍。具有该种障碍的儿童会很早起床，打扰父母的休息，但起床后仍然难以解除困意而不停地哭闹甚至发脾气。也有的儿童很难长时间睡眠，从而导致身心疲惫，没有精神，影响到他们的认知、学习、表达和社会交往。

5. 夜间起床

一些自闭症儿童会在夜间起床然后不再入睡，或者是夜间频繁起床，给父母造成了极大的不便。他们颠倒了白天黑夜，白天睡觉休息，夜间通宵玩耍，这不仅仅破坏了生物钟，还使得他们和外界更加隔绝，缺少了必要的人际交往。

6. 坚持和父母睡在同一房间或者同一张床上

这类自闭症儿童严重缺乏安全感，只有和父母待在一起才能勉强入睡，一旦离开父母的房间或床就立即惊醒并大声哭闹，难以再次入睡。

7. 梦游

梦游是指在睡眠中自行下床行动的一种现象。一些自闭症儿童在入睡后会突然坐起来，自己穿好衣服到处游荡，但次日醒来后却不记得发生的任何事情。梦游和夜间惊恐一样，是发生在慢波睡眠阶段的一种睡眠障碍，是大脑皮层活动的结果，一般不需要治疗，会随着成长而消失。如果频繁发生，可请医生用些镇静安眠药物加以控制。恐惧和焦虑易使梦游症加重，需要通过心理辅导设法消除儿童的恐惧、焦虑心理。

（二）对睡眠问题的预防与干预

对于睡眠障碍，父母可以通过环境的改变或者训练其良好的睡觉习惯来帮助儿童克服。

1. 在睡觉前一个小时内，制止儿童过于激烈的活动

在睡觉之前，父母要有目的地制止儿童激烈的活动，从而有效遏制儿童不愿入睡行为的发生。一些儿童会因为睡觉前从事过于激烈的活动，如不断跳上跳下，使得大脑细胞处于一个高度兴奋状态。而当睡眠时间到来时，他们的大脑细胞还没有完全恢复到平静水平，致使难以入睡。所以，父母要制止儿童在睡前的过度激烈活动来保证他们的睡眠。

2. 播放一些轻音乐或者让儿童静静观看喜欢的电视节目

轻音乐指介于古典音乐和流行音乐之间的一种通俗音乐形式，结构简单、节奏明快、旋律优美，具有娱乐性、通俗性及生活化等特点，经常听轻音乐对人们的身心有益。让自闭症儿童平时多听轻音乐不仅可以帮助他们减轻压力、恢复精力，还可以提高他们的睡眠质量。

3. 提供给儿童舒适的睡眠环境

自闭症儿童的卧室最好是安静的，屋内灯光也要柔和，不要有过于强烈的刺激出现，避免儿童入睡后各种感官刺激出现而惊醒。可以确定一种“助眠物体”，建立这种物体与睡觉之间的联系，只要孩子接近这个物体就会诱导孩子尽快入睡。例如，在孩子瞌睡时，给他一条松软的毛毯，用毛毯轻轻触摸他的脸，毛毯最终会同睡眠联系起来。假如孩子半夜醒来，就能借助毛毯重新入睡。

4. 睡觉前 5～10 分钟内提醒儿童完成手中正在进行的事情

自闭症儿童具有很强的刻板行为且行动迟缓，他们只有在拥有足够的时间并完成手里的事情后才能开始另一项活动，否则他们会一直记挂先前的事件。所以，在儿童入睡前，父母要及时提醒他们完成手中的活动，以保证他们能够专心地进入睡眠。

5. 建立睡觉的连锁反应

自闭症儿童都喜欢固定的连锁反应，喜欢依照一定的秩序完成一系列的事情，父母可以依据他们的这个行为特征来建立关于睡觉的连锁反应，促进其按时入睡。例如，建立如下睡觉的连锁反应：刷牙→洗澡、洗脸→换上睡衣→上床→听故事或音乐→关灯→睡觉。父母要给儿童时间去学习和注意连锁反应中的每个步骤，儿童需要较长的一段时间来形成这个完整的连锁反应。

第八章

自闭症儿童康复的环境支持

自闭症儿童总体上呈慢性病程，随着年龄增长，其主要临床表现形式和严重程度可能有所变化，但一般都会长期存在，影响终身。家庭特别是父母以及社会在自闭症儿童康复过程中起着至关重要的作用，是关系自闭症儿童终生发展的关键因素。对自闭症儿童来讲，家庭是他们发展人际关系的最有效环境。父母是孩子的天然教师，终生的监护人。如果一种行为由父母训练，则该行为最容易经常化，并且保持下去，巩固下来。随着自闭症儿童的成长，最为父母忧虑的问题就是如何让他们过上独立的生活，走完人生之路。这一问题不是仅靠家庭成员的努力就可以解决的，它同时也需要社会各界的鼎力支持。本章主要从家庭、教育和社区的角度出发，整合各种康复资源，希望能为自闭症儿童的父母、专业辅导人员等相关人士提供更全面、更综合的信息和帮助，从而真正提高自闭症儿童的生活质量。

第一节　家庭环境支持

本节主要从家庭环境中的物理环境和心理环境两方面出发，阐述如何对自闭症儿童的康复提供支持。

一、物理环境

婴儿从出生那刻开始便要面对父母所创设的物理环境与心理环境，其中，物理环境是基础。对自闭症儿童而言，物理环境创设得合理与否，与其康复过程的快慢存在着密切的联系。

（一）起居、饮食环境

1. 住房

对有自闭症儿童的家庭来说，其住房环境的要求与普通家庭的有所区别。

（1）采光、通风。尽量让自闭症儿童居住在采光通风的房屋。因为阴暗的房间给人压抑的感觉，而且太阳光中的紫外线能够杀菌，还能去除室内的潮气，使室内干爽。室内经常通风，能够使室内的空气新鲜，减少病菌的滋生，还能够防止室内返潮，同时有效地预防和减少感冒。

（2）面积。由于自闭症儿童情绪不稳定，偶尔会出现奔跑、烦躁、尖叫及撞墙等异常行为，因此，为保证自闭症儿童在出现这些行为时的人身安全，家里的住房面积最好宽敞一点。如果满足不了，也要尽可能让自闭症儿童的固定活动空间空旷。

（3）家居摆设。由于自闭症儿童有其自身的一套生活规则，并且顽固地维持生活环境和方式原样不变，所以，家里物品的摆设不能轻易改变，特别是属于他们自己空间的摆设，更不能随便更改。因为一旦这些规则出现变化，哪怕是很细微的改变，他们都不能接受，甚至会出现烦躁、尖叫及撞墙等情绪波动较大的行为。

（4）住房安全性。美国加州大学心理学和精神病学系教授玛丽安·西格曼（Marian Sigman）及助理教授莉萨·卡普斯（Lisa Capps）曾做过关于自闭症儿童身体和运动协调方面的研究，研究发现所有年龄的自闭症儿童都可以毫不费力或不知危险地跳上沙发或爬上书架。就像电影《谁在吃吉尔伯特的葡萄》中所描述的一样，电影中一位叫安妮的自闭症儿童逃过哥哥的监视，爬上一座150英尺高的水塔。当她爬到水塔顶时，令人恐惧的事发生了，她似乎不知危险，也无视旁观者的反应，单手悬吊在空中，并向站在下面的哥哥挥手。[①] 因为自闭症儿童的运动能力远远超过他们对潜在危险的评估能力，所以自闭症儿童的父母在创设住房环境时，要特别注意窗户、阳台等开放性的通道，要装好护栏，做好防护措施，尤其是居住在较高楼层的家庭，更需要长期保持警惕，以防事故发生。此外，对于厨房的炉火设备也得留心，家人在使用完煤气或天然气时，必须把总开关关闭，而且不要让孩子知道开关的位置，确保不会发生火灾。刀具在不使用时也应该放好。对于家庭的电源插座，应设置安全电源开关装置。

2. 饮食

要注意孩子的饮食配制，对自闭症儿童尤其需要注意维生素含量的多少以及荤素搭配。日常生活中应提醒孩子多吃蔬菜、水果，增加营养，减少肥

① ［美］玛丽安·西格曼，莉萨·卡普斯．自闭症儿童．余玲，谢志良译．成都：四川教育出版社，2008. 24.

胖，让孩子多喝水，防止感冒。肉、菜、豆制品很重要，在每日的饮食中应唱主角，其次是水果、坚果等副食品唱配角，主食大米、白面，一顿吃够定量就行。

在时间和精力允许的条件下，可为孩子的早中晚三餐制定适合其口味的个性化餐谱。如果孩子对某一种食物特别偏爱，而对某一种食物尤其厌恶，为了均衡营养，可把这两种食物混合在一起做。换个做法，孩子偏食的习惯就会有所改变。

（二）学习、游乐环境

1. 学习环境

创设适宜的家庭训练环境。从某种意义上来说，教学环境就是家里的生活空间。在不同的教学目标下，家中的每一个角落都可以作为教学环境。如果教学目标是穿衣服，那么房间、浴室就是自然的教学地点；如果教学目标是帮妈妈完成一件家务事，那么客厅、阳台、房间或者厨房等也应是自然的学习环境。语言训练的教学环境更应该是家里生活的每一个空间，做什么就教孩子说什么；而有些项目的教学，则必须有一个固定的场所，即学习天地。对孩子学习天地的设置，应该遵循以下几点。

（1）训练室内的环境设置。

首先，安排一个专门学习的小房间。如果没有条件，可隔出一块靠墙角的地方，或者在客厅的茶几或者厨房的饭桌上亦可。其次，准备好教学用具，如各类卡片（人物、动物、蔬菜、水果、交通工具等）、彩色笔、铅笔、白纸等。注意，除课表外墙上尽量不要贴任何东西，以免引起孩子注意，使其分心。再次，孩子学习时要保持周围环境的安静，应避免大声喧哗，如勿把电视机声音开得很大。最后，安排一个课间玩要角，摆放孩子喜欢的小型玩具以备课间休息时用，但学习时孩子要背对这些玩具，以免分散注意力。

（2）训练室外的环境设置。

首先，训练室以外其他房屋的墙壁，贴上与孩子当前学习有关的图片或挂上一两幅挂图，以备孩子随时去指认。有计划地在家中的常用用具上贴上文字，一个阶段两三个字便可，这样可随时教孩子认字。把学习寓于日常生活当中，这种教学方式让孩子感到没有太大的负担和压力。其次，培养孩子良好的习惯，让孩子帮忙做力所能及的事情，例如，上完课帮忙收拾教具，并放回原处摆放整齐。最后，上下课要有信号。让孩子知道什么时候或什么样的讯号是坐下来上课或者出去玩、吃点心。生活、教育训练应该有规律，以培养孩子的良好生活习惯和学习习惯。

2. 课堂规则

课堂规则的总则是：让孩子在快乐中有序地学习。

（1）上课。

首先，要知道让自闭症儿童安静地坐下，并坚持一段时间是一件比较困难的事情，但父母可以在平时训练他们久坐的能力。例如吃饭时，发出指令“坐下”后，要等孩子真的坐好了再给东西吃；又或者，可以通过插雪花片、分拣豆子等游戏，让孩子坐下来。其次，用孩子感兴趣的信号（如放一段孩子喜欢的音乐）或者以孩子喜欢的游戏方式（如唱歌、跳舞、敲打孩子喜欢的乐器等）开始一节课的学习。

（2）课堂。

当孩子坐下来以后，便可以开始课堂教学了。正式进入课堂教学前可以与孩子同唱一首孩子喜欢的歌，或者与孩子一起玩一件好玩的玩具，让孩子感觉到是在愉快的情绪中开始上课。但是自闭症儿童常常沉湎于一些无意义的、重复的、刻板的活动之中，所以，课堂上自闭症儿童往往会抵触和抗拒学习，不与父母配合。因此对自闭症儿童进行教学时，应遵循以下原则：

首先，从最容易的项目开始，或从复习旧的内容开始，使孩子一下子就能成功，并得到鼓励；对孩子难以完成的内容，不要老去重复，可换成一项容易完成的任务；切忌催促孩子“快点”，要给他们思考的时间，必要时可辅助他们完成；上课的语言要简洁明了。

其次，奖励是让课堂有序进行的有效方式。它主要指通过口头表扬或物质奖励等手段来增加积极行为的发生。通常在课堂上，可以采用以下几种奖励方法：①社会性强化。包括有声和无声两种方式。有声的强化主要指口头表扬，当孩子完成一项任务有进步时，应该及时地给予表扬。如“好极了”、“做得真好”、“你真棒”等。无声的强化包括微笑点头、抚摸、拥抱、竖起大拇指等。②活动性强化。主要是指向孩子提供喜欢从事的各种活动，如看电视、绘画、听音乐、郊游等。③拥有性强化。主要指向孩子提供在一段时间内能拥有的东西，如玩具、衣服、书本、自由支配的时间等。④消费性强化。主要指给孩子提供他们喜欢的食物、饮料等。

（3）下课。

下课同样也要像上课一样，在快乐的气氛中结束课程。家长可以在孩子表现最好的时候下课，同时应立刻鼓励孩子，增加其自信心，让孩子对下一次的课堂有期盼。切忌在孩子表现好的时候延长学习时间，这会让孩子觉得学习是一种负担，不利于下次课堂的组织。

总之，父母在训练自闭症儿童的时候要注重创设宽松、愉悦的学习环境，让孩子感到学习是一种乐趣而不是负担。教学内容则应侧重对孩子的粗大动作、精细动作、生活自理这些基本能力的训练，使孩子具有最基本的生存能力。

3. 亲近大自然

自闭症儿童虽然行为异常，但不等于说有理由把他们困在一个封闭的生活空间里，不让他们出门与外界接触。相反，父母应该带孩子外出游玩。要注意的是自闭症儿童刚开始可能会觉得熙熙攘攘的人群令他困惑和害怕。针对这一情况家长应当仔细加以计划。比如旅行的距离要相对近，离家不远，以便在出现令人苦恼的状况时，可以迅速回家。各种各样的外出形式都可以尝试。要是一种外出形式不成功，可以先把这种外出形式搁置一段时间，以后再试试。出外游玩不仅可以开拓孩子的视野，更给孩子提供一个与大自然亲近的机会，让孩子身心愉悦。

二、心理环境

家庭中良好心理环境的创设有赖于父母以下几方面的努力。

（一）维持健康的婚姻关系

一个正常健康的家庭，突然多了一个自闭症儿童，父母该如何接受这个残酷的现实？接受了这个残酷的现实之后，又该如何帮助自己的孩子健康成长？为了让孩子能在一个稳定健康的家庭环境中成长，父母首先要做的是保持婚姻关系的稳固。为此，夫妻双方要做到不相互埋怨、不忽略对方和不失去自我。[①]

1. 不相互埋怨

作为自闭症儿童的父母，首先不要因为孩子的疾患而互生怨言，应该要用科学、客观的态度去面对自闭症。要知道，残疾是人类自身发展过程中付出的沉重代价。要懂得现代医学还不能为自闭症的病因作出全面、确切的解释。因此，父母不应该相互从家族中找根源，相互埋怨、指责，最应该做的事是双方都保持清醒、理性的头脑看待这个问题，并要说服双方的家人以保持认识上的一致性。在教育孩子的方式方法上也要相互商量，共同努力学习，不断提高自己。不要为一些无伤大雅的事情而争吵不休，伤了感情。要知道教育中出现问题是再正常不过的事，关键在于父母双方的沟通和协调。

① 王梅，张俊芝．孤独症儿童的教育与康复训练．北京：华夏出版社，2007. 291 ~ 292.

2. 不忽略对方

一位家长在他的经验中写到："自闭症不可以而且也不应该统治我们的生活，没有哪个配偶能忍受让孩子和他的自闭症变得比婚姻还重要。孩子是我们生活当中的重要部分，但不应该成为我们生活的全部。""在照顾自闭症儿童的同时，其他家庭成员和婚姻的需求都不应该被忽略。"在家人或亲友的帮助下，夫妻双方也应有机会安排自己的生活，也应有自己的生活空间，这是婚姻所必须的。相互理解，谅解对方，并从照顾孩子中学会如何对配偶付出无私的爱，这些都是良好婚姻的基础。

3. 不失去自我

照顾一个自闭症孩子要在时间、精力及金钱上付出很多，压力之大可想而知。因此，有很多母亲存在着这样一个误区，认为照顾好孩子就是她们的全部生活，孩子就是一切。持这种心态的母亲，放弃自己的生活、工作、兴趣，牺牲自己的一切，为孩子终日奔波，为孩子担惊受怕，为孩子费尽心思。失去独立性的母亲，一切以孩子为中心，把所有的希望寄托在孩子身上，自然而然便对孩子产生一种依赖心理，为孩子的存在而存在，最后可能会出现不应该有的悲剧。

作为自闭症儿童的父母，应该清醒地认识到，孩子是生活中重要的部分，但不该成为全部，自己也需要有休息和放松的时间。如果家长的视野仅局限于自闭症孩子的日常生活，那么没有一个人能够受益。因此，身为父母应该规划、选择和创造自己的人生，从痛苦和压抑中走出来，从绝望和艰辛中找回自我。

（二）进行恰当的家庭分工

1. 工作分工

在养育自闭症孩子的所有挑战和压力中，经济压力无疑是最让父母头疼的事。可以选择双方都出去工作，让老人或者聘请保姆照顾；或者其中一方出去工作，另一方在家专职照顾孩子。如何选择要视家庭的具体情况而定。但是，无论作出何种决定，都要以保证孩子有条件接受到较好的照顾和教育为前提。

2. 教育分工

由于自闭症儿童的技能在整个发展领域中是不均衡的，因此，父母必须根据自己对孩子的生理、心理特点的了解制订出适用的个别化教学计划。而这个教学计划是由父亲还是母亲制订，或者双方制订，得有个明确的分工。关于计划的实施，是由计划制订者执行，还是由非计划制订者负责执行，这些都需要明确。严格来讲，计划的制订者与执行者没有绝对的分工。制订者在制订计划时，需向执行者了解自闭症儿童的具体情况。比如，孩子在哪方面有进步；已经学会了哪些内容，下次计划不需要重复学习；或者说没有学会哪些内容，下一次计划中需要加强训练，等等。因此，制订者与执行者在对孩子进行教育时虽各司其职但也要相互沟通和交流。

（三）保持积极平和的心态

绝大多数自闭症儿童的父母都会经历以下三个阶段的心态转变。第一阶段：惊恐、茫然失措、愤怒；第二阶段：慢慢接受、正视现实；第三阶段：理性对待、积极面对或深感绝望、消极对待。

第一阶段：惊恐、茫然失措、愤怒。自闭症儿童的父母，从得知自己孩子确诊为自闭症那刻开始，便产生悲伤、忧郁、惊恐、痛苦，甚至是愤怒的情绪。这是十分自然的事情，是一种情感的真实流露，应该要让这种情绪宣泄出来。但是，不能一直听任这种情绪的摆布，要懂得，发生这种事情，并不是自身的错，不应该责怪自己。父母之所以感到痛苦，一是源于对自闭症本身的恐惧，二是源于对孩子未来的恐惧。自闭症儿童在2~5岁时，发展可能十分缓慢，这会使有些父母感到焦虑、绝望。但是，父母们必须明白：孩子的发展需要时间，尤其是自闭症的孩子更需要时间，在学习训练技巧的同时也要学习等待，决不放弃。陈晨，作为一位自闭症的母亲，在描述得知自己儿子是一名自闭症患者时说到："和其他家长一样，我也经历了一个漫长的绝望、痛苦的过程。在深深的自责之后，我感到最重要的事是面对现实，是帮助孩子解决存在的问题，同时还要逐渐克服已经存在的自卑、消极的思想情绪，用平和的心态去迎接生活的挑战。"①

第二阶段：慢慢接受、正视现实。事情本身并不能引起你情绪的波动，令你情绪发生变化的往往是你对这件事情的认识。经历了第一阶段的迷茫期后，随着对自闭症的不断了解，父母慢慢从自责、怨恨等负性情绪中走出来，进入第二阶段。但是在该阶段一些父母对自闭症儿童的一些典型症状缺乏足够的认识，如把"刻板记忆"视为天才而出现盲目乐观、自信膨胀的倾向，或者对孩子的行为异常表现出悲观、失望或无助最终丧失自信。在这个阶段，父母应该客观地认识和评价自己的孩子，不能盲目乐观或悲观。父母应该清楚了解自闭症儿童在某些方面可能存在天赋，同时对其怪异的行为又要给予充分的理解。

---

① 陈晨．我的儿子是"雨人"．成都：天地出版社，2005. 136.

第三阶段：理性对待、积极面对或深感绝望、消极对待。在经历了第二阶段的调整后，部分父母不断总结教养经验，积极面对现实，最终以积极而稳定的理念与方式履行养育责任，用乐观、正面的信息鼓励孩子、关注孩子、理解孩子并帮助孩子；而有些父母则选择消极的教养态度，甚至放弃教养义务，对孩子漠然视之，埋怨孩子，对孩子出现的种种问题不去寻求解决的办法。这两种截然不同的态度必然会产生出两种迥然不同的结果。父母应该要懂得，自闭症儿童情绪的好坏与父母情绪的好坏有直接联系，所以父母要控制好自己的情绪，调整好自己的心态，对孩子要和颜悦色地多表扬和鼓励，使他们对自己有信心，让他们能在家人的关爱下，享受家庭的温暖。家庭生活的宁静也会给孩子带来一份安全感与舒适感，在这样的情况下，孩子的康复情况会越来越好。曾经缺失的依恋感会在全家人浓浓的亲情中被慢慢地重新培植起来。漠视、埋怨孩子，只会让孩子的恢复状况越来越差，这样不仅打击父母的自信心，产生挫败感，而且还会让父母更觉得自闭症儿童是个负累，最后导致恶性循环。

（四）对孩子给予情感与智慧的支持

父母对自闭症儿童提供的心理环境支持还包括情感与智慧的支持。

1. 情感支持

情感支持是指父母要用真诚的情与爱去拥抱他们，消除他们心中的紧张，使他们在生活当中感受到关怀、友情、温暖，慢慢不再胆怯，能与人沟通，能融入周围的世界。具体做法包括以下四个方面。

（1）尊重孩子，理解孩子。

在面对孩子种种令人难以理解、不可思议、让人难堪的行为时，就算我们有绝对充分的理由，也不应该随便对孩子发脾气。因为发脾气不能让孩子马上懂得这种行为是不好的，相反，它会对孩子造成更多的伤害。一位自闭症儿童的母亲有这样的感悟："我感到，对于孩子在学习过程中表现出来的困难，也要给予充分的理解。对于一个各种能力都严重缺失的孩子，在他学习出现困难时，埋怨他笨是没有道理的。"

（2）关注孩子的内心世界。

葛斯汀博士在他的著作中指出："无论我们用何种方式协助或治疗自闭症患者，如果无法帮助他们克服融入情感交流的障碍，那也等于他们一辈子都得空虚度日。"为了真正帮助自闭症儿童，父母们必须考虑到孩子的心理需求，尤其是情感方面的需求。父母们必须找回失去已久的童心，在面对自闭症儿童时，改变现在说话的成人腔调和行事的成人思维，温和地、小心地、慢慢地走近孩子，把自己变成孩子的玩伴、知心朋友，让孩子接纳你、关注你、亲近你，接受你的帮助和教育，最后帮助孩子一天天地长大、进步。父母与自闭症儿童的情感交流还表现在提高与自闭症儿童的双向互动的质量上。由于人类之间的亲密关系在很大程度上是通过分享体验形成的，所以在和自闭症儿童交往时，要注意与他们进行情感与经验的分享。

（3）不要吝啬对孩子的鼓励和赞美。

相对于称赞正常健康的孩子而言，要称赞一个自闭症儿童是一件困难的事情。但是，父母必须学会欣赏他们，用心地赞美他们。或许，他们展现的大都是他们的缺陷，但是，只要父母有发现美的眼睛，必定能发现孩子的可爱之处。在孩子有进步时，哪怕只是很小很小的进步，父母都应该真心地鼓励和赞美他："你真棒!""做得真好!"这样，孩子便会从父母的言语里感受到快乐，培养出自信。

（4）向孩子表达你的爱。

可以通过语言和行为向孩子表达你对他们的爱恋，例如每天亲吻孩子，让孩子体验到安全感和幸福感。

2. 智慧支持

父母在训练自闭症儿童时单靠情感的支持是绝对不够的，还需要智慧支持做坚强的后盾。智慧支持就是指父母在对自闭症儿童进行训练时要采用科学的、切实可行的方法。父母对自闭症了解得越深，就越能找到问题的关键；父母自身的能力越高，孩子的进步就越有保证。那么，如何为自闭症儿童的康复训练提供智慧支持呢?

首先，学习为先。家庭成员可借助机构专业人员的帮助或自学，了解有关自闭症的知识。因为自闭症儿童在心理行为和智力方面都存在很多问题，所以需要父母掌握教育学、心理学以及特教、医学等方面的知识。不了解自闭症就很难帮上自闭症儿童的忙，反倒可能会越帮越忙。一旦父母对它有所了解，有所认识，那么父母就可以运用所掌握的知识，对症下药。父母可以通过看有关自闭症教育训练的相关书籍，学习关于自闭症教育训练的一般理论和具体的教学技巧，或者直接到有关机构去观摩学习，以便借鉴有益的经验。

其次，专业人员的指导。最好与专业人员建立联系，建立一般家长与专业人员的沟通练习本。他们可以对家庭训练提出针对性的建议，帮助制订教育方案并具体指导家长对孩子进行长期系统的训练。一位自闭症母亲在专家及有特教经验的教师的指导下，对孩子进行针对性的康复教育和训练。几年来，她的孩子有了明显进步。她说："我体会到，在专家及有经验的老师指导下，开展对自闭症儿童的家庭康复教育、训练，是目前最安全、最有效、最经济、最理想的自救方法。"

（五）建构自身的社会支持系统

当家中有自闭症儿童时，其他家庭成员的日常生活会受到很大影响。与自闭症儿童一起生活有诸多不便，家庭成员常常需要向他人倾诉遇到的一些特殊问题，或日常生活中的一些问题。因此，父母应该建构自己的社会支持网络，以便为孩子争取更多的帮助，同时也能排解自己遇到的困难。

1. 加入支持团体

自闭症儿童的兄弟姐妹或父母，都可以参加针对自闭症而设的支持团体。成为支持团体的成员能让自闭症儿童的家庭内部有机会形成一种长期的、令人满意的关系。在国外像美国自闭症协会这样的团体经常会提供一些帮助家长的教育计划，并发放一些实用的关于服务方式和相关研究进展的材料。在中国，比如北京星星雨教育研究所，主要培训的对象是家长，培训内容包括情绪及指令的运用、强化物的选择与运用、语言训练等。还有深圳自闭症家长资源中心就是由自闭症儿童的家长自发组织的协会，家长们在这个协会可以相互交流经验，相互鼓励，共同为宣传自闭症奔走呼吁。

一位自闭症儿童的母亲出席完自闭症儿童家长聚会后深有感悟："我们都有自闭症的孩子。共同的遭遇和命运把我们联系在一起，使我们从素不相识到成为朋友。生活虽然给了我们不幸，但大家都能以平和的心态对待生活，注意自身的调节，处理好家庭、孩子和工作的关系，真叫人高兴。我们聊了许多关于孩子的话题，找到了他们的不少共同点。"由此可见，家长之间的交流不仅起着相互扶持的作用，还是一种精神力量。

2. 把实情告诉亲朋好友

亲朋好友将会是父母精神上乃至实际行动上的有力支持者。哪怕是他们来帮你做一顿饭，照看一天孩子；或者在经济上给予一点援助都是弥足珍贵的。

3. 不要向单位的领导或者关心你的同事隐瞒实情

要把孩子的疾患、你的痛苦、你的困难勇敢地说出来，相信人的本性是善良的，他们会给予真诚的理解与帮助。

4. 创设良好的邻里关系

良好的邻里关系能使孩子得到更多的理解，能减轻父母的心理负担。在社区里遇到邻里的询问与关注要给予适度、诚恳的回应，如果孩子有了一定的沟通能力就努力教孩子与社区所有认识的人打招呼，哪怕只是简单的一句“你好”、“再见”。因为你让小区的人感觉到被信任，所以要相信，他们也会在你需要的时候伸出援手。至少，他们会对你的孩子给予理解和宽容，而不会带着异样或讨厌的目光看着你的孩子。

扩展阅读 8-1

自闭症儿童的食谱

自闭症儿童的父母在为患儿制订饮食计划时，应注意去除一些对自闭症儿童有消极影响的食物。这些食物主要包括谷类食物、酪蛋白食物、含色素的食物、水杨酸盐食物。

谷类食物主要指大麦、燕麦和黑麦等制成的食物，不包括大米和土豆等食物。因此，自闭症儿童的父母应注意尽量避免给孩子食用诸如黑面包、燕麦片、面食类（如馒头、包子、饼干）之类的东西。

酪蛋白食物主要指奶制品，包括鸡蛋、鲜奶蛋糕、奶酪、冰激凌、酸奶等食物，父母应该控制孩子对这些食物的摄入。由于牛奶具有丰富的营养，在控制奶制品摄入量时，父母应注意奶制品替代品食物的摄入量，比如豆类或蔬菜。

含色素的食物，在消化过程中，任何需要使用硫酸盐的食物都不利于自闭症儿童的好转。这些食品包括巧克力、橘子汁、彩色泡泡糖等。此外，还可以给自闭症儿童补充适量的硫酸盐，因为硫酸盐具有促进免疫系统的有效性、保持消化道功能的完整、增强肾功能等作用。虽然硫酸盐很难在食物中被吸收，但是它能很好地通过皮肤被人体吸收。因此，可以在洗澡水中加些硫酸镁，帮助儿童吸收。

水杨酸盐食物包括橘子、橙子、柚子、柠檬、番茄等。由于水杨酸对人体的胃肠道有严重的副作用，会导致消化道的可通透性增加，因此，父母应尽量控制自闭症儿童少吃或不吃此类食物。由于阿司匹林也含有大量的水杨酸，因此在孩子感冒、发烧时，家长也尽量不要让他吃阿司匹林。

——中国孤独症网，http：//www.cautism.com/2011/8-13/1181314162733433.html.

第二节　学校环境支持

研究证明，对患有自闭症的儿童越早实行干预取得的康复效果就越好。但是，由于工作、自闭症理论知识有限、没有特殊教育经验等各方面原因，自闭症儿童的家长不可能一直在家对其实行一对一的家庭教育。因此，自闭症儿童的教育安置就显得尤为重要。尽管自闭症儿童都存在社会互动局限、言语沟通障碍、行为模式刻板重复等问题，但他们的智力发展水平、各方面表现出的困难程度以及行为特征等方面却不尽相同。比如，有些自闭症儿童的智商比较高，而有些则发育得比较滞后，因此，应该实行有针对性的教育安置模式。在我国，关于自闭症儿童的主要教育安置模式有以下几种：

（1）主流学校。也就是随班就读，这种形式是一种融合教育、回归主流的模式。让自闭症儿童进入主流学校学习，能为自闭症儿童提供一个正常的交际环境，使其从中更好地学习与人交往，有效促进他们的社交和沟通技能的发展，使之“在融合情境下受益”。同时，也可以让公众更多地接触自闭症儿童，更了解自闭症儿童，从而接纳自闭症儿童，让自闭症儿童得到更多人的关爱。

（2）特殊教育机构。并不是所有的自闭症儿童都适合进入主流学校学习。因为，自闭症儿童的能力水平和行为模式与正常儿童相差悬殊。特殊教育机构主要是为学前康复训练的自闭症儿童以及不能进入主流学校接受融合教育的自闭症儿童而设置的。由于进入特殊教育机构的自闭症儿童的生活技能以及学习能力较差，所以，特殊教育机构对于提高自闭症儿童的基本生活自理能力、学习能力以及人际交往适应能力都很有帮助。

（3）寄宿学校。寄宿学校主要针对的是无法独立生活的自闭症成年人以及存在严重的情绪障碍以及行为问题的自闭症儿童而设立的。

一、主流学校

（一）入学条件

由于自闭症儿童的障碍程度不同，在进入幼儿园、康复机构或学校时，遇到的困难大小也不同。所以，在对自闭症儿童进行教育安置时，应该首先考虑孩子自身的需求，而不应站在成人的角度去假设孩子应该会喜欢，或片面地认为这种环境有利于孩子的发展。有些自闭症儿童，从表面上看，多表现出不理人、不交谈、喜欢自顾自地玩，但实质上是因害怕而不敢主动交往或不知道如何与人交往，他们会经常性地关注其他儿童的游戏，或远远地观看，或去抢别人的玩具，或有意碰撞他人、搂抱他人；有一部分自闭症儿童会主动发起交往，或主动发问、参与游戏；还有一部分则十分拒绝家长、教师的指令，但对同龄人很顺从。这些孩子的内心都比较喜欢与孩子在一起，只是他们不敢或不会交往，因此可以考虑安置在普通班级。此外，有的自闭症儿童已基本达到主流学校生活的要求，只需要稍加辅助，便能够随正常班就读。如果把这些自闭症儿童安置在特殊班级（通常是智力障碍类的教学班），他们虽然没有学业上的焦虑，但可能失去了交流的快乐，很快就产生厌烦无奈的心理，慢慢地对学习的兴趣下降，学习能力也就无法提高了。因此，判断自闭症儿童是否适合随班就读，要从自闭症儿童的自闭倾向程度考虑。高功能的自闭症儿童可以尽早实现融合，而低功能的自闭症儿童，不提倡过早融合，强调早期的干预训练。

（二）课程设计

由于主流学校以正常学生为主，因此，学校在制订教学计划和设计课程时对自闭症儿童的考虑相对少一点，但是，这并不代表学校和任课教师可以对自闭症儿童的特殊需求视若无睹。对接收自闭症儿童的学校以及班级有自闭症儿童的任课教师而言，如何做到同时兼顾自闭症儿童与正常儿童的教育进度、保证教学质量是一个现实且重要的问题。其中，课程设计便是关键的一环。

一般而言，学校在对自闭症儿童进行分班时，普遍采取一个班 1 ~ 2 个自闭症儿童制，同班的自闭症儿童的病症程度大致相同。对于这样的班级，任课教师对课程的设计必须与全班都是正常孩子的课程设计有所区别。

首先，特殊教育工作人士要与普通学校的教师、特殊儿童的同学密切合作，一起制订和实施教育方案。特殊教育机构与普通学校组建有效的专业团队，为普通自闭症儿童提供特殊教育专业支持，两个领域的合作将有利于提高教育的质量。双方在思想、理念以及不同学科专业之间的互补将使双方都获益。例如，对于音乐课、手工美术课、活动课等对学习能力要求较低的课程而言，教师对课程设计的内容无须作太多的修改。但是在教授语文、数学等对学习能力要求较高的科目时，任课教师在课程设计上则应该有所不同。自闭症儿童接受这些课程内容所需的时间较长，这就要求教师在课程设计时应注重难度的细化，分步骤教学，必要时还应设置专门的特殊教育课程或特殊教育班，让特殊教育教师用自闭症儿童理解的教学手段进行知识的传授。

其次，学校、教师、负责制订个人训练计划的专业人士应与父母共同制订融合方案，形成四者的良好互动，增强治疗干预的效果。父母需要配合学校的教学进度，主动做到让自闭症儿童在上课前对将要学习的内容有较充分的准备。

再次，课堂上，任课教师要尽量给自闭症儿童提供展示自己的机会，这就要求任课教师必须熟悉自闭症儿童的特点，并且还要熟悉特殊教育的一些教育方法，在课堂上为自闭症儿童建立良好的学习行为。

最后，学校要为自闭症儿童提供适宜的考评办法。

（三）教师态度

我国现代儿童教育的奠基人陈鹤琴先生曾经说过，“特殊教育教师要有专业训练，要有学者的态度、医生的精湛、事业的意志和慈母的心肠”。这句话充分地表明了教师素质对于融合教育成功与否的关键意义。与此同时，良好的教师态度是保证自闭症儿童随班就读教学质量的一个重要指标。怎样才算具备良好的教师态度呢？我们主要从专业知识以及师生关系这两方面进行考察。

1. 专业知识

因为普通教师没有学习过系统、专业的特殊教育理论知识以及缺乏相应的实践经验，所以可能会在教学过程中感到力不从心、无从下手，在这种情况下就需要专业机构和专业人士的指导。如果普通教师乐意去接受有关自闭症障碍方面的教育以及培训，那么他在教学过程中遇到关于自闭症儿童的各种问题时，就具备相应的能力去解决。相反，如果普通教师不乐意去接受有关自闭症障碍方面的教育和培训，那么他就无法用专业的方法去处理自闭症儿童的各种问题。所以，普通教师是否乐意接受有关自闭症障碍方面的教育是教师态度是否良好的一个重要表现。

2. 师生关系

自闭症儿童由于社会、人际沟通技能方面的缺陷，往往无法清楚地表达自己的意图和难以了解教师的指示，加上对于环境改变的不安与抗拒，常常会造成教师教学上的困扰，诸多因素常导致师生关系无法维持良好状态，甚至还会造成班级气氛的不佳。因此，教师必须要有接纳自闭症儿童的心理准备，要具有承受压力的能力，充分掌握有关自闭症的知识与可运用的资源，以极大的耐心和丰富的想象力去对待和教育他们。比如，教师应与自闭症儿童多接触，在教育教学活动中找到互动点，要让儿童喜欢你，而非怕你。最重要的一点是，教师应切实为自闭症儿童营造良好的学习、活动和游戏氛围，并积极与他们建立起情感联系。

在此，对于如何从根本上改善教师与自闭症儿童的关系，一般认为教师在思想层面上应认识到：首先，自闭症儿童是可以教育的，只是，他们需要比正常孩子投入更多的耐心和情感；其次，若教育出现问题，应先从自身出发，检查课程是否设置不合理，编排内容过难，自己是否对自闭症儿童缺乏理解，而非立刻苛责自闭症儿童。以上两点，是保证教师具有良好态度的基础。

（四）同学帮助

实践研究表明，随班就读自闭症儿童就读质量与支持系统的建立和运行有很大关系。建立有效的支持系统是提高随班就读质量的重要工作。自闭症儿童的支持系统主要包括在校同学、邻里同伴、家长的亲朋好友的子女等。同伴关系是自闭症儿童成长过程中最关键的人际关系。良好而支持的同伴关系能够给自闭症儿童提供大量的与普通儿童互动的机会。自闭症儿童通过与普通儿童相互交往，能够逐渐掌握小至穿着大至价值观在内的各种社会标准，学习和内化各种社会规范，习得与巩固各种社会行为，并能促使其社会行为向分享、关心、同情、合作等亲社会的方向发展，继而产生正向的社会性情感；同时，良好而积极的同伴关系还能够使自闭症儿童产生安全感和归属感，在一定程度上对他们的焦虑、退缩、孤僻、压抑等心理障碍和攻击性行为起到抑制作用，使自闭症儿童更容易被普通儿童所接纳，从而更好地适应学校的生活。因此，建立同伴支持体系，充分调动同学的带动作用，帮教结合，能够很好地帮助自闭症儿童，提高自闭症儿童的独立性以及社会适应能力。

对自闭症儿童而言，同伴关系在学校更多的是指同学关系。如何充分利用同学的力量帮助自闭症儿童更好地适应学校教育呢？主要从以下几方面着手：

第一，选择善于关注他人、善于解决问题、有一定管理能力而且自闭症儿童也比较喜欢的儿童坐在其旁，协助自闭症儿童投入到课堂学习和活动之中。第二，在班内甚至全校范围内推行伙伴辅导工作，让能力较高的非自闭症儿童充当他们的小老师，在小组学习、休息等时间带领他们进行活动，发挥伙伴辅导的作用。第三，鼓励其他非伙伴支持体系成员与其玩耍，对于捉弄自闭症儿童的行为，伙伴支持体系的成员应及时制止，最终实现伙伴们都不把自闭症儿童看作异类，而是把自闭症儿童与其他正常的孩子一样看待。

（五）环境设置

在对随班就读的自闭症儿童进行教育时，由于自闭症儿童的特殊性，在设置教育教学环境时应该注意以下几点：

第一，由于自闭症儿童在社会交往以及言语沟通方面存在着障碍，他们往往很少主动和别人交往甚至害怕和别人沟通。因此，学校需要提供轻松、活泼的学习环境和温暖友善的情感支持，以降低自闭症儿童内心的恐惧和焦虑，营造一个令他们感到接纳、温暖、支持和归属的心理环境。这将有助于他们的身心健康成长，也有利于自闭症儿童与同伴和教师之间形成良好关系。

第二，自闭症儿童有语言发育迟缓和缺乏社交技巧等特点，因此需为他们提供与集体融合的机会。比如，教师在编座位时，不应把自闭症儿童单独列出来，而应该把他们安排在他们比较喜欢和信任的同学附近就座。教师还应积极动员班上的同学多主动与自闭症儿童沟通、共同参与游戏活动等。

第三，营造良好的课堂心理气氛。在给自闭症儿童营造和谐、融洽、接纳的班级氛围的同时，还要给他们营造一个良好的课堂心理气氛。所谓课堂心理气氛指的是学生课堂学习赖以发生的心理背景。积极良好、和谐愉快的课堂气氛能使学生大脑皮层处于兴奋状态，有利于学生的智力活动。由于自闭症儿童不喜欢参与群体活动，说话时音调、音速等异常，很少主动找人玩耍或与人交谈，因此，这些儿童很难跟得上教师正常的上课进度。如果放慢上课的进度，教师又无法在规定的时间内完成教学任务。面对这一境况，作为教师，就要使用一些工具，运用一些特殊的方法，在保证教学任务顺利完成的同时又使自闭症儿童对学习产生兴趣。例如，教师可以投自闭症儿童所好，根据对班上自闭症儿童的了解，多设置自闭症儿童感兴趣的环节，多创造机会让自闭症儿童表现。

第四，安排结构性的学习环境。结构化教学由物质环境的结构、作息时间的结构、个别工作结构以及视觉结构等组成。这在特殊教育学校可能比较容易做到，但在普通班就难以做到。在普通学校很难甚至根本无法严格按照结构化教学的要求划分那么多工作区给自闭症儿童。但是，教师可以根据班级的教育教学管理情况，从课程安排、作息时间和空间位置等方面对自闭症儿童进行相对的结构化的安排，例如可以在教室适当位置挪出一个独立的角落给自闭症儿童作为独立工作的空间，逐步养成儿童的独立工作习惯。

第五，学校还应该采取小班教学制，以及提供相应的特殊教育师资、感统训练场地及器材、安全宽敞的室外场地等。

二、特殊教育机构

（一）入学条件

如前所述，虽然同为自闭症儿童，但是由于症状程度有所不同，并不是所有自闭症儿童都适合进入主流学校接受融合教育。对于一些症状比较严重的自闭症儿童，例如，行为十分退缩，从不愿接触同龄人；只愿意待在家里；严重的刻板行为，等等。这些状态表明他们极为害怕与陌生人交往或去陌生环境，因此不适宜直接安置在普通学校。尽管他们中有些孩子认知能力尚好，在家庭一对一的教育环境中能学会很多技能，且一年级要学的认字、拼音、算术都已掌握，父母很希望他们就读普通小学，但考虑到安置应首先遵循孩子自身的愿望，所以不适宜立刻安置他们到普通小学。可先安排到特殊教育机构进行相关技能以及情绪控制的训练，经过一段时期的放松调整、环境适应训练后再视其情绪、行为状态考虑具体安置。

（二）课程设计

对自闭症儿童进行教学，教师应该根据其本身的实际情况设计有针对性的课程，不应采取单一化的教学模式，而应采取多样化的课程教学模式，使自闭症儿童通过学习改善不良症状，掌握基本的生活技能，提高学习能力。特殊教师在设计教学课程时，应遵循以下两点。

1. 修订教学课程，制订合理的教学计划

自闭症儿童在学习上具有学习动机薄弱、缺乏学习主动性、专注力奇特、学习思考容易分心等特点，因此，在教授比较难的知识时，教师应该采用程序步骤结构化教学方法，降低学习难度，提高自闭症儿童学习的兴趣，最终使其一小步一小步地接受并消化教学内容。

为了确保自闭症儿童学习的有效性，教师需根据他们的不同表现、需求、能力、长短期目标来为他们制定合适的个别化学科课程和生活课程，并对训练学习的情况进行记录，建立档案资料。例如对在情绪情感方面存在严重障碍的儿童，教师应做的第一步就是让儿童接纳自己，这样儿童才会较配合教师的各种训练。对抵制和抗拒学习的儿童，教师首先要做的是改变言语，用尽可能简短的、儿童能够理解的话与之沟通。有些儿童的言语理解能力相对较好，但也出现抵制学习的情况，这可能是因为教师要求他们学习的新技能超出了他们的能力水平，这时，教师就要调整训练的目标、方法和技巧。还有一种情况是，教师的言语水平以及教学内容都没有超出儿童的能力水平，但他们还是拒绝、抵制学习，这可能是因为在最初的学习中，失败让儿童对学习产生了恐惧，从而畏惧不前。由上可知，仅仅是一个关于自闭症儿童抵制、拒绝学习的问题，教师在制订教学计划时就必须考虑多种情况。

2. 融入现代教育技术

当今社会已步入信息化时代，现代化教育技术手段也越来越多地运用到日常教学中。自闭症儿童存在社会互动局限、言语沟通障碍、行为模式刻板重复的缺陷，现代教育技术集声音、图像、文字、动画等信息于一体，画面形象丰富、直观性强，能调动多种感官共同参与，且多媒体教学法以丰富多彩的感知内容、色彩鲜艳的图像画面以及动态的视觉效果，吸引儿童的注意力，激发他们的兴趣，调动其参与学习的积极性。因此，自闭症儿童的教学更需要现代教育技术的支持。在教学的过程中，人机互动、师生互动，变抽象为具体，变枯燥乏味为生动有趣，能较好地突出学习的重点和难点。

（三）教师态度

作为一名自闭症儿童的教师，除了掌握基本的特殊教育知识和技能之外，还要了解自闭症儿童的特别需求，以尊重、理解为前提，接纳、欣赏的心态做后盾，善于激发儿童的潜能，具有爱心、耐心、恒心和信心，从更人性化的角度来认识自闭症儿童的缺陷与天赋，了解自闭症群体的特点和差异。同时，教师也需充分认识训练的重要性和艰巨性，必须认真、严肃地进行训练，步步逼近目标。

由于自闭症儿童的训练涵盖了特殊教育学、心理学、行为学、儿童发育与发展的心理学、生理学等多种学科知识，训练的方法又是多种学科的综合，因此，要求教师一定要有好学、愿学的品质，这样才能积累深厚的关于自闭症的知识以及丰富的训练实践经验。另外，对自闭症儿童的教育并不是特殊教师一个人的力量所能完成的，它需要特殊教育教师与家长、学校、社会机构等通力合作。因此，沟通、合作能力与协调能力对于自闭症儿童教师也是十分重要的。

（四）环境设置

环境是无形的教科书，是重要的教育资源，对儿童的思想品德、道德情操、学习习惯等素质的形成起着潜移默化的作用。由于自闭症儿童对新异的环境适应能力比较差，因此，为了让自闭症儿童更好地适应新环境，特殊教育机构要创设良好的校园物理环境和心理环境。

1. *物理环境*

依据自闭症儿童喜欢固定情境和熟悉刺激物的心理特点，环境创设与材料的选择应注意多使用一些视觉手段，如用图片或贴画把特定的区域作上标记，用他们喜欢的颜色与图案制定图画式的课程表等。为适应自闭症儿童接受环境较慢、注意力常不集中的特点，可根据儿童的具体情况进行教学环境的安排。例如，听觉存在过敏时，可将其安排在噪声较少的位置；有注意力不集中或者常常有自行离座的表现时，可将其安排于面向刺激物少、离门较远和教师伸手可及的位置；对物品所有权概念不清时，可在个人物品上贴特别的标签。

自闭症儿童的学习环境除了教室之外，还应有其他的环境，如在资源教室完成各种能力的教学；在感觉综合训练室中实现感觉统合能力的训练或者进行游戏及社会技能的教学；在音乐教室完成音乐疗法；在美术及劳技课上实现精细运动能力和认知能力的教学；在学校的操场实现集体游戏、社会技能的教学；在厕所和洗手池实现生活自理能力的教学，等等。

2. 心理环境

除了在物理环境上做出一些适合自闭症儿童的设置外，心理环境上的设置对于自闭症儿童适应新环境而言也是必不可少的。自闭症儿童刚到一个新环境，第一反应就是物理环境的变化，随之而来的可能是出现恐惧、逃避的行为。这时，宽松、友好的心理环境就起着重要的作用。这就要求教师做到用热情包容的心欢迎孩子的到来，平时多用拥抱或者其他孩子喜欢的行为表达对他们的喜爱，为孩子创设轻松、愉悦的心理氛围，从而让儿童接纳教师，接纳新环境。

三、寄宿学校

一般情况下，极少有家长愿意把自己的孩子送去寄宿学校。因为，绝大多数的家长都希望自己的孩子能够接受正常的教育，同时，自己也能有更多的时间陪伴孩子成长，所以，往往只有在万不得已的情况下，家长才会作出寄宿安置的决定。这些情况包括：第一，教育资源方面，比如孩子需要持续24 小时的干预计划，这种情况只有在寄宿学校才能提供；第二，家庭环境难以或不可能让孩子在家里生活，比如，孩子处于青春期存在严重的干扰行为。

社区支持和服务机构可以提供短期寄宿服务，这主要是为自闭症儿童及其他障碍儿童的家庭提供的一种临时性的短期服务。家长可以暂时将孩子送到社区的机构中托管，使长期照顾自闭症儿童的家长在精神和体力上得到一个喘息、放松的机会。这些机构也提供一些协助成人患者在社区中更好地独立生活和工作的援助项目和服务。

扩展阅读8-2

电影《海洋天堂》

汪洋大海之上飘荡着一只孤舟，一位踌躇的父亲带着有天生缺陷的儿子，孤独地坐在船上，无望地看着辽阔的大海，然后牵起儿子的手，两人一齐跃身跳入大海……

这位47岁的父亲，名叫王心诚，他21岁的儿子大福从小患有自闭症，完全活在自己封闭的世界里，无法独立生活。大福的妈妈在大福年幼的时候在一次意外中丧生，王心诚独自一人把大福抚养长大，与儿子相依为命。然而此时，王心诚被确诊为肝癌晚期，生命只剩3~4个月的时间。如何安置好大福的生活，成了王心诚心头日夜焦灼的大事，他甚至想到要带着大福一起离开这个世界。

经过多方打听，历尽周折，王心诚终于找到了一所能够接收大福的机构，却发现大福在这局促单调的环境中，如同离开了水的鱼，顿失生气。大福生性爱水，每天在父亲工作的海洋馆里畅游是他最快乐的时光，他还在这里结识了唯一的朋友——表演杂技的玲玲，大福成了独自在异乡漂泊的玲玲最好的倾听者。

为了让大福能够快乐地生活下去，留在他最心爱的海洋馆，王心诚为自己制订了最不可能完成的计划，教会大福在海洋馆“上班”。他费尽心力地教大福自己坐公交车去海洋馆，在海洋馆擦地。为了不让大福感到孤独，他甚至不惜拖着病重的身体，背着自制的龟壳扮成海龟，陪着大福游泳。他告诉大福自己将会变成海龟，一直陪伴在他身边。王心诚最终离开了人世，却已心中无憾，而大福也学会了在海洋馆“上班”。结尾处，大福像从前趴在父亲背上一样，伏在海龟的身上，和它一起游泳，安心而幸福……

第三节　社区环境支持

前面两节主要是从家庭、学校所提供的支持出发，讨论如何帮助自闭症儿童更好地发展和适应社会。本节则从社区环境支持即社区康复的角度出发，阐述社区环境对自闭症儿童所提供的服务支持体系。

社区康复的理论依据是，即便对严重残疾的人而言，最适宜其居住的地方也应是社区和家庭。个人只有在熟悉的、充满爱的环境中才能获得全面康复。社区康复强调以社区为基础和依托，整合社区资源，并促进社会总体的介入和对残疾人物质环境、心理机制的调整，以利于残疾人融入社会和实现自我，从真正意义上实现残疾人在参与社会生活中的自尊、自信、自立、自强，从而把残疾人重返社会的责任扩展至整个社会，为残疾人康复的科学性及有效性提供充分保障。社区康复具有经济、有效、可行、康复服务面广和顺应残疾人的康复需求的特点。我国自1986年正式开展社区康复以来，此项事业得到了迅速的发展。有关部门通过组织专家编写各种教材，举办各级、各类培训班，进行了试点，积累了一定的经验，已建立了由组织管理网络、技术指导网络和服务网络组成的社会化康复训练服务体系，总结了一套中国社区康复的组织、实施、评估的理论与方法，探索了在中国开展社区康复的模式，社区康复已成为中国残疾人康复事业的重要组成部分。我国的自闭症儿童社会康复体系主要由社会服务机构、医院服务机构以及民办服务机构等组成。

一、社会服务机构

家庭和学校在自闭症儿童相关技能的训练中具有举足轻重的地位，与此同时，专业的社会服务机构在促进自闭症儿童发展、提高其家庭生活质量方面也起着必不可少的作用。这种作用主要表现在：一是帮助各个家庭获取他们需要并且有权利享有的各种各样的服务和福利；二是为个人和全家提供咨询；三是为自闭症儿童的家庭提供社会支持；四是为自闭症儿童提供就业培训。

（一）社会服务

1. 整合社会资源

社会服务机构能够为康复机构寻找可能的资源，通过同行间的信息网络以及自身的开拓能力，运用其专业技巧，为机构寻找到合适的所需资源，例如资金、义工等，并对其进行协调管理。主要采用的形式有：

（1）社区义卖。它的目的在于宣扬邻舍守望相助的精神，宣扬资源再利用的环保精神，以旧物循环带动爱心的传扬。社区义卖前要通过社区宣传，让人们了解自闭症，然后思考如何去帮助他们。

（2）爱心义诊活动。通过爱心义诊活动，使“白衣天使”——医护人员以耐心和爱心与“麻烦天使”——自闭症儿童共谱人间爱的乐章。

（3）社会募捐。包括资金捐助和物品捐赠。

（4）免费培训。它是为了提高机构工作人员的专业技能和其他能力而设置的。

以上所阐述的各种形式的援助，都是首先通过社会服务机构专业人员（社会工作者）进行社区宣传，让更多的人去了解自闭症以及自闭症家庭所存在的困难，然后促使更多的人士和企业响应社会呼吁，最终投入到关爱活动中。

2. 宣扬自闭症知识

自闭症的社区倡导活动，主要是通过社会服务机构在社区范围内组织开展各种公益性活动而实现的。比如发放传单，在公共场合播放自闭症宣传短片，义演宣传等形式，倡导和发扬社会博爱精神，让更多的社会人士认识理解自闭症儿童，为自闭症儿童创造接纳的社会环境，使得他们的权利得以认可和保证。

（二）家庭服务

1. 加强家长间互动

可以建立家长社区互助小组，把同一社区内的自闭症家庭号召和组织起来，连同义工，开展各种宣传和经验交流活动。在这个小组里，家长是主体，从互助小组的成立到行动上的互助，都应该充分发挥家长的潜力。社工在这一过程中除了督导，更重要的是为互助小组争取社区资源，比如场地、资金和相关专家的帮助。此外，社工还组织开展自闭症家庭分享小组，为自闭症儿童的父母提供一个相互借鉴经验的平台。

2. 提供建议和咨询

社工对经过诊断评估已经确诊为自闭症儿童的家长提出建议，让家长尽快送孩子进入机构进行康复训练，对于实在有困难的家庭，社工会代家长向机构申请减免治疗训练费用。另外，当家长需求超出机构服务范围时，社工也可以实施机构转介。对于自闭症儿童及其家长的心理辅导及治疗，虽然社工并非心理咨询师，不能够提供直接的、专业的心理服务，但是可以通过联系心理咨询（治疗）师，为他们提供服务。

3. 提供家庭婚姻支援服务

这是一个比较客观而又难以解决的问题。在一个家庭里，如果出现特殊的孩子，或多或少会给婚姻带来负面影响。对于有自闭症儿童的家庭，社工会从多方面进行调节，比如开展个案工作和小组工作，跟进追踪服务，为其排忧解难。

4. 个案支援，即个案管理

通过调查，确定重点对象，并建立个案管理库。一方面跟踪调查案主需求，另一方面则争取社区资源，最终实现需求与资源的链接。

（三）机构服务

不同机构之间可以共同组织一些活动或交流小组，以加强机构之间的沟通和合作。比如，开展自闭症康复机构的经验分享小组。因为各个自闭症康复机构的经营状态大概相同，因此，可以让他们通过小组活动相互交流在实际工作中所遇到的困难以及积累的经验，促进机构与机构之间的交流。机构与机构之间形成联盟，可以更好地为自闭症儿童服务。

（四）就业培训

社会服务机构不仅仅关注自闭症儿童的康复，更关注的是他们在康复之后如何进入社会，或者不能康复的孩子的去向问题。

对自闭症儿童进行职业教育，就是为了培养自闭症儿童在个人生活、家庭生活、学校生活以及社会生活等方面的适应能力，学习职业所需的专业知识和技能，以增进就业及社会服务的能力。

患有自闭症障碍的成年人在离开学校之后，有一份固定的、日常的职业是十分必要的。自闭症的依赖性使得只有少数自闭症患者能够得到有报酬的就业机会，能从事一些简单的、常规性的工作。大多数人需要在日托中心从事受保护的工作。目前自闭症患者的就业服务几乎都是由家长团体在有限的人力、专业性不足的情况下，进行支持性就业辅导与庇护性就业。比如山东临沂的天使国际特教学校，是为发展残疾学生职业技术教育、弘扬扶助残疾人就业博爱宗旨而成立的一家专业生产木制小工艺品的残疾人就业基地。该基地主要生产手工艺品，其中的编织、陶艺的做工流程，自闭症患者经过培训后都能够很好地完成。

大多数能力高的患有自闭症障碍的人士都可能在开放就业岗位上工作，但他们中有一部分凑合着在大大低于他们的学业能力和资质的岗位上就业。这种情况的发生通常是由自闭症患者社会交往技能不良，缺少高水平职业所要求的计划能力和灵活性，以及社会上认为自闭症患者都是弱智这一刻板印象造成的。低水平的工作也许会令家长失望，但是如果这项工作适合，应当避免不赞成的态度，以免损害他们的自尊心。

与社会上普遍认为自闭症儿童一无所长不同，北京星星雨教育研究所创办人、所长田惠平认为：“根据每个自闭症患者的具体情况，他们同样有很多工作可以做。他们最适合的就是那些看来很单调、重复性很强的工作。”她在国外的超市就看到过，比如，超市里卖的鱼香肉丝配菜，盒子里该放多少洋葱、多少肉丝，自闭症患者可以按照标准放得非常准确。无独有偶，日本小村隆儿根据自闭症症状，提出相关职业领域：过动倾向的自闭症患者，会固执走同一路线，活动力够，肌肉结实，因此可以训练他们从事送报、送牛奶、发广告传单等工作，再经过有计划的训练，可以从事邮差的工作；喜欢操作机械倾向的自闭症患者，若数学能力很强，则可以担任收款机操作员、计算机操作员或市场服务员，进而成为计算机程序设计师；如果在文字处理方面能力很强的自闭症患者，则可担任文书处理员；另外有一丝不苟倾向的自闭症患者，可选择整理环境、扫除工作，担任大楼或公寓的清洁工、餐厅的洗碗工等。有专家指出，自闭症患者有利于就业的特质包括：就业后不会轻易跳槽，稳定性高，忠诚度高；工作质量有保证，吃苦耐劳，做事勤奋，不会对单调枯燥的反复操作工作产生厌倦心理；能严格遵守规章制度，不迟到、不早退。

当然，要让自闭症患者做好这些工作并非自然而然、一蹴而就的，它需要评估、培训以及专人去协调，雇佣自闭症患者的公司老板、同事等也必须知道如何去与一个自闭症患者沟通。田惠平觉得，“更重要的是，社会不能因为自闭症患者跟我们不一样，就去歧视他们。相反，社会应该尊重这种不一样，并且为他们提供力所能及的工作机会”。

因此，在对自闭症儿童进行职业教育应遵循以下原则。

（1）针对性教学原则。

依据每位自闭症儿童的能力水平和个性特点，制订有针对性的个别化教学计划，选择适合其学习的内容，因材施教。

（2）实用性原则。

为培养自闭症儿童的就业能力，将学到的知识尽快运用到日常生活和工作中去，学习课程要以务实为导向。与一般的文化教育相比，职业教育课程更应具有实用性。

（3）程序性原则。

为了避免所教技能的难度超出自闭症儿童的能力水平，降低自闭症儿童的学习兴趣，教学内容应该进行程序化的编排，即把自闭症儿童所要达到的总目标分成一个一个小目标，由简到繁，由易到难，由具体到抽象，让其一步一步地完成。每完成一步，教师给予及时的反馈和强化，有效调动自闭症儿童学习的积极性，最终使自闭症儿童掌握所教的技能。

二、自闭症服务协会及其他志愿者协会、慈善团体机构协会

（一）北京市孤独症儿童康复协会

1993 年 12 月，以杨晓玲教授为会长，中国第一个以改善自闭症儿童、教育、医疗环境为宗旨的社会团体——北京市自闭症儿童康复协会正式宣告成立。这是中国第一家专门为自闭症儿童及其家庭提供教育服务的民办非营利

性机构。该协会的宗旨是向社会宣传自闭症早期治疗干预的重要性，提高自闭症儿童的康复水平和能力，改善自闭症儿童的生存环境和受教育条件，维护自闭症儿童的基本权益，为自闭症儿童平等地参与社会创造条件。

地址：北京市海淀区花园北路51号

邮编：100083

网址：www. autism. com. cn

（二）北京星星雨教育研究所

星星雨是我国第一家为自闭症儿童及其家庭提供服务的民办教育机构，其训练教育的主要对象是家长，培训内容包括：情绪及指令的运用、强化物的选择与运用、语言训练等。在全国范围内设有异地培训班，覆盖范围广。师资群体中年长者多是热心人士和志愿者，现阶段开始引进社会工作等相关专业的毕业生任教。

地址：北京市朝阳区双桥东路18号院4170号

邮编：100121

网址：www. guduzh. org. cn

（三）中国康复研究中心集善嘉年华自闭症综合治疗与研究中心

集善嘉年华自闭症综合治疗与研究中心于2007年11月20日正式在北京成立，隶属于中国康复研究中心，由中国残疾人福利基金会募集善款资助建成，是我国第一家以政府为背景、具有国家级事业单位资质的自闭症综合治疗与研究中心。该中心采用医疗、教育和康复等多种手段相结合的模式，为自闭症儿童提供全面有效的治疗服务。

地址：北京市丰台区角门北路10号

邮编：100068

网址：www. crrc. com. cn

（四）广州市康纳学校

广州市康纳学校（广州儿童孤独症康复研究中心）是广州市残联属下事业单位，员工编制90人，学位200个，包括学龄前和小学阶段，是一间专门为自闭症谱系障碍儿童提供义务教育、早期教育、早期干预、康复治疗、科学研究的公立全日制特殊学校与康复研究机构。

学校拥有花园式操场游乐场、多感官互动游戏室、多功能治疗室等设施，拥有一系列语言认知社交康复教学设备与软件、128导脑电事件相关电位分析系统。学校专业技术人员以特殊教育、医学、心理、社会工作专业为主，是国内第一间以招收自闭症谱系障碍儿童为主的公立特殊学校。

学校积极与国内外专业机构开展交流与合作；注重自闭症儿童社会适应能力与特殊潜能的开发培养；建立两间具有国际先进水平的实验室，开展“自闭症儿童面孔识别的ERP研究”等多项课题研究；计划建设广州市自闭症早期干预网络，为家长、机构、正常学校幼儿园提供技术支持与外展服务；继续举办“广州国际孤独症论坛”与各种培训班，搭建国际交流平台，培养专业人才，以推动自闭症人士保障体系与服务机构建设的快速发展。

地址：广州市白云区新广从路龙兴中路200号

邮编：510540

网址：www. gzautism. cn

电子邮箱：gzautism@126. com

（五）广州星语儿童心理素质训练中心

成立于2003年，是广州市最早专门针对“自闭症（孤独症）”、“学习障碍”、“语言障碍”、“发育迟缓”的儿童进行综合性康复训练的教育基地。由原第一军医大学附属珠江医院发育儿科主任萧淑贤教授主持，是广东省残联下属专业特殊儿童康复教育机构。中心主要帮助有特殊需要的儿童，使他们得到科学的、全面的个别化康复教育及训练矫正；帮助这些儿童的家长了解儿童心理知识及掌握正确的家庭教育训练方法。

该中心的宗旨是：倡导社会了解并接纳有特殊需要的儿童；尽力为有特殊需要的儿童创造更为宽松的生存环境和生活空间；深入研究这类儿童的发展特点和发展机制。

该中心主要为自闭症及其相关发育障碍儿童、多动症儿童及有情绪、语言、学习、智力等障碍的儿童，感觉统合失调儿童及特殊儿童家庭、家长服务。

地址：广州市广州大道北同和街云祥路176号

邮编：510515

网址：www. xgzxy. net

（六）相关网站

中国孤独症网（www. cnautism. com）：提供全面的关于自闭症的资讯，包括相关的法律法规以及政策。

中国孤独症支援网（www. guduzheng. net）：这个网站提供最新、最全的关于自闭症的资讯，其中包括全国各地的自闭症康复机构、自闭症的诊断评估、自闭症的治疗、自闭症的相关书籍以及一切关于自闭症的信息。

中国思创自闭症网（www. fs－cckf. cn）：这个网站是由广东省佛山市禅城

区残疾人康复中心创建。佛山市禅城区残疾人康复中心为残联下属的事业单位，成立于2002年，由专业的心理学、教育学及儿保专家共同组成，专门开展自闭症儿童的康复训练工作，是佛山市的自闭症康复训练基地。该中心可为家长提供心理咨询、情绪辅导、教具及图书借用服务、亲子教育培训讲座、家长俱乐部联谊会服务。

由于篇幅有限，只能列举部分具有代表性的机构和网站。自闭症儿童及其家庭除了可以从这些机构获取社会支持外，还可以从政府、媒体等渠道获取相应的支持。政府要加强对自闭症的重视，加大对社区的投资力度，制定自闭症儿童早期发现、行为干预等各种政策，帮助社区引进自闭症干预的专业人员，推动自闭症研究工作的深入开展。新闻工作者可以通过大众媒体，宣传自闭症的有关知识，增加人们对自闭症的了解，澄清关于自闭症的误解。家长可以通过各种渠道，介绍自己教育自闭症孩子的成功经验。演艺界可拍摄一些关于自闭症题材的作品，使社会公众直观了解自闭症人士的特点……只要整个社会共同努力，我们对自闭症的研究会越来越深入，对自闭症的认识会越来越全面，对自闭症儿童的教育和训练也会越来越有成效。

扩展阅读8-3

自闭症儿童的个案分析

案主杰杰，男孩，家住上海市徐汇区 * * 花园，两岁被诊断为自闭症倾向。在生活中，杰杰好动，脾气暴躁，情绪不稳定，适应能力比较差，甚至还有自伤和攻击行为，但记忆力比较好。家长反映其在生活自理、粗大动作、沟通交往等多个能力方面比较落后，与同龄儿童存在很大差异，无法适应普通幼儿园的学习和生活。需要特殊的、专业的方法对其进行教育和训练，为他今后进入普通教育机构学习和生活奠定基础。

对于比较典型的自闭症，个别化教育是较为合适的教育模式。

（一）目标设定

（1）建立对学校和老师的信任，适应学校集体生活，获得一定的学习能力。

（2）在感官知觉、语言沟通、精细动作、生活自理、粗大动作、社会性及认知七大领域的能力有所提高，指导老师制定包括训练目标、训练项目、训练内容、训练时间、能力体现、兴趣反映等内容的长短期目标，根据训练目标、训练内容、能力及兴趣采用各种最行之有效的方法，将行为分析和结构化等训练方法渗透到各个训练环节中，以期最大程度地发挥杰杰的优势，发掘其潜力，达到预期的训练效果。

(3) 家庭的压力缓解，为杰杰家庭提供抒发情感和压力的环境，传授舒解压力、自我调节的技巧。

(4) 传授技巧，对杰杰的主要照顾者传授自闭症的基本知识以及家庭训练常识、交流技巧等，减少家庭成员"高情绪表达"的频率，建立良好、正确的家庭人际关系，为自闭症儿童创造良好的生活、学习和康复环境。

(二) 成效评估

(1) 通过一年多的教育训练，机构和指导老师已经取得了杰杰及其家庭的信任，杰杰也已经能比较好地适应学校的环境，课堂纪律比入学时有了很大的进步，能够安静地坐下来上课。

(2) 经过第二次测评，杰杰在感官知觉、语言沟通、精细动作、生活自理、粗大动作、社会性及认知这七大领域均有不同程度的提高，在同班同学乃至全院的小朋友当中，其能力也是名列前茅的。

(3) 看到杰杰的进步，其家庭成员，特别是父母都深感安慰，也看到了希望，树立了信心，精神压力也不像从前那么大了。

(4) 现在杰杰在家中时，家长基本能坚持正确的原则，对他的生活习惯、行为习惯进行监督，依照指导老师的方法与孩子沟通，并对其进行一些必要的训练，使得杰杰的情绪状态能保持家校一致，为取得较快且持续的进步奠定了坚实的基础。

(5) 由于社区居民了解了杰杰家里的情况，也逐渐消除了疑虑，邻里之间相处和睦，有时还会主动关心杰杰的康复情况。虽然并不是所有人都了解情况，有时候还会发生误会，但由于杰杰家庭的心态有所改变，对他们的影响不算太大。

(6) 如今，杰杰已经到了上小学的年纪，由于机构和其家庭的多方走访和努力，再加上杰杰的进步是有目共睹的，已有一所小学和一所幼儿园分别向杰杰发出了入学通知书，杰杰的父母经过考虑选择了幼儿园就学，目前情况良好。

——上海徐汇区星雨儿童康健院个案分析（节选）. 中国孤独症网，http：//www. cnautism. com/2009/6 – 18/10424931343. html.

参考文献

［1］曹纯琼．鹰架式语言教学对国小高功能自闭症儿童语言表达能力学习效果研究．台北：国立台湾师范大学特殊教育学系博士学位论文，2000.

［2］曹纯琼．家长应用鹰架式语言教学增进自闭症幼儿自发语言之研究．国立台北教育大学学报，2005，18（2）.

［3］曹纯琼．鹰架式语言教学对自闭症幼儿的语言能力学习效果之研究．东台湾特殊教育学术研讨会，2004.

［4］曹倩璐．自闭症在英国的诊疗．上海：上海科学技术文献出版社，2008.

［5］陈晨．我的儿子是“雨人”．成都：天地出版社，2005.

［6］陈琦，刘儒德．当代教育心理学（修订版）．北京：北京师范大学出版社，2007.

［7］陈艳妮．孤独症的诊断与康复．西安：第四军医大学出版社，2008.

［8］陈钰玫．音乐活动对国小自闭症儿童语言表达之研究．台北：台北市立教育大学音乐艺术研究所硕士学位论文，2005.

［9］戴旭芳．自闭症儿童与普通儿童的饮食状况的比较研究．中国特殊教育，2006（11）.

［10］方陵生．自闭症画家的故事．大自然探索，2010（1）.

［11］胡世红．自闭症儿童音乐治疗方案探讨之一．教育科学研究，2010（9）.

［12］黄金源．自闭症儿童的治疗与教育．台北：心理出版社，2008.

［13］黄伟合．儿童自闭症及其他发展性障碍的行为干预．上海：华东师范大学出版社，2003.

［14］黄伟合．社会观念的改变与自闭症事业的发展．上海师范大学学报（哲学社会科学版），2008（5）.

［15］黄伟合．用当代科学征服自闭症：来自临床与实验的干预教育方法．上海：华东师范大学出版社，2008.

［16］黄辛隐，徐晓翠．教师情绪反馈对自闭症儿童训练影响的个案报

告．中国特殊教育，2009（8）．

［17］黄辛隐，张锐，邢延清．71例自闭症儿童的家庭需求及发展支持调查．中国特殊教育，2009（11）．

［18］开宜萍．饮食习惯训练——孤独症儿童的必修课．南京特教学院学报，2007（12）．

［19］雷秀雅，杨振，刘愫．父母教养效能感对自闭症儿童康复的影响．中国特殊教育，2010（4）．

［20］李春梅，林利，姚庆梅．融合教育理念下自闭症儿童治疗方式的分析．数理医药学杂志，2009（5）．

［21］李敬，程为敏．透视自闭症：本土家庭实证研究与海外经验．北京：研究出版社，2011.

［22］李婷．社会故事在提高自闭症儿童社会交往能力中的运用．中小学心理健康教育，2009（6）．

［23］李晓，尤娜，丁月增．社会故事法在儿童自闭症干预中的应用研究述评．中国特殊教育，2010（2）．

［24］林崇德．发展心理学．北京：人民教育出版社，2006.

［25］林利，李春梅，刘畅．融合教育理念下的现代教育技术在自闭症治疗中的辅助应用．中国医学教育技术，2009（4）．

［26］刘凤琴．音乐治疗对自闭症儿童社会交往障碍的改善作用．中国音乐教育，2009（7）．

［27］刘建霞．自闭症儿童的教育干预．黄山学院学报，2010（4）．

［28］路平．浅析自闭症儿童社交技巧训练．北方经贸，2009（9）．

［29］吕静．儿童行为矫正手册．杭州：浙江教育出版社，1992.

［30］［美］玛丽安·西格曼，莉萨·卡普斯．自闭症儿童．佘玲，谢志良译．成都：四川教育出版社，2008.

［31］彭聃龄．普通心理学（修订版）．北京：北京师范大学出版社，2004.

［32］陶国泰，杨晓玲．走出孤独的世界——儿童自闭症释疑．北京：人民卫生出版社，2000.

［33］王大延，曹纯琼．示范、时间延宕及提示对增进自闭症学童自发语言之成效研究．台北市立师范学院学报，1998（29）．

［34］王红霞．自闭症儿童教育评估在培智学校的时间研究——以海淀培智中心学校为例．中国特殊教育，2010（5）．

［35］王辉．Asperger综合征的临床诊断及与自闭症的辨别．中国康复医学杂志，2006，21（6）．

［36］王姣艳．论自闭症个体人际交往支持网络的构建．中国特殊教育，2008（11）．

［37］王静，王敏．人际关系发展干预疗法（RDI）及其对自闭症儿童训练的启示．文教资料，2011（3）．

［38］王梅，张俊芝．孤独症儿童的教育与康复训练．北京：华夏出版社，2007．

［39］王颖．孤独症儿童特殊教育学校教育安置模式的思考．文教资料，2009（34）．

［40］魏轶兵等．改善自闭症儿童随班就读状况的个案研究．中国特殊教育，2006（7）．

［41］吴广霞，陈雪萍．社区自闭症儿童早期发现的现状与对策．健康研究，2010（2）．

［42］香港协康会．自闭症儿童训练指南．台北：第一儿童发展中心，1997．

［43］熊妮娜等．3岁前有和无睡眠障碍孤独症儿童临床症状的比较分析．中国实用儿科杂志，2007（3）．

［44］熊絮茸，徐海滨．学龄期自闭症儿童的学习特质与教学策略研究．南京特教学院学报，2007（4）．

［45］徐光兴．孤独的世界——解读自闭症之谜．合肥：安徽人民出版社，2010．

［46］杨广学，吕梦．美国自闭症专业服务机构运作模式考察．中国特殊教育，2010（8）．

［47］［日］全日本特殊教育研究联盟．自闭儿指导入门．杨鸿儒译．台北：大展出版社有限公司，1991．

［48］杨静．自闭症儿童的生存现状研究——基于对河北省99个自闭症儿童家庭的调查．文教资料，2010（12）．

［49］杨伶，兰继军．自闭症儿童音乐治疗的研究进展．广西教育学院学报，2010（2）．

［50］杨晓玲．儿童精神障碍及行为问题的矫正．北京：华夏出版社，1995．

［51］叶增，吴春玉，廖梅芳．学前融合教育：理想与现实——基于一名

自闭症幼儿融合教育的个案研究．中国特殊教育，2009（12）．

［52］于松梅，王波．学前全纳教育中自闭症幼儿的教育建议．中国特殊教育，2006（8）．

［53］袁东．自闭症视障儿童的个别化教育的案例研究．中国特殊教育，2004（11）．

［54］翟孟．中高功能自闭症儿童认知方式的实验研究．上海：华东师范大学硕士学位论文，2008.

［55］张澄．自闭儿保育手册．台北：世茂出版社，1989.

［56］张鸿懿．音乐疗法（一）．中国自然医学杂志，1999（1）．

［57］张茂林等．国内康复机构自闭症儿童评估情况调查与分析．中国特殊教育，2009（8）．

［58］张唯诚．孤独症，天才和伟人的通行证．文苑，2010（11）．

［59］赵雪晴等．32 例自闭症儿童的睡眠相关问题分析．第三军医大学学报，2009（11）．

［60］甄岳来．孤独症儿童社会性教育指南．北京：中国妇女出版社，2008.

［61］郑永新．孤独症儿童有哪些问题行为．现代特殊教育，2007（11）．

［62］自闭症家庭训练手册共享．中国孤独症支援网，http：//www.guduzheng.net/2009/7/21108.html.

［63］朱晓斌，王静丽，李晓芳．孤独症儿童工作记忆的研究现状．中国特殊教育，2009（8）．

［64］［美］卡尼．儿童行为障碍个案集．孟宪璋，冼涟漪等译．广州：暨南大学出版社，2004.

［65］［英］洛娜·温．自闭症谱系障碍：家长及专业人员指南．孙敦科译．北京：北京大学医学出版社，2008.

［66］［美］尼尔·卡尔森．生理心理学（第六版）．苏彦捷等译．北京：中国轻工业出版社，2007.

［67］［美］罗恩·里夫，约翰·麦克伊钦．孤独症儿童行为管理策略及行为治疗课程．蔡飞译．北京：华夏出版社，2008.

后　记

2007 年 12 月，联合国大会决议通过将每年的 4 月 2 日定为“世界自闭症日”，并希望这一举措能够帮助各国致力于消除自闭症患者面临的障碍，提高国际社会对于早期诊断和治疗自闭症的重视。据不完全统计，目前全球约有 3 500万人患有自闭症，在中国约有 150 万自闭症儿童。近年来，自闭症患者数量还有不断增加之势。

自闭症是一种严重的儿童发展障碍，一般在 3 岁前发病。因为患者缺乏社会交往的能力和兴趣，沉浸在自我封闭的世界里，故称之为“自闭症”。患自闭症的孩子就像天上的星星一样活在自己的世界里，所以被诗意地称为“星星的孩子”。这些“星星的孩子”误落人间，无法与人正常地交流和沟通，其核心症状是社会交往障碍、语言交往障碍、兴趣与行为的异常。他们不聋，却对很多声音充耳不闻；他们不盲，却对周围人、物视而不见；他们不哑，却不知如何开口说话。为什么会这样？成因至今仍然是个谜。

由于自闭症成因尚不明确，而且个体差异很大，所以没有特效药物可以治疗。迄今为止，人们没有找到一种能改变自闭症核心症状的医学治疗方法。因此，目前对于自闭症仍以特殊教育训练和行为干预为主。通过早期训练和干预，可以使患者的症状得到缓解和改善，例如，可以提高他们的生活自理能力、认知能力及社会交往能力。虽然离完全治愈自闭症，目前的医疗技术还有较大的距离，但令人欣慰的是，越来越多的人开始关注自闭症患者的生存和发展状况，越来越多的学者开始投身于自闭症的科学研究和教育实践之中。人们创造出了一些行之有效的教育与训练方法，让在黑暗中前行的父母们看到了希望，受到了鼓舞。

我曾和一些自闭症儿童的父母有过交流，他们在接受了残酷的现实之后，以巨大的毅力投入到孩子的教育和训练之中。有一首诗说：“世界上最遥远的距离，不是生与死，而是我站在你面前，你却不知道我爱你。”其原意是描述爱情，但用在自闭症孩子和父母之间也是再合适不过的。父母给予孩子无限的爱，而患自闭症的孩子却可能永远也感受不到，表达不出，更奢谈回报。在情感上，这些孩子就像一片没有绿洲的荒漠一样，拒人于千里之外。要克服这一遥远的距离，父母需要拥有多大的勇气、付出多大的努力！编者敬重这些父母，这本小书也承载着编者对自闭症孩子的父母们深深的敬意和祝福。

本书立足于自闭症儿童的教育与干预，从语言、智力、情绪、社会交往、日常生活技能、环境支持等方面，分别进行了阐述。这种内容上的分别阐述，只是为了写作的方便，在实际的教育和训练中，这些内容都是有机结合而成为一体的。在本书的撰写过程中，我们力求理论简明，方法实用，并注重材料的新颖性和内容的可读性，希望能带给自闭症儿童的父母和相关的教育工作者一些有益的启示。

全书由我确定总体框架并负责统稿工作，副主编李艳月老师在本书的编写过程中协助我做了许多工作。全书的具体分工是：第一章由刘学兰撰写，第二章由王梅莎撰写，第三章由梁小燕撰写，第四章由马晶晶撰写，第五章由李艳月撰写，第六章由曾燕撰写，第七章由何音撰写，第八章由黄雪梅撰写。

本书的编写与出版，得到了广东省中小学心理健康教育指导中心的领导和专家们的热情指导，得到了暨南大学出版社张仲玲编辑的大力支持，在此深表感谢。在编写过程中，我们参考了国内外同行的一些研究成果，在此谨向原作者致以诚挚谢意，由于信息方面的原因，少数未能与作者取得联系，这里一并致歉，希望作者在看到我们的书籍之后，能与我们联系，我们将酌付稿酬并寄送样书。由于能力与水平所限，书中定有不少疏漏和不当之处，恳请读者朋友们不吝指正。

刘学兰

2011 年 10 月